放射物理學

元培醫專編輯委員　編印

目　　錄

第四章　輻射吸收(一)（γ，X—射線的吸收）

第五章　暴露劑量的測量及測量儀器

第六章　X 射線之射質（半值層）

第七章　吸收劑量的度量

第八章　高能及遠隔治療機的簡介

第一章　物質的結構

1 — 1　緒論

　　早在兩千四百多年前，希臘的部份學者，就想到世界上所有的物質，是由非常微小不可再分割的基本粒子組成的。希臘學者德莫克底士（ Democritus ）稱之爲（ Atoma ）代表不可分割的意思，也就是我們現在所稱的原子（ Atom ）。德莫克底士是原子學派的始祖。後來由於希臘另一學派深具影響力的哲學家亞里斯多德的反對，使原子學派的觀念被擱置了好幾百年。

　　但近代原子論的創始應該歸功於英國籍的教師道爾頓（ John Dalton ）（西元 1766 年 — 1844 年）。他導出似乎四海皆準的結論：所有具有可感覺大小的物體⋯⋯是由無數的小粒子─原子─藉吸引力結合在一起。

　　1897 年英國物理學家湯木生（ J.J. Thomson ）發現了電子，並於 1904 年測定了電子的電荷與質量比值後，提出了湯木生原子模型。解釋一些物理現象。

　　但對於西元 1911 年拉塞福（ Rutherford ）（ 1871 ～ 1937 ）的學生蓋革（ Geiger ）及馬斯登（ Marsden ）在拉塞福實驗室所做聞名於世的拉塞福質點散射實驗，湯木生模型就無法解釋而失效了。1912

年拉塞福提出了「有核原子模型」，立下了近代原子構造理論基礎。

　　依照拉塞福原子模型的推導，電子繞原子核運行，由古典電磁理論，應該會連續輻射出電磁波，因此原子相當不穩定，可是事實上原子的光譜是不連續的且相當穩定，此二點為拉塞福模型失效的地方。1913年在拉塞福實驗室研究的丹麥物理學家波爾（Niels Bohr）(1885～1962)提出了一個革命性的理論─波爾三大假設─謂：「原子由原子核與電子所組成，原子核帶正電，原子的質量幾乎集中於此。其電子僅能在某些特定的軌道（軌道角動量滿足 $mvr = n\hbar$）繞原子核作圓周運動而不輻射。即軌道量子化，其量子數以 n（主量子數）表示。這些間斷穩定能階間的跳渡，就輻射出 $h\nu = E_i - E_f$ 的能量。

　　波爾模型最受攻擊的點，乃是平方反比的力，其軌道應為橢圓形而非圓形。1916 年德國的索末斐（A. Sommerfeld）修正電子的圓形軌道為橢圓形的軌道，即波爾─索末斐原子模型。隨後索末斐獨自提出索末斐原子模型。在 1932 年查兌克（Chadwick）發現了中子。

1─1.2　原子的電子排列（原子模型）（ n , ℓ , mℓ , ms ）與
　　　　（ n , ℓ , j , mj ）

　　直至目前為止，原子的模型（索末斐原子模型）為：所有的正電荷及幾乎所有的質量均集中在 $10^{-12} \sim 10^{-13}$ cm 的原子核小範圍內，原子核內有質子、中子。其精確的半徑為 $1.25 \times 10^{-13} A^{\frac{1}{3}}$ cm。A 為質量數（下節會說到）。在 10^{-12} cm 到 10^{-8} cm 這麼大的範圍內有電子，僅能在一些特定的間斷穩定能階上繞原子核而運轉。這些電子的能階狀態（energy state）係由四個量子數（ n , ℓ , mℓ , ms ）或（ n , ℓ , j , mj ）來描述。對於（ n , ℓ , mℓ , ms ）n 為主量子數，決定電子所在主層軌道的能量。ℓ 為軌道量子數，當主層軌道 n＝n 時，子層軌道 ℓ 有 0 , 1 , 2 , ……（n－1）共 n 個子軌道。ℓ＝0 即 S 軌道，為直線軌道，穿過原子核，沒有軌道角動量；ℓ 的其他值，其

軌道形狀均爲橢圓形。其軌道角動量 $|\vec{L}| = \ell\hbar$。$m\ell$ 爲磁量子數，當外加弱磁場時，對某一 ℓ 值，其在空間的方向與磁場方向之夾角 α，可以有某些不連續的值，卽軌道平面在空間中的位置可以存在於某些特定的方位。這些特定的方位（由其軌道角動 $\vec{L}$ 的方向所代表）的 ℓ 在磁場方向的投影，卽爲 $m\ell$ 值（詳圖請參看原子物理）。對於一 ℓ 值，在磁場方向投影 $m\ell$ 的值 $m\ell = -\ell, -(\ell-1), \cdots\cdots -1, 0, 1, \cdots\cdots \ell$ 共有（$2\ell+1$）個值。例如：

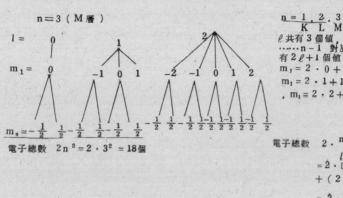

n=3（M層）

$n = 1, 2, 3, 4, 5, \cdots\cdots$
K L M N O$\cdots\cdots$層
ℓ 共有 3 個值，卽 0，1，2
$\cdots\cdots n-1$ 對於每一 ℓ，m_1 共
有 $2\ell+1$ 個值，卽 $\ell = 0$
$m_1 = 2 \cdot 0 + 1 = 1$ 個；$\ell = 1$
$m_1 = 2 \cdot 1 + 1 = 3$ 個，$\ell = 2$
，$m_1 = 2 \cdot 2 + 1 = 5$ 個

電子數　$2n^2 = 2 \cdot 3^2 = 18$ 個

電子總數　$2 \cdot \displaystyle\sum_{\ell=0}^{n-1}(2\ell+1)$

$= 2 \cdot [1 + 3 + 5 + \cdots\cdots + (2n-1)]$

$= 2 \cdot \dfrac{(2n-1+1)}{2} \times n$

$= 2n^2$ 個

上表中的 ms 爲自旋磁量子數，只有二個值 $ms = \pm\dfrac{1}{2}$，係由電子自旋量子數 $|\vec{S}| = s\hbar = \dfrac{1}{2}\hbar$ 的空間量子化而來。電子自旋係由烏侖貝克（Uhlen Beck）與高茲密特（Gouds Mit）爲了解釋鹼金屬的雙重線原子光學光譜而提出的。根據鮑立互不相容原理，在原子核外的任意二個電子，描述其狀態（States）的 4 個量子數（n，ℓ，$m\ell$，ms）或（n，ℓ，j，mj）是不會完全相同的。我們由縱的方向可看出共有 18 個不同的組態，故 M層（n＝3）共可容電子 $2 \cdot n^2 = 2 \times 3^2 = 18$ 個。

　　對於（n，ℓ，j，mj），在索末斐模型裏 $|\vec{L}| = \ell\hbar$，$|\vec{S}| = s\hbar$，彼

此之間，或與磁場方向，可以平行或逆向平行，故對單價電子而言其總角動量 $|\vec{J}|=j\hbar$ 的 j 值為 $j=\ell\pm s=\ell\pm\frac{1}{2}$。mj為總角動量磁量子數，即總角動量空間量子化在磁場方向的投影。對於某一 j 而言，$mj=-j,-(j-1),\cdots\cdots-\frac{1}{2},\frac{1}{2},\cdots\cdots j$ 共有（2j＋1）偶數個值。對於某一 n，有 n 個 ℓ 值。除了 $\ell=0$ 沒有角動量外（對於 $\ell=0$，j 只有一個值即 $j=\frac{1}{2}$）其他 ℓ 值均有角動量，會產生 L－S 耦合（Coupling）。因此，一個軌道（以 $\ell\hbar$ 表其軌道角動量大小）會分裂成兩個軌道（其角動量分別為向外的 $j=\ell+\frac{1}{2}$ 及向內的 $j=\ell-\frac{1}{2}$），對於每一 j，則又有（2j＋1）個mj值。故對於一 n，其電子組態共有 $2n^2$ 個。舉例來說：

n＝3 （M層）

$\ell=$

$j=\ell\pm\frac{1}{2}$

$mj=-j,-(j-1),\cdots\cdots\vdash\frac{1}{2}$
$\cdots -\frac{1}{2},\frac{1}{2},\cdots j$

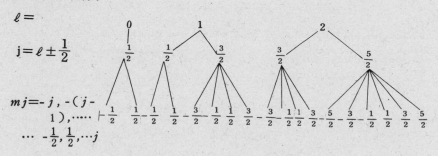

電子總數 $2\cdot n^2=2\cdot 3^2=18$

電子總數為 $2+\left[\sum_{\ell=1}^{n-1}2(\ell+\frac{1}{2})+1\right]+\left[\sum_{l=1}^{n-1}2(l+\frac{1}{2})+1\right]=2\cdot n^2$

接着我們來看能階：

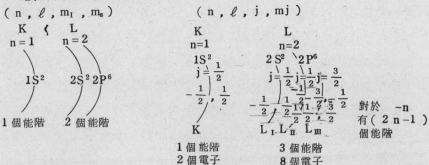

圖 1－1（ n , ℓ , m_l . m_s ）與（ n , ℓ . j , mj ）的能階圖由 n＝1 到 n＝2 。

由 X 一光特性輻射的精細結構知，K_{α_1} 線為 L_{111} → K ；K_{α_2} 為 L_{11} → K 且 K_{α_1} 的強度為 K_{α_2} 的兩倍左右。（ n , ℓ , j , mj ）的能階圖上，L_{111} 有 4 個電子，L_{11} 有 2 個電子，正好說明此現象。故知電子的能階應 有（ 2n－1 ）個，即 K 層（ n＝1 ）有 2×1－1＝1 個能階（ K ）。L 層 （ n＝2 ）有 2×2－1＝3 個能階（ L_1 , L_{11} , L_{111} ）。M 層（ n＝3 ）有 2×3－1＝5 個能階（ M_1 , M_{11} , M_{111} , M_{1v} , M_v ）。至於（ n , ℓ , mℓ , ms ）的能階即為一般化學上，或週期表上常用的能階，其能階高低次 序請看原子物理。

以上所說的為電子在原子核外排列的情形。為了要獲得更清楚的 印象，假設原子的大小增大到佔有整個房子，則原子核就像房子中央 的針尖，其他的空間則是電子佔有的領域。原子與原子間的區別乃是 根據原子核的組成，電子數目，及電子的排列方式。原子所含的電子 數稱為原子序（ atomic number ）以 Z 表示。氫的原子序是 1 ，氦是 2 ，循此以往，自然界存在最重的元素是鈾92。更重的元素可用人工 製造其中鈽 Pu 原子序 94 是一個非常重要的元素。

另外還有一種原子模型叫做量子力學模型或波動力學模型。 1927 年德國科學家海森柏格（ Heisenberg ）提出測不準原理（ uncertainty principle) 謂：對一個微小的物體要同時準確測定它的位置和動量是不可能的，其極限為 $\triangle X \cdot \triangle P \simeq \hbar$。原子裡的電子是非常小的粒子必須受到測不準原理的限制。因此波動力學的電子其軌道與索末斐模型相類似，只是不再固定於某一軌道，而是電子出現在與索末斐相類似的軌道上的或然率最大。量子力學模型與索末斐的模型，最大不同點是量子力學的電子軌道角動量與其本身固有的自旋角動量之間及與磁場方向之間，不能平行或逆向平行，只能夾成銳角或鈍角，且量子力學模型的軌道角動量 $L = \sqrt{\ell(\ell+1)}\ \hbar$，自旋角動量 $S = \sqrt{s(s+1)}\ \hbar$，總角動量 $J = \sqrt{j(j+1)}\ \hbar$ 與索末斐不同。故通常在想像原子的一般現象時，將利用索末斐原子模型，而在實際的計算方面則用量子力學模型。

1 － 2　原子核與核種(nuclide)

　　原子核係由質子和中子組成。質子帶正電，質子的數目與核外電子數相同，故原子呈中性。質子的質量及中子的質量同列於表 1 － 2，約為電子的 1837 倍。核內質子和中子數目的總和稱為質量數 mass number 以A表示。元素就一般所用的符號以 $_Z^A X_N$ 表示。X指元素符號，Z表原子數（　序）A表質量數N表中子數，如 $_2^4He_2$。元素和元素之間若質子數相同，中子數不同則稱此二元素為同位素，係因在週期表中佔同一位置而稱之。此詞在十九世紀末葉由索迪(soddy）提出。第一個被發現有同位素的元素為氖，是湯木生於1910年發現。此同位素其原子量分別為20，22。其豐存度分別為90%與10%。每個元素都有同位素，有穩定的，有不穩定的（如附錄B所示）。自然界中穩定同位素共有264個。不穩定同位素具有放射性，因其化學性質與原子序相同的穩定同位素相同，故我們可利用此性質來做診斷、治療或示踪劑，此為核子醫學部門的主要工作之一。另外又有同量素（ Isobar)同中素（ Isoton)同質異態物（ Isomer ）其

性質與例子，如表 1－1 所示。

表1－1 核種命名法

種　類	特　性	實　　　例	備　　註
核　種 （nuclei）	Z , A	$^{1}_{1}H$　$^{120}_{50}S_n$　$^{298}_{92}U$	已知有 1300 種
同位素 （isotopes）	Z 相同	$^{13}_{7}N$　$^{14}_{7}N$　$^{15}_{7}N$	每種元素已知有 3 到19種
同量素 （isobar）	A 相同	$^{14}_{6}C_8$　$^{14}_{7}N_7$	在 β 衰變時，其母核與子核爲同量素
同中素 （isotone）	N 相同	$^{14}_{6}C_8$　$^{15}_{7}N_8$	
同質異態素 （isomer）	N 與 Z 皆相同	$^{80m}_{35}B_r$　$^{80}_{35}B_r$	已知約有 100種
鏡像核組 mirror nuclei	二者Z與N相反， 同一元素 $|N-Z|=1$	$^{11}_{5}B_6$與$^{11}_{6}C_5$，$^{15}_{7}N_8$與$^{15}_{8}O_7$	

1－3　基本粒子(Element particlee)

　　由於高能加速器的產生，到目前爲止，幾乎每年都會發現新的粒子。故原子核除了中子、質子外，還有許多基本粒子。表 1－2只不過把其中的幾個重要的基本粒子及其質量、電荷、性質列出。

表1－2　基本粒子的性質

Particle	質量	電荷	性質
質子 proton p	1.007597	+1	質子是氫原子的原子核。氫原子含有一個質子（原子核內）及一個電子（原子核外）。中性原子的質量是1.007597＋0.000548＝1.008145 質量單位。質子是任何原子核中最基本的構成物。
中子 neutron n	1.008986	0	中子是原子核中另外一個基本的構成物。中子的質量跟質子約略相等，因爲它不帶電，所以它很難阻止，且難於偵測。
電子 electron e, e⁻或 β⁻	0.000548	－1	電子的質量若與質子相較則可謂非常的小。充斥在自然界中。每一個原子在原子核外都有若干電子，這些電子極易偵測。它們有時又叫做負電子或貝它粒子，通常用 e, e⁻或 β⁻ 表示。

粒子	質量	電荷	說明
正電子 positron e$^+$ 或 β^+	0.000548	$+1$	正電子的質量跟電子相同，唯帶有一個正電荷。正電子只有在運動時才存在於自然界。當一個運動緩慢或在停止狀態的正電子與電子突然結合以後會迸射出二條伽馬線，正電通常用 e$^+$ 或 β^+ 表示，所以又稱做正貝它粒子。
光子 photon hv 或伽馬 線 gamma ray γ	0	0	嚴格的說起來，光子不是一個粒子，而是一束能量。它的運動速度跟光速相同(3×10^{10} cm/sec 或 186,000 miles /sec)。在許多交互作用的情況下，它的作用頗似粒子。光子常可用量子或伽馬線稱呼之，並可用 hv 或 r 表示。
微中子 neutrino $_\circ\nu^\circ$	比一個電子 的質量小 1/2000	0	微中子是一個非常小的粒子，幾乎沒有質量也不帶電，用實驗的辦法極難測得。它和質子作用後產生中子及正電子：$_\circ V^\circ + P \rightarrow n + \beta^+$ 微中子的觀念最初是用來解釋貝它粒子的衰變。
Mu介子 mesons μ^+ μ^-	207m$_\circ$ 207m$_\circ$	$+1$ -1	mu 介子所帶的電荷或爲正或爲負。質量是電子的207倍。此種粒子是由高能粒子和物質作用後間接產生。它的性質不穩定，會自動的蛻變成電子及微中子，平均生命爲2.15×10^{-6} 秒：$$\mu^+ \longrightarrow e^+ + 2_\circ\nu^\circ$$ $$\mu^- \longrightarrow e^- + 2_\circ\nu^\circ$$
Pi介子 mesons π^+ π^- π^0	273m$_\circ$ 273m$_\circ$ 265m$_\circ$	$+1$ -1 0	Pi介子是一個中性介子，所帶電荷或爲正或爲負。此種粒子是由高能質子或光子打擊物質後而產生。帶電荷的Pi介子蛻變成 mu 介子及微中子，它的平均生命爲2.5×10^{-8} 秒：$$\pi^+ \longrightarrow \mu^+ + _\circ\nu^\circ$$ $$\pi^- \longrightarrow \mu^- + _\circ\nu^\circ$$ 中性的π°介子蛻變成2個光子，平均生命爲10^{-15}秒：$$\pi^\circ \longrightarrow h\nu^1 + h\gamma^2$$
K介子 mesons	about 1000m$_\circ$	±1 or 0	此種介子蛻變成 μ 及 π 介子
Hyperons	about 2000m$_\circ$	±1 or 0	此種介子蛻變成實子和 π 介子
反質子 Antiproton	質量與質 子相同	-1	此種粒子的質量跟質子相同，唯所帶電荷爲負。它的生命非常短，和質子作用後隨即消滅。有人以爲在宇宙的某些地方存有一種原子，這一種原子由反質子，中質子，及正電子組成，和吾人所熟悉的原子相類似。

粒子的質量係以氧原子的質量來表示相對質量，它的值定爲 16.0000 粒子的電荷量是以質子的電荷量表示，即 1.60×10^{-19} 庫倫。有些粒子則以電子的質量做相對量，電子的質量以 m$_\circ$ 表示。表 1 - 2 後半

部粒子大都由高能粒子和物質作用後產生，非常不穩定，最後終將變成其他形式。

1－4　分子的結構及其價鍵

　　若干原子結合以後形成分子。分子可用原子的電子結構來解釋。原子和原子結合後，外層軌道的價電子就會自動的分配，直到所有原子的外層軌道被充滿為止這種電子充滿軌道的狀態就形成了分子。分子是仍保持物質原有性質的最小粒子。分子中的原子所以能夠緊密的結合在一起，是導源於四種重要的鍵（ bond ）這四種重要的鍵，依其結合力大小的次序分別為離子鍵、共價鍵、金屬鍵、氫鍵。氯化鈉即由離子鍵結合，固態氯化鈉由正鈉離子及負的氯離子組合成一個晶體格子，這些晶體格子以立方形的結構排列，由正負離子間的靜電吸力結合在一起。以此種形式結合的鍵稱為離子鍵。共價鍵分為二種，一種是極性共價鍵如水分子。另一種為非極性共價鍵如氧分子。氧分子是由兩個氧原子共用一對電子，因陰電性同，故呈中性。水分子則由氧原子分別與二個氫原子分別共用一對原子。因氧的陰電性較強，故二對共用電子略偏向氧原子，因此水略帶有極性，氧原子這一端略帶負電，氫原子端則略帶正電。此即極性共價鍵。非極性共價鍵的分子彼此之間以凡得瓦力互相吸引組成物質。極性共價鍵的水分子，其氫原子往往會吸引另一分子中的氧，分子間彼此以一種稱為氫鍵的微弱的鍵結合在一起。我們可想像一個氫原子被二個鄰近的氧原子吸引，因此在容器內的水分子可被視為由氫鍵聚集在一起而成的一個大分子。氮化合物的情況與水分子相仿，蛋白質含有氮原子及氧原子，它的一連串分子由氫鍵結合在一起。DNA 分子的兩條螺旋鍵跟蛋白質一樣亦由氫鍵結合。金屬鍵如銅，係由銅原子排列在晶體格子中藉凡得瓦力結合而成。詳細的情形請參閱化學及放射生物。

1－5 原子的能階

1－5.1 原子的能階－光學能階，X－光特性輻射能階、原子核能階

原子能階可分為三種，一種是價電子以外的光學能階（ optical energy level ）一般所謂的原子（光學）光譜係由這些能階發射出來的。一種是X－光特性輻射能階，係價電子以內原子核以外的軌道能階。普通X－光特性輻射就是由這些能階間的跳渡輻射出來的，係不可見光。最後一種稱為原子核能階，係原子核內的能階跳渡輻射出來。原子的電子決定原子化學性質，原子的原子核則決定原子的放射性質。每個原子的可見光光譜，不可見光特性輻射及其放射性均隨元素的不同而不同，故由這些性質我們可分辨出是屬於何種元素或晶體。茲以鎢（ tungsten ）為例，如圖1－2所示K，L，M軌道上的電子結合能（ binding energy ）分別為 70,000 ev, 11,000 ev 及 2500 ev，換言之，要移走一個K層軌道的電子必須給予 70,000 ev 的能量。移走後由 L，M，N，……層跳囘，即發射圖1－2左邊的K射線或右邊的K射線。（左邊的圖為原子軌道圖，以波爾模型劃出；右邊為原子的能階圖）。同理要移走L層電子，則需 11,000 ev。圖1－2的右邊列有以ev為單位的水平線代表能階。能階上的零刻度，表示未激發狀態的原子。在正常態時，鎢原子最外面的價電子，佔有0層軌道（圖1－2左圖）其外的點虛線軌道即為光學軌道，其相對應的能階即右圖中0水平線以上的點虛線能階。在原子或核子範圍的能量單位通常以ev，Kev，Mev（電子伏特，仟電子伏特，百萬電子伏特）表示。1 ev 即電子經過1伏特電位差所獲得的能量。1 ev = 1.602 $\times 10^{-19}$ joul, $\therefore$ 1 Mev = $1.602 \times 10^{-19} \times 10^6$ joul = 1.602×10^{-13} joul = 1.602×10^{-6} erg.

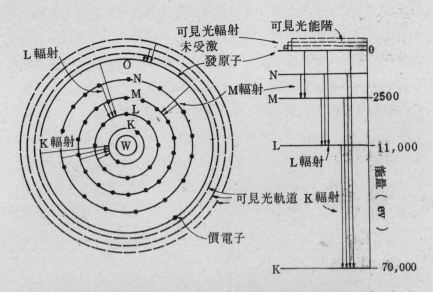

圖 1 – 2 左邊為鎢的軌道，右邊為其能階圖。其能量單位為 e V ，由
鎢所產生的 X 射線乃因為電子遞移到 K、L 和 M 層所產生的
。可見光輻射乃是價電子由可見光軌道遞移到 O 層所產生的。

　　能階的觀念亦適用於原子核。圖 1－3 中劃有 ^{12}C 的能階。它在
沒有激發狀態時，是以粗線劃在圖的下端，激發狀態的能階位於粗線
以上，分別為 4.4 ， 7.7 ， 9.6 ， 10.7 ， 11.8 ， 12.7 及 18.4Mev
。每一原子核都各有其特別的原子核能階，各不相同。若原子核提升
到某一激發狀態能階而後又跳回時，它就會放出與這二能階差相等的
能量。跳回到基態（ground state）的方式，或一次跳回，或多次跳
渡；不管以何種跳渡方式跳回，總是把激發態過多的能量釋放出來。
若一次就跳回，它會一次釋放出此所有的能量，若多次跳渡，它會將
此全部能量分次釋放出來。

　　圖 1－3 亦顯示二種有關的原子核－ $^{12}_{5}B$ ， $^{12}_{7}N$ －的能量範圍。
它們的能階要比 ^{12}C 的基態高，分別為 13.4 Mev 及 17.67 Mev。 $^{12}_{5}B$
放出一個 β^- 達到基態的 $^{12}_{6}C$ 。 $^{12}_{7}N$ 放出一個正電子（ β^+ ）到達穩
定狀態的 $^{12}_{6}C$ 。這一種由一元素蛻變成另一種元素的過程將於第三章

詳述。其中只在元素本身各能階跳渡或蛻變的過程中的各個狀態，可以稱爲同質異態素，亦詳述於第三章中。一般而言，原子核的能階，跟原子的能階一樣複雜。圖1－3只是一個簡化的形態。有證據顯示，當原子核逐漸變複雜時，質子和中子就會進入一系列的能階，直至一些軌道塡滿爲止，猶如電子塡入原子的軌道一樣。

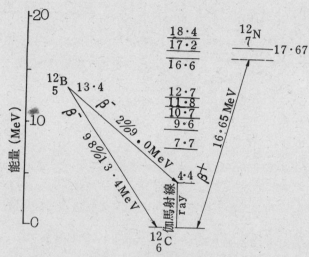

圖1－3 碳－12的原子核能階圖

1－6 電磁輻射與其量子性質及電磁波光譜

電磁波的範圍很廣，包括無線電波，微波，熱波，光波，紫外線，X－光及γ－射線（伽瑪射線）。它們在眞空中的速率爲 3×10^8 米／秒，或186000英里／秒，其頻率與波長間的關係式爲 $C = \lambda \nu$。頻率的單位爲每秒振動多少次。波長的單位爲埃（Angstron）。$1\text{Å} = 10^{-10}\text{m}$ 電磁波的波長決定了它的性質，如5000 Å的波是一種可見光（可見光的範圍，由4000 Å～7000 Å）其色質爲綠色。藍光的波長較短約爲4000 Å，紅光的波長爲7000Å。超過7000Å人的眼睛無法看到，緊鄰紅光的看不見的光稱爲紅外線。波長短於4000Å，人的眼亦無法看到，稱爲紫外線。波長約爲0.1Å的射線稱

為X—射線。

當頻率愈高，這時必須考慮到電磁波的量子性質。在多數的情況下，我們可將電磁輻射線當做一種波，但有時却可將它視為一小群粒子，它有一定的速率及能量，這一束粒子稱為量子或光子。光子所携帶的能量取決於輻射線的頻率。其關係式為

$$E = h\nu \qquad (1-1)$$

$h = 6.63 \times 10^{-34}$ 焦耳—秒。ν 為秒$^{-1}$。E為焦耳。現來計算波長為 λÅ光波的能量：

$$E = h\nu = h \cdot \frac{C}{\lambda}$$

$$= 6.63 \times 10^{-34} \, joul-s \times \frac{3.8 \times 10^{8} \, m/s}{\lambda \times 10^{-10} m}$$

$$= \frac{19.83}{\lambda} \times 10^{-16} \, joul = \frac{19.83 \times 10^{-16}}{\lambda \times 1.602 \times 10^{-19}} \, ev$$

$$= \frac{12.400}{\lambda} \, ev$$

$$\therefore \quad E = \frac{12400}{\lambda} \, ev = \frac{12.4}{\lambda} \, Kev \qquad (1-2)$$

式中 λ 的單位為 Å 。

表1—3列出一個完整的電磁波光譜，其中有頻率，波長，光子能量及其性質。由表中我們可以看出光學光譜的能量在 1.24 ev 到幾124 ev，X—光的特性輻射則在 124 ev 到 12,400 ev 之間，原子核所發射的 γ—射線則在幾分之一 Mev 到幾 Mev。表1—3，較偏重於由人工機器所產生的。圖1—4 則是自然界的電磁波光譜，可做為參考比較用。

當一束電子被 E(KV) 的電壓加速時，電子即獲得 E(Kev) 的能量，此能量的電子打在靶上，就會產生 X—光的連續光譜與特性光譜

（詳情請看第二章）。其最短波長 λmin 計算如下：

$$E（Kev）= h\nu = h \cdot \frac{C}{\lambda}$$

$$\therefore \lambda = \frac{hc}{E} = \frac{6.63 \times 10^{-34} \text{joul}-s \times 3 \times 10^{8} m/s}{E（Kev）}$$

$$= \frac{6.63 \times 10^{-34} \text{joul}-s \times 3 \times 10^{18} \text{Å}/s}{E \times 10^{3} \times 1.602 \times 10^{-19} \text{joul}}$$

$$= \frac{12.4 \times 10^{8}}{E \times 10^{3}} \ \text{Å}$$

$$\therefore \quad \lambda = \frac{12.4}{E} \ \text{Å}$$

式中 E 的單位爲 KV 。

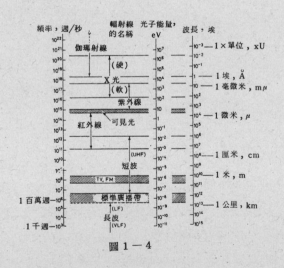

圖 1 - 4

表 1—3　電磁光譜
The ELECTROMAGNETIC SPECTRUM

頻率 （週波／秒）	波長	光子能	性質
1.0×10^5	3×10^5 cm	4.13×10^{-10} ev	在此範圍內的光線電波包括廣播電臺的長波波段
			及雷達用之短波，超短波等。這一類的波可用示
			波器觀察及用電子儀器偵測。它們可通過非導體
3.0×10^{10}	1.0 cm	1.24×10^{-4} ev	，唯碰到導體則折回。
3.0×10^{12}	0.01 cm	0.0124 ev	在此範圍內的射線爲紅外線，由分子的振動及原
			子外層電子的激發而造成。電暖器及火爐所產生
			者皆爲此種射線。它可用量熱器及軟片測得。大
3.0×10^{14}	0.0001 cm （$10,000$A）	1.24 ev	部份的固體材料均可阻擋紅外線的穿透。
4.3×10^{14}	7000 A （0.00007 cm）	1.77 ev	在此範圍內的光線包括紅，黃，綠，藍，紫等， 可見光，由原子的外層電子激發而成。一般燈泡 及放電瓦斯管所產生者皆爲此種射線。它可用軟
7.5×10^{14}	4000 A	3.1 ev	片，光電池及眼睛偵測。玻璃可傳導此範圍內的 光線。
7.5×10^{14}	4000 A	3.1 ev	在此範圍內的光線爲紫外線。由原子的外層電子
			激發而成，可用軟片，蓋氏計數器及游離腔測定
			。它能造成皮膚的紅斑，製造唯它命D及殺死細
3.0×10^{16}	100 A	124 ev	菌。
3.0×10^{16}	100 A	124 ev	在此範圍內的射線爲軟X光線，由原子的內層電
			子激發而成，可用軟片，蓋氏計數器及游離腔偵
			測。它能穿透極薄的物質，唯對放射線學而言則
3.0×10^{18}	1 A	$12,400$ ev	鮮有利用的價值，因爲它的穿透力不足之故。
3.0×10^{18}	1 A	$12,400$ ev	診斷用X光線及表淺性治療用X光線
3.0×10^{19}	0.1 A	$124,000$ ev	
3.0×10^{19}	0.1 A	124 kev	深部治療X光線及鐳錠蛻變產物所成的伽馬線
3.0×10^{20}	0.01 A	1.24 Mev	
3.0×10^{21}	0.001 A	12.4 Mev	此範圍內的射線發自小的貝它加速器
3.0×10^{22}	0.0001 A	124 Mev	此範圍內的射線發自大的貝它加速器
3.0×10^{23}	0.00001 A	1240 Mev	此範圍內的射線發自大的質子同步加速器，如 bevatron 及 cosmotron 等

第二章　X─光的產生與
電磁波光譜

2─1　X─光管簡介

2─1.1　X─光管

當高能電子撞擊物質時就會產生X─光。X─光管的結構簡圖如圖2─1所示，包含密封在玻璃罩內的陽極（ anode ）及陰極（ cathode ）。由原子物理知，當電子被加速度時，會產生電磁輻射，其產生率正比於 $(\frac{z}{m})^2$。當高能電子打到靶時，不但產生X─光，亦會產生熱（見本章第二節），因此X─光管的陽極必須原子序高，又耐高溫又易傳熱的物質，故陽極通常為一大塊銅片而在底端鑲上一片鎢靶（z=74）。關於陰極，由於燈絲之溫度必須增加到白熱時，才會有足夠電子逸出，因此對陰極材料的要求應是耐高溫，且在高溫時逸出的電子也要穩定，因此熔點為 3370°C 之鎢應為一理想的金屬，因而常作X─光裏的電子射源，故陰極通常為鎢絲置於聚焦杯（ focussing cup ）而成。若把高電壓V加在陽極及陰極兩端，陽極為正，則由陰極逸出的電子會被加速到很高的速度，當此高速度的電子穿過抽成真空的X─光管打到鎢靶被鎢靶突然地停止時，會產生X─光，並產生熱。製造廠商必須保證X─光管罩內為高度真空（約 10^{-5} 毫米水銀柱或更少），否則電子會與空氣分子碰撞而無法達到陽極，

同時也會使燈絲由於氧化而燒壞。

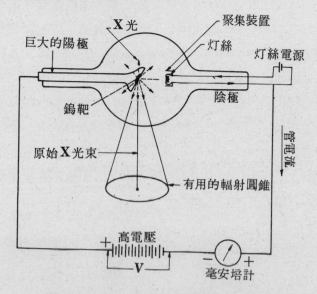

圖 2 - 1 X光管及其基本電路。

實際上的線路並不像圖 2 - 1，但所有線路均包含一個燈絲電源器（ filament supply ）。燈絲的溫度由燈絲電源器來控制，它決定了逸出電子的數目，因為所有釋放出來的電子都被拉到陽極，所以燈絲的溫度決定了電流的大小。當燈絲的溫度稍微增加時，管電流會大量增加。高壓電源器決定了電子與靶碰撞前的速度，但對於到達靶上的電子數目則影響極微。電子的速度（即能量）決定了X一光的性質。圖 2 - 2 為簡單的自己整流的治療用裝置的線路圖。許多基本原理可用在診斷用裝置上，只是細節不同而已。圖 2 - 2 右下方，係來自電源的交流電壓（ 220V ，60C ）。此交流電壓一方面經過降壓變壓器（ step-down transformer ）供給燈絲加熱用的電壓與電流，另一方面經過升壓變壓器（step-up transformer）供給X一光管兩端的管電壓。圖 2 - 1 之 X 一光管的高壓係來自圖 2 - 2 的升壓變壓器。升壓變壓器的初級線圈（ primary ）接到輸入電壓，次級(secondary

）線圈則接到X—光管的兩端。通常X—光管的升壓變壓器，其次級線圈匝數爲初級線圈匝數的 500 倍左右。故若輸入電壓爲 220 Volt，則管電壓升高爲 220 V×500＝110 KV。通常所謂輸入電壓爲 220 伏特，係指其均方根值（ root mean squar Value ），其波峯值爲均方根值的 $\sqrt{2}$ 倍，即輸入的波峯電壓爲 220 $\sqrt{2}$ 伏特。由於X—光管內的電流只有陽極相對陰極爲正電壓時才能流動，因此管內的電流形成單一方向流的脈衝，（此脈衝持續 $\frac{1}{120}$ 秒，每秒重複60次）所以X—光也以脈衝射出（ 未加全波整流前 ）。故X—光管的波峯電壓爲 220 $\sqrt{2}$ × 500＝110 $\sqrt{2}$ 伏特。升壓變壓器上的接地線路，主要是爲避免電壓的因浮動（ float ）而燒壞。

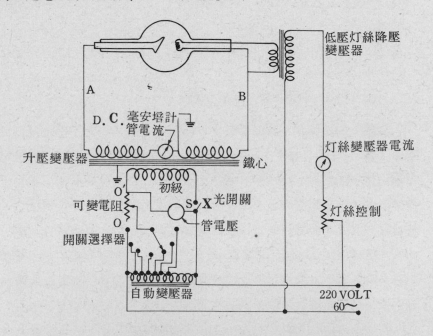

圖 2 - 2　簡單的自己整流之 x 光機線路圖，顯示如何控制
　　　　　x 光管的電壓及電流。

　　事實上，X—光機能在最大值以下的任一電壓操作，這可由自動變壓器及可變電阻來控制。自動變壓器使電壓成階梯似的調整（ 粗調整 ）

，可變電阻則可使電壓作連續的調整。由圖2－2可看出當開關選擇器Q，調至P₁時，自動變壓器P₁與P₂間的圈數最少，故當由P₁至P₇移動時，加在X－光升壓變壓器的電壓將由小至最大逐次地階梯似的增加。再看可變電阻（圖中由O至O′以鋸齒狀表示）由圓柱體似的電阻線圈加上滑動的接觸點（以箭頭表示者）所組成，可以沿着線圈滑動。當Q轉至O時電阻最大（電壓降最大），在O′時電阻爲零。對於自動變壓器的任一選擇點（P₁至P₇中之任一個），選定後，可調整可變電阻，由O至O′使在這選定的電壓範圍內使初級線圈兩端的電壓由小增大，以避免高壓突然加在X－光管上。圖2－2中的伏特計，用以量X－光機升壓變壓器的初級線圈電壓，可校正成直接表示管電壓而以KV讀出。在診斷X－光管電路，管電流的範圍通常爲200mA到500mA，因此伏特計有2或3種刻度，每種刻度各用在特殊的管電流。

　　X－光管的燈絲通常以10伏特及6安培的電源激發。此電源由220伏特60週之電源經降壓變壓器轉換而來。此降壓變壓器不僅維持燈絲在10伏特及6安培的狀態，同時必須使X－光管之陰與接地電位隔離，因X－光管之陰極與高壓變壓器之一端連接，故當X－光管運轉時，陰極電壓在甚高於接地與甚低於接地電壓之間交變。因而燈絲電壓器必須高度的絕緣以忍受電位極大的變化。因此燈絲變壓器的兩個線圈繞在同一鐵心，初級與次級線圈及鐵心隔開好英寸，中間塡滿絕緣的變壓器油；同時必須用穩定變壓器來控制燈絲的溫度，以保持穩定的電流，因燈絲溫度稍爲改變管電流就會造成很大的改變。

　　可將直流毫安培計接在X－光管主要線路上（圖2－2，以粗線表示者）任意處而測得管電流的大小。通常是接在圖2－2中所示的地方，因此處是在接地電位而可安全地裝在控制板上不會受到電擊。所有現代的裝置都能夠防電擊，將X－光管密閉在接地之金屬箱裏，裏面塡滿絕緣油。此外，除了X－光出口外，金屬護殼內全襯以鉛層

以防止Ｘ一射線外洩。Ｘ光管以軟性塑膠絕緣電纜與變壓器連接，電纜外面覆以接地之金屬層。

　　且有防電擊、防射線外洩之屏蔽的診斷用Ｘ一光管之剖面圖示於圖２－３。可以看見連接燈絲的兩條導線由左邊進來而連接陽極的那條導線則在右方，同時可看見高壓電纜從頂端進來，Ｘ光管在玻璃封罩內，且完全浸在油裏。Ｘ射線的出口在底部，容器裏面及·Ｘ光管周圍的空間全部充滿著油，其作用爲對高壓絕緣，同時能達到冷卻的效果。陽極將會變熱，而利用油之對流將熱量帶走，當油受熱時會膨脹，因此必須加油壓調節系統，油壓調節系統接近圖的頂部。大部分Ｘ光管電路都有保護裝置，因此當油箱膨脹超過某一點時，開關馬上切斷以停止Ｘ光機的操作，箱之外面與接地電纜的保護層連接，因此管之屏蔽接地，同時具有防射線外洩的作用。

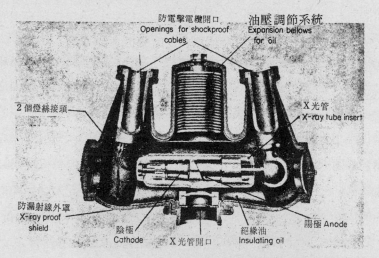

圖２－３　　　　防漏反射線，防電擊型診斷用Ｘ光管，其內有一眞空Ｘ光管。

　陽極的結構

　　當高速的電子撞擊在Ｘ一光管之靶上時，有99％之能量轉換爲熱，只有１％的能量以Ｘ一光的形式輻射。電路上的功率爲

$$P = VI \qquad\qquad (2-1)$$

P是功率，以「焦耳／秒」或「瓦特」表之。V是電路兩端之電位降以伏特為單位，而I為流過電路的電流，以安培為單位。利用4.18焦耳＝1卡之關係式，也可將功率用卡／秒表之。X－光管之陽極所產生的能量可以此式來計算。例如：一深部治療機之工作電壓為200KV，而電流為30mA，傳至陽極的能量速率為 $P = VI = 200,000 \times 0.30 = 6000$ 瓦特，相當於大型電爐之功率。在診斷X－光管，陽極在短時間（最長約為1秒）之負載遠大於此值。X－光管工作在 100KV 及 500mA 時，能量傳遞之速率為 $100,000 \times 500 = 50,000$ 瓦特，因此每秒產生的能量非常大。故除非這些熱量能夠散逸，否則陽極的溫度將迅速地達到熔點。許多陽極利用巨大的銅板鑲上鎢片而成，銅是良好的熱導體，能夠迅速地將鎢片所產生的熱量帶走。鎢的熔點很高故不會熔化。如果像診斷用X－光管是用來作間歇性地短時間暴露，則銅陽極可藉傳導及輻射迅速地將熱散逸至周圍。但是對於連續工作的治療機，必須使加壓的冷却油不斷地在中空的陽極裏循環。

診斷用X－光管

診斷用X光管乃是為產生明顯地生物體影像而設計，為了使X－光片極為清楚，X－光必須從陽極上之極小區域射出，最好為「點源」。但實際上不能達到如此理想的狀況，診斷用X－光管的第二條件是從點源發出的強度必須大至足以在極短時間內將運動物體照得非常清楚，只有在此情況下，運動物體才能被「停止」而產生鮮明的影像。由於這些理由，診斷用X－光管必須設計得能夠在極短時間內，以極大的電流工作，同時靶面產生X－光之面積儘可能減小。

線焦點之工作說明如圖2－4，電子撞擊在長度為 ab，寬為cd之傾斜靶上，從下面往上看，此面就像正方形而大小為 cd×cd。因此雖然電子撞擊在極大靶上，但X－光就像來自一微小的區域，此效果乃

視靶的斜率而定。大部分診斷用Ｘ―光管之靶的角度在 $16°\sim 17.5°$ ，所以 ab 之長可為 cd 好幾倍，例如：$\theta = 16°$，cd $= 2\text{mm}$ 則 ab $=$ cd/sin $\theta = 7.3\text{mm}$ 。因此電子撞擊之面積為 $7.3\text{mm}\times 2\text{mm}$ ，而Ｘ光好像來自面積為 $2\times 2\text{mm}^2$ 之區域。當 θ 趨近於 $0°$ 時，有用的輻射錐變成非常微小，因此 θ 值有一定限制，通常其值不小於 $16°$ 。許多Ｘ―光機都具有雙重焦點，一者是小的，另者是大的，可照出兩種片子。為了達到此目的，製造廠商利用兩分離的燈絲作為双重陰極

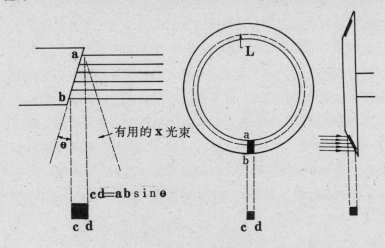

有用的 x 光束

cd＝ab sin θ

圖 2 - 4　線焦點管及轉動陽極管

結構，一個燈絲被設計成將電子會聚在大的區域，當Ｘ―光管之負載加大時就使用此燈絲。另一個燈絲較為細緻，被設計成將電子會

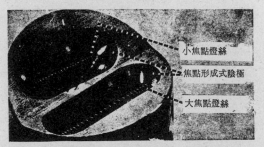

圖 2 - 5　雙焦點式 x 光管中的陰極組合

聚在靶上極小的區域。圖2－5顯示此種双重燈絲的構造，可以看到粗及細的燈絲鑲於聚焦杯內。

　　卽使利用上述的線焦點，也無法在極短時間內把生物體照得很清楚，由於這個原因，因發明旋轉陽極。旋轉陽極之靶面積的長為 L 高為 ab ，如圖2－4所示。電子撞擊在高為 ab ，寬為 cd 之區域。當電子撞擊陽極時，陽極繞着垂直紙上的軸在旋轉。因此電子實際上是打在長為 L 寬為 ab 的區域，但它們好像來自面積為 cd×cd 的區域。利用此種設計可使負載增大。因旋轉陽極必須在眞空中運轉，不能有任何液體潤滑劑，所以旋轉陽極實際上的構造決不是如此的簡單，此種旋轉陽極管如圖2－6所示：

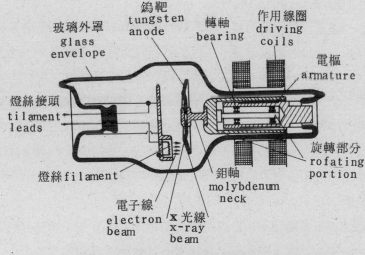

圖2－6　旋轉陽極式 x 光管

　　旋轉陽極與感應馬達的電樞連接，馬達由置於玻璃封罩外面的線圈驅動，當旋轉陽極首先被開動時，馬達本身被激發約0.8秒，視管的型式而定，使轉子（ rotor ）的速率達到3300～8500轉／分之間為止。在此期間按所規定的時間將高壓突然地加到管上，暴露時間的範圍從一秒的幾分之一至幾秒。就像線焦點管一樣，旋轉陽極管也有双重焦點。利用面積為2mm×2mm 之有效焦點時，電流的負載可達

500 mA ，利用面積爲1×1mm² 之小焦點時，電流的負載可達200 mA 。

這些管子的最大負載乃依其使用情形而定。如果管子是冷却的，則可作長久的暴露，在此暴露之後會有很大的熱量貯存於陽極，因此下一次暴露的時間必須短一點。許多早期的旋轉陽極管是將一薄的鎢鑲入一厚的銅陽極而成。因爲在激烈的運轉下，鎢片會漸漸與銅脫離，所以現在已經發展至用純鎢來作比較輕的陽極。陽極藉一薄鉬軸與轉子連接，而藉輻射將其熱量散逸到周圍的冷却油裏。若須在連續下進行許多暴露時，銅鑲鎢的旋轉陽極是較理想，因它能將熱存於銅中，經過玻璃封罩傳至X—光外的冷却油中。

治療用X—光管 Therapy Tubes

治療用X—光管在構造上有別於診斷用X—光管。治療用X光管的瞬間輸入僅爲診斷用的 $\frac{1}{10}$ ，但其平均能量輸入則爲診斷用的100到1000 倍。治療用X—光管之焦點較診斷用X光管大，因此在處理瞬間能量輸入的設計上沒有什麼困難；但必須具有高效率地連續地移去熱量的結構。現在治療用X光管都是浸在油內，而其問題是如何有效率地把熱量由陽極傳到冷却油再傳到外面。許多X—光機是在X光管的防電擊護內裝有水的冷却系統，另外有些則用冷却油在中空的陽極內循環。

圖2—1及圖2—3之簡單陽極結構不適合於電子能量高於200 KV 以上操作，因電子能量太大時會有二次電子發射的現象產生。也就是說當一個高能電子打擊陽極靶時，會迸發出許多電子，這些電子若跑到玻璃封罩，則能聚集成足以使電場變形而影響電子的會聚陽極上。同時這些電子也會使玻璃罩破裂，且當這些電子被玻璃或管之某些部分阻止時會產生X光，會使影像模糊而造成很大的困擾。此種二次電子的問題可用有罩蓋的陽極管來克服，如圖2—7所示。

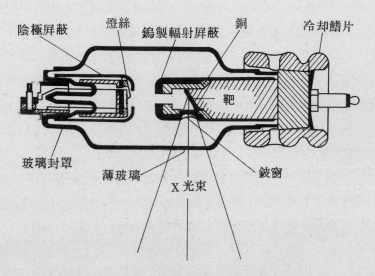

陰極屏蔽　燈絲　鎢製輻射屏蔽　銅　　冷却鰭片

靶

玻璃封罩　　　　　　　　　　　　鈹窗

薄玻璃

X光束

圖2─7　具有罩蓋的陽極之治療用X光管

　　靶裝在陽極之中空管子的底部，當高能電子進入罩蓋後，在速度沒有繼續增加下飛行直撞擊靶而產生X光。靶上產生的二次電子被有罩蓋的陽極之銅，部分攔截而不會跑到玻璃封罩，當電子打在銅罩蓋上會產生X─光，但因銅的低原子序（Z＝29）故其強度遠低於鎢靶所產生的X─光。且這些由銅產生的X─光大部分被環繞銅之鎢套筒所吸收，鎢具有高密及高原子序，因此是這些不必要X光的理想吸收體。具有罩蓋的陽極治療用X光管比早期的X光管有許多優點，因用幾克重的鎢在射源附近就能與早期幾公斤重的鉛圍在護殼外面具有同樣的保護效果。

　　有罩蓋的陽極留有X─光的出口，在其上覆蓋一薄的鈹窗藉此阻擋所有二次電子，且因鈹之原子序很底（Z＝4）故對X光的衰減極其微小，而後X光束由玻璃封罩上的一玻璃薄片射出去。

　　圖2─7左邊之燈絲置於聚焦杯內，且又加上另一層陰極屏蔽，

延伸到燈絲前面而多少有點使其與陽極隔離之作用。陰極屏蔽防止電子在尖峯電壓以外的時間跑到陽極，爲的是使X光管在電壓爲最大值時才工作而能以極高的效率產生X－光。故此種X光管在給予一定能量時，能產生最大量的X－光。圖2－7之整個X－光管是浸在冷却油裏，陽極裝有鰭片，而藉此使熱由陽極傳至冷却油。金屬護殼（X光管外殼）中裝填循環水的冷却管，則位於冷却鰭片的對面，使熱經過油以後再傳導至水中冷却，此時陽極處於高電位，而冷却水管位於接地電位。

治療用X光管之靶的角度在 26°～ 32° 之間，因此其有用的輻射錐比診斷用X光管還大，較大的輻射錐在短焦距（焦點到皮膚的距離）下，治療極大部位是非常有用的。投影出來的焦點尺寸在5～7mm

特殊用途的X光管與標準型式的治療用X－光管有許多種不同的設計。例如：爲了治療皮膚而設計的X光管，通常使其在極小的電壓及靶與皮膚之距非常小的情況下操作，此種型式的X光管稱爲「喬氏X－光管」（ Chaoul ）或「接觸X－光管」（ contact tube ）。接觸X－光管之陽極是中空且非常薄而幾乎能與皮膚貼在一起，從熱燈絲產生的電子打在陽極裏面，然後發出X－光，X－光由靶傳至皮膚。此種設計，劑量隨着與陽極之距離增加而下降得非常迅速，因此能保護皮膚下面的正常組織。低壓射線中，甚至在5～10KV 就發射的穿透力極弱的射線稱爲「格侖玆（ Grenz ）射線」。

2－2　電子與物質的作用(電子的交互作用)

當電子打擊靶時，其行徑非常復雜如圖2－8所示。電子在損失所有能量以前，任何可能發生的過程如圖2－9所示，通常一個高能電子，在停止以前會經過無數次的碰撞，並以兩種不同型式的過程（碰撞損失及輻射損失）把所有能量消耗盡而達停止，其碰撞次數相當多，例如1 Mev的電子將經過10,000 次的作用才會停止。現我們先

來看其行徑與過程：圖 2 − 8 表示出一個電子打擊穿過靶時的所有可能行徑，我將之分爲四種可能的行徑：

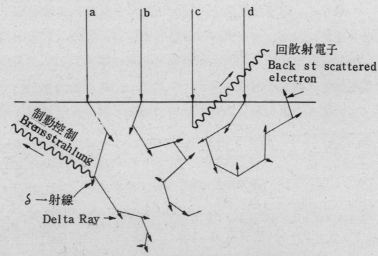

圖 2 - 8 電子穿過靶時所產生的多向偏轉。此時在碰撞點附近所產生的較小路徑稱做 Delta 射線

行徑 a ，電子藉着一系列的碰撞損失能量，當電子經過原子核附近時，由於電子與原子核的作用產生制動輻射，當電子與原子外層電子產生碰撞，把原子的電子撞出來（游離），同時這些被撞出來的電子具有足夠的能量與原來入射電子一樣可以再去游離或激發其他的原子，這些電子稱爲 δ 一射線（ delta rays ），故行徑 a ，是一系列的碰撞損失能量，同時亦有制動輻射，δ 一射線出現。

行徑 b ，則電子可能只藉着碰撞損失所有能量，而沒有任何輻射產生。

行徑 c ，電子可能受到一劇烈的輻射碰撞，將所有能量以制動輻射的型式輻射出去。

行徑 d ：電子也可能經過許多碰撞，最後成爲回散射（ back- -scattered ）電子而跳出靶面。

由圖 2 − 9 之原子的觀點來看，可以將這些行徑的碰撞過程解釋

得更清楚些，黑點表示原子核，而圓圈表示 K，L，M層，點線圓圈表示光學軌道。

　　過程 e，電子將靶原子外層的一個電子激發到光學軌道，如果原子是氣態，則當激發電子跳回基態時會發出可見光，若原子在固態時，則受激原子會把多餘的能量散逸到周圍以熱呈現出來而不會有任何輻射發生。因光學軌道只有幾 ev 而已，因此損失能量 $\triangle E_1$ 很小。

　　過程 f，入射電子把靶原子的外層電子擊出去使靶原子游離，損

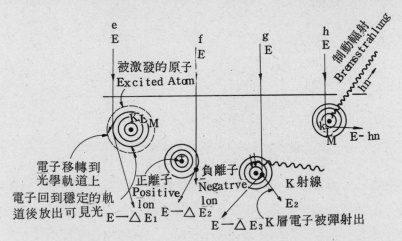

圖 2 - 9 電子和靶原子碰撞後所可能產生的作用形式。

失能量 $\triangle E_2$，$\triangle E_2 > \triangle E_1$，若損失能量 $\triangle E_2 > 100\,ev$，則被擊出的電子，會與原來入射電子一樣具有相似的作用，此被擊出的電子，即為 δ 一射線。能量 $\triangle E_2$ 最後以熱的形式出現。

　　過程 g，入射電子把靶原子的 K 層電子撞擊出去，同時此 K 層電子具有 E_2 能量，故入射電子的能量損失為 $\triangle E_3 = E_2 + W_K$，$W_K$ 為 K 層的束縛能。K 層被打出後外層電子會跳回，隨即發射特性輻射一K 射線。此即為 X 一光之特性輻射，若入射電子打出靶原子的 L 層電子，則產生 L 射線。

　　過程 f，為入射電子經過靶原子核附近，因着電子與原子核之間

的強吸引力，使入射電子繞原子核旋轉而改變方向，因而發射出電磁波（光子），此種現象德文稱之為" Bremsstrahlung "，也就是制動輻（Braking Radiation）。此即為X一光的連續輻射。有些入射電子經制動輻射喪失所有能量，有些則只損失一部分，各個入射電子發生制動輻射所損失的能量不盡相同，因而產生X一光連續輻射的連續光譜，因其光譜連續的情形與白光相類似，故又稱為白輻射（White Radiation）其光譜及其與管電壓，濾器（filter）之間的關係圖如圖2—10所示。

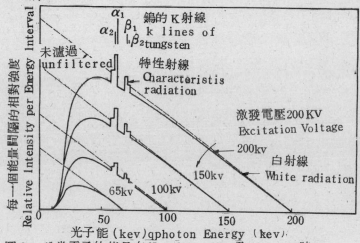

圖2-10當電子的能量在65，100，150及200 kev時，
打擊一個厚鎢靶後，所顯示的能量和強度間的變化關係虛
曲線的計算不考慮濾板，實曲線則用1mm厚的鋁。重疊的
巔峰代表鎢的K射線。

圖中縱坐標為每能量間隔產生的強度（光子數×光子能量），橫坐標為光子的能量以Kev為單位。點虛直線為未加濾器時之X一光連光譜，當1mm之薄鋁片濾器過濾時，低能區域之強度突然減低，使得曲線在10Kev附近降至0而40Kev出現一個高峯。與連續輻射光譜重疊的尖峯為特性輻射，圖2—10之尖峯為鎢之特性輻射(Characteristic radiation)，但不是按座標軸上的刻度劃出來的。連續輻射用在醫療的診斷治療用，特性輻射在繞射研究裏，可用來研究晶體的結構。

特性輻射：

特性輻射係由於原子的 K，L，M，…層電子被打出去後，由外層電子跳回填滿時發射出來的。由第一章及原子物理，我們知 K 層有 1 個能階，L 層有 3 個能階，M 層有 5 個能階，這些能階間的跳渡，加上選擇定則（參看原子物理，X－光特性輻射精細結構）得知 $K_{\alpha 1}$ 線係由 $L_{111} \rightarrow K$，$K_{\alpha 2}$ 則由 $L_{11} \rightarrow K$，至於 $K_{\beta 1}$，$K_{\beta 2}$ 則分別由 $M_{111} \rightarrow K$，$N_{11} N_{111} \rightarrow K$，如表 2－2 所示。又表 2－1 列出幾種元素各層的臨界吸收（ absorption edge ）能量，以鎢爲例，當電子能量略大於 69.51 Kev（ K 層臨界吸收能量）時，才能把 K 層電子打出，而後由 $L_{111} \rightarrow K$ 發出 $K_{\alpha 1}$ 射線，其能量爲 69.51 － 10.20（ L_{111} 層之臨界吸收能量）＝ 59.31 Kev，除了 $K_{\alpha 1}$ 外其他 K 射線也同時出現。特性輻射在總輻射裏所佔的比例依濾器及管電壓而定，在診斷區域其值約爲 30%，在 200 KV 之區域時所佔比例很少，因此較不重要。但在繞射方面則用比靶元素的原子序小 1 或 2 的元素做濾器以求單能特性輻射以利物質的結晶構造之測定。

表 2－1　臨界 X 光吸收能量（KeV）

層	氧 Z=8	鋁 Z=13	鈣 Z=20	銅 Z=29	錫 Z=50	鎢 Z=74	鉛 Z=82	鈾 Z=92
K	0.532	1.559	4.038	8.982	29.182	69.51	87.95	115.04
L_1		0.087	0.399	1.100	4.445	12.094	15.861	21.757
L_{11}		0.072*	0.350	0.954	4.139	11.538	15.200	20.944
L_{111}			0.346	0.935	3.911	10.200	13.033	17.163
M_1			0.047	0.121	0.868	2.814	3.852	5.546
M_{11}		0.005*	0.026*	0.077*	0.739	2.570	3.558	5.179
M_{111}					0.695	2.274	3.067	4.301
M_{IV}					0.477	1.867	2.584	3.723
M_V					0.467	1.804	2.482	3.546

表 2－2　鎢之主要發射線

遞移	符號	能量 （KeV）	λ(A)	強度*	遞移	符號	能量 （KeV）	λ(A)
$N_{11}N_{111}$–K	$K\beta_2$	69.089	0.17942	15	N_{1V}–L_{11}	$L\gamma_1$	11.284	1.09858
M_{111}–K	$K\beta_1$	67.236	0.18437	35	N_V–L_{111}	$L\beta_2$	9.961	1.24449
					M_{1V}–L_{11}	$L\beta_1$	9.671	1.28119
L_{111}–K	$K\alpha_1$	59.310	0.20901	100	M_V–L_{111}	$L\alpha_1$	8.396	1.47646
L_{11}–K	$K\alpha_2$	57.972	0.21383	50	M_{1V}–L_{111}	$L\alpha_2$	8.333	1.48762

＊相對強度取自 Compton 及 Allison 二氏的結果（1）。

2－2.2　電子在物質中消失能量的兩種型式－碰撞消失與輻射消失：

　　當電子穿過物質時，以兩種型式——碰撞及輻射——消失其能量（亦即圖 2－9 所示的過程）。此二種碰撞發生的機率取決於電子的能量 E 及物質的原子序 Z。由原子物理知，電子的輻射能量損失率與 $(\frac{z}{m})^2$ 成正比，因此對輻射損失而言，高原子序物質使電子損失能量比低原子序大。此外；由於低原子序物質每克所含電子數比高原子序多，且低原子序物質的所有電子幾乎都可看成自由電子，而高原子序物質束縛的電子較多，外層自由電子較少，因此參與碰撞的電子數，低 Z 物質比高 Z 物質多，故對碰撞損失而言，低原子序物質比高原子序物質大。另外電子能量低時，較易發生碰撞，產生輻射的機率非常微小，可是當電子能量高時，產生輻射的機率漸高，甚至高過碰撞的機率。這可由圖 2－11 獲得更清楚的概念。圖 2－11 是電子在水及鉛中藉碰撞與輻射過程之能量損失率，縱坐標是沿着軌跡每單位行徑長度之能量損失，橫坐標是電子的能量以 Mev 為單位。沿着行徑之長度以 g/cm^2 表之，故沿徑跡每單位長度的能量損失以 $Mev/g/cm^2$ 表之。（g/cm^2 可換算成 cm，例如：厚度為 $1 g/cm^2$ 之鉛，其密度為 $11.3 g/cm^3$，則其厚度相當於 $\frac{1\ g/cm^2}{11.3\ g/cm^3} = 0.0885\ cm$。）。首先我們來看碰撞

損失（ collisional losses ）：

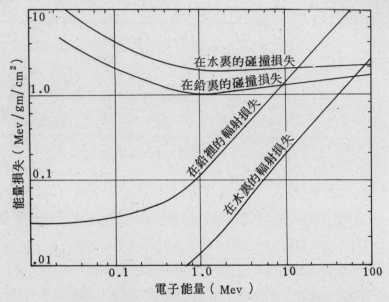

圖 2 - 11　電子在水中及鉛中能量損失（ Mev/ gm/ cm² ）與其能量之函
　　　　　數圖形。碰撞損失已經考慮到極化作用之校正（ 第九章 ），
　　　　　由於水之密度爲 1・0 ，因此其縱座標表示每 cm 或每 gm/ cm²
　　　　　所損失的能量，而鉛之密度是 11,3gm/ cm² ，因此其每 cm 之
　　　　　能量損失是所顯示之值的 11.3 倍。

　　　因着水的平均原子序爲 7.42 （ 見表 4 - 4 ）比鉛82小，故電子
在水裏的碰撞損失比在鉛裏大。無論在水裏或鉛裏，當電子能量小時
，其碰撞損失的速率（ 每單位長度損失的能量 ）很大，電子能量愈高
其損失速率漸小，但在 1 Mev時 達極小値，而後才隨電子能量的增高
而稍微上升。當電子能量爲 0.1 Mev 時，此時在水中的能量消失率爲
4Mev/g/cm² ，因此它將在 0.025 g/cm² 或 0.025 cm 之距失去所有
的能量，因能量損失之速率乘上行程等於開始的能量，即 $0.025 \frac{g}{cm^2}$
$\times 4$Mev/g/cm²=0.1Mev。事實上，因爲電子減速以後，能量以更快
速率消失，所以 0.1Mev 之電子，其行程將小於 0.25 mm 。
　　　在重物質如鉛及鎢之碰撞損失約爲水的一半，因爲在這些物質中

大部分的電子都被原子核所束縛，且每克電子數較少。圖 2—11 的電子行徑係以 g/cm² 來表示，是根據貝瑟—布落克（ Bethe Bloch ）之校正公式，考慮極化影響所得圖形。若電子行徑長度以 cm 表之，則因鉛之密度為水的 11.3 倍，鉛每厘米吸收的電子數應較水為大（ 暫不考慮束縛與自由電子 ），例如 1Mev 之電子在鉛中之能量損失速率是 1.0Mev/g/cm² 或 11.3Mev/cm 而水中則為 1.85Mev/g/cm² 或 1.85Mev/cm，但若考慮到束縛的電子及自由電子，則每厘米鉛中能量損失率應比在水中 6 倍小一點。

輻射損失

在水及鉛中由於輻射碰撞或制動輻射之能量損失率如圖 2—11 所示，因電子經物質每原子的輻射損失正比於物質的原子序平方（ Z² ），故電子在鉛中的輻射損失比在水中大。因圖 2—11 係率涉到 g/cm²，故其每克有多少截面積與 Z 成正比（ 見第四章 ），故在鉛中的輻射損失為在水中的 82／7.42 ≈ 12 倍。在電子能量為 1.0 Mev 時，其比例約為 12 與此近似的計算相符合。碰撞損失在 1.0Mev 時有一極小值，但輻射損失則隨能量的增加而連續增加。在 100 Kev 時，在鉛裏的輻射損失約為碰撞損失的 1 %，在水中則 0.1 %。因此在 100 Kev 以下的電子，其碰撞甚大於輻射，故由碰撞而產生的熱甚大於輻射，所以 1 % 以下產生 X—光，99 % 以上產生熱。但當電子為高能量時，尤其當電子入射於高原子序物質如鎢或鉛時，大部分能量損失以輻射損失的型式失去，只有少許以熱的型式呈現出來。故當管電壓愈高時，產生 X—光的效率愈高，在 20～50Mev 以上時效率趨近於 100 %。其產生 X—光的能量與入射能量 E_k 的比 F 為

$$F \approx 7 \times 10^{-4} \, Z \cdot E_k$$

E_k 以 Mev 為單位，Z 為靶物質的原子序。

2—2、3 X光的角度分布

薄靶的 X 光角度分布

當一能量低之電子束打在非常薄之靶上時，則 X 光方向與入射電

子成直角。圖 2－12（曲線 A）為 Honerjäger 之實驗結果。他用 34 Kev 之電子打在厚度為 200 Å 之鋁箔上所產生的 X 光角度分布情形。 X－光在空間之分布情形可將圖 2－12 之曲線繞着電子束之軸上旋轉而求得。以靶為始點之箭頭的長度，表示在不同方向之相對強度，可令看到與入射電子成 55° 之強度最大。前面的強度很小，後面的強度為 0。當入射電子之能量增加時，曲線 A 之兩葉向前傾斜，也就是所有 X 光向前輻射。曲線 B 及 C 是能量為10及20Mev之電子撞擊在厚度為 0.05 cm 之鎢靶上所產生之輻射角度分布情形。為 schiff 所計算出

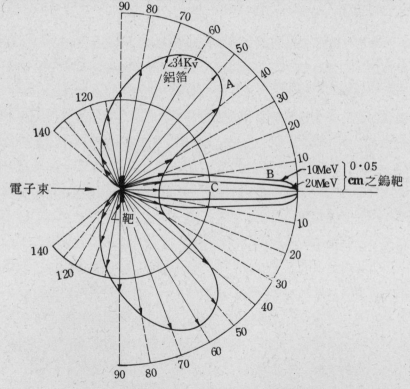

圖 2 - 12　以角度圖形顯示電子束打在一金屬薄片所產生之 x 光強度與角度之變化情形。曲線 A 以 34KeV 之電子束打在一薄鋁箔所產生之分布。結果 B 及 C 以 10 MeV 及 20 MeV 之電子束打在厚度為 0.05 cm 之鎢薄片所產生之分布。

來的理論曲線。這些分布與利用電子加速器所作實驗之結果大體上相符合。我們看20Mev，在5°的強度為0°的一半，所以由最大值到一半強度的總角度為10°。對於50Mev，則其最大值到一半強度的總角度為4°。因在治療上，因發自焦點的射線必須能均勻的分布在15 cm 的圓形照野，因由電子加速器產生之光束嚴重地聚集在前面，使得在治療發生困難，此種困難可用「補償濾器」克服，因此種濾板可使中軸的強度減低，而不影響邊緣處的強度。

厚靶的Ｘ一光角度分布

實際的Ｘ一光管其靶非常厚，足以阻止所有電子並使其產生很大的偏向，因此電子在靶內是沿各方向行走，所以產生Ｘ一光是向各方向發射（圖２－１之虛線）。在向靶後的方向之Ｘ一光被靶所吸收，但在與入射電子方向垂直的方向，如圖２－１所示的有用射柱圓錐，其強度沒多大變化。因此通常診斷及淺部治療，都用厚靶，且採用與電子入射方向垂直的Ｘ一光（甚重到 400KV,仍時常用此方向的Ｘ一光）。至於高能量的，則採用薄靶。

第三章　基礎原子核物理

3－1　放射性──自然放射性與人工放射性

　　十九世紀末葉，歐洲科學家們都很熱烈的從事陰極射線的研究，其中有一位德國科學家侖琴（ Roentgen ）在 1895 年11月 8 日宣佈發現了具有相當穿透能力的 X －射線。後來發現 X －射線能使不導電的氣體變爲導電，即 X －射線能使空氣或氣體產生游離現象。到了1896年法國的科學家貝克奎爾（ Becquerel ）發現自然界的鈾鹽晶體會放出類似 X －光具有穿透能力，使底片感光的射線。居里夫人（ Maric Curie ）於1898年稱這種自然界產生放射線的現象爲放射性（ Radi-oactivity ）。

　　羅瑟福與索迪首先認爲放射現象是由於某一元素自動轉爲另一種元素而產生的。他也的確是第一個用人工把一種原子核轉變成另一個原子核。但到 1934 年居禮夫人和邱立德（ Joliot ）才發現可以誘使穩定的物質變成具有放射性，此現象稱爲“人工放射性”(Artifical radio activity)。雖然壓力、物理狀態等條件均能劇烈地影響化學變化，却不影響放射變化。化學反應是由於原子核外電子的重新排列，而放射現象則爲原子核內的變化。由於原子核內的核粒子（質子與中子）是處在不斷運動的狀態，因而粒子間必然有相互碰撞及能量相

互傳遞的現象發生。若非此等粒子間有強大的吸引力存在，則這些粒子必早已從核子中逃出，隨而導至新核種的形成。在穩定的原子核中，核粒子無法獲得足以逃離原子核所需的能量。但在具有放射性的原子核中，核粒子（ nucleon ）有相當多的機會獲得足夠的能量逃出原子核。一般而言，含有較少核粒子的輕原子較穩定，而大部分含有較多核粒子的重元素則具有放射性。至目前爲止，已發現且被公認*的元素共有103種。原子序從1（氫）到92（鈾）的元素，在自然界中可被發現，但原子序從93到103的元素，則必須經由人工製造而得。所有原子序大於82（鉛）的元素，除了鉍（ $^{209}_{83}B_i$ ）以外，都具有放射性。這些元素經由一系列漫長的蛻變後，終將形成穩定鉛的同位素。自然界中以 ^{238}U ， ^{235}U ， ^{232}Th 爲首的三個不同的放射系列，它們會經過一長系列的衰變直至形成質量數，分別爲206，207，208之穩定的鉛同位素爲止。就放射學的觀點而言，以 ^{238}U 爲首之鈾系最爲重要，因爲在衰變的過程中會有鐳—226產生。（三系列，將在後面幾節略加說明）。人工放射性元素係利用高能加速器（諸如廻旋加速器（ The Cyclotron ），其他加速器（ The Betatron ）范氏加速器等）獲得高能的質子、氘核（ deutron ）、α粒子、伽瑪射線或利用核子反應器以中子撞擊穩定的原子核而產生的。

3－2　原子核的穩定性

3－2、1　同位素圖（核種圖）與穩定性

如果將原子核加以分類，作一同位素圖或核種（ nuclide ）圖，如圖3－1所示，將可得到很多方便。圖中的縱軸是核種的質子數Z，橫軸是核種的中子數N。每一核種在圖中以一小方塊代表。穩定的核種以黑方塊表示，具有放射性的核種以方塊中劃「‧×」表示。出現在同一水平線上的核種爲同位素。圖3－1(a)所示的核種，是週期表中由Z＝1到Z＝49的部分。類似圖3－1(a)更完整的資料圖在原子

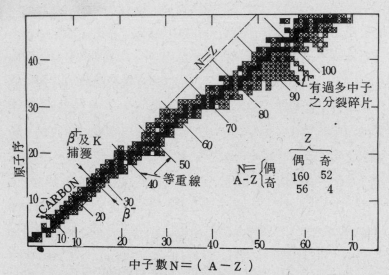

圖 3 - 1a 原子核裡質子與中子的比例。
　　　穩定核種以黑色方塊表之，放射性核種以叉號表之，中子數與
　　質子數相等的原子核在沿著 Z＝N 的線上。同位素沿著水平線
　　，而同重素則在與 N 軸或 Z 軸成 45°的線上。

能委員會那裏可供參考。

　　圖 3 － 1 (a)中有一條 45°的傾斜的虛線，此線即為 N＝Z 的線。
現我們來看穩定同位素，當 Z 很小（Z＜25）時，穩定同位素與 45°
線重合，即 Z 很小時穩定同位素的 N≃Z。關於較重的原子，穩定同
位素的中子數＞質子數，故在 45°線的下方。穩定同位素，原子序由
小至大，其中子數 N 對質子數 Z 的比，從 1.0 增至約 1.8。另外在一
個重核內，如鈾原子核，含有 92 個質子，146 個中子，其質子間會彼
此排斥，因而質子比中子不易被束縛在核中，這就是為何在重核中，
質子數少於中子數的原因（詳情請看後面的原子核模型）。

　　接着我們來看圖 3 － 1 (b)，方塊中有數字的代表穩定同位素，方
塊中打「×」的代表不穩定核種。先看 Z，當 Z 為偶數時，穩定的核
種較多。再看 N，我們發現 N 為偶數時，穩定的核種也較多。茲將穩
定核種的個數與質子數、中子數的奇偶關係列於圖 3 － 1 (a)中的右下

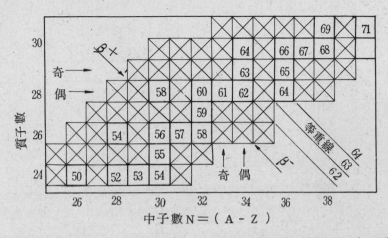

圖 3－1b 圖 3－1a 的部份放大。顯示偶數的 Z 及偶數的 N 時，原子核較穩定。

方（共 264 個穩定核種）。由此我們可知中子數對質子數的結合以偶一偶最穩定，偶一奇，奇一偶次之。奇一奇則最不穩定。

具有相同質量數 A 的核種稱為同量素。它們出現在與 45°線垂直的諸平行線上。不穩定的同位素，若為 β^+ 或 β^- 衰變通常會沿同量線衰變而達穩定同位素為止，其質量數未變。具有放射性的核種，它們會不斷地衰變，直到形成穩定原子核為止。它們可經由許多不同的方式轉變成穩定狀態。這些方式除了 β^+，β^- 外，還有 α 衰變，電子捕獲（Electron Capture），電子轉換（Electron Convertion），同質異態過渡（Isomeric Transition）以及核分裂等等方式。以上每一種我們將在後面的各節依次討論。

3－2、2　束縛能及質量數為 4 的倍數之穩定性：

束縛能（3－3 節會詳細介紹）B 大，並不能代表原子核穩定，乃是核子平均束縛能 B／A（A 為質量數）大的原子核較穩定。例如：$_2^5He$ 的束縛能比 $_2^4He$ 大，但 $_2^5He$ 的核子平均束縛能却比 $_2^4He$ 小，因此 $_2^4He$ 比 $_2^5He$ 穩定。

圖 3－2 是核子平均束縛能對質量數 A 的圖。從曲線上我們可以

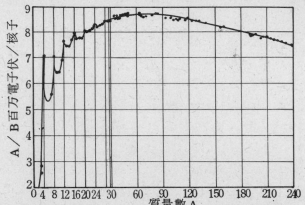

圖 3 － 2　自然界存在的原子與 ^{8}Be 內的核子平均束縛能 MeV／nucl－
eon與質量數的關係。橫座標 A＜30部份是按放大比例劃的。

發現核子平均束縛能 A 小時，隨 A 的增加而增加得甚快，而且每逢質

量數爲 4 的倍數時，都有一個極大值。這表示這些原子核的核子平均

束縛能相當大，也就表示它們相當穩定。這個現象說明了原子核內有

某種構造，在此構造下，核子以某種方式分成一群一群。我們已知道

氫原子核 ${}_{2}^{4}$He 相當穩定，它的 B／A 值7.07 Mev。當一個原子核發生

放射性蛻變時，常見的蛻變型式是放射出一個 α 粒子（重元素更是如

此）。1909年羅瑟福和羅伊德（Royds）證明 α 粒子就是氫的原子核

。當質量數大於30時，核子平均束縛能只有緩慢的變化，而質量數在

50 附近 B／A 幾乎不變，其值約爲 8.6 Mev/nucleon 。當質量數大

於60，B／A 開始緩慢減小，這現象表示較重之原子核內其核子間的

束縛能比輕的（中等）原子核弱，當 B／A 的值小於 α 粒子的束縛能

7Mev 時，這些原子必定天然的放射 α 粒子。我們從圖 3 － 2 可看出

原子核的束縛能及反應能的數量級爲 Mev，要較普通的化學及物理變

化所需要的爲大，所以一般周圍環境（一般的溫度、壓力、物理狀態

等，會劇烈的影響化學變化的條件）不影響原子核變化的事實，對我

們來說就用不着驚奇了。

　　3－2、3　魔數的穩定性（ The Stability of Magic　Number ）

　　所謂魔數，卽 2 ， 8 ， 20，28，50，82，126 。在 1930 年代，

發現當質子數或中子數或二者皆為魔數時，有特別多的穩定核種存在。詳細的說，當 Z 為魔數時，則有特別多的穩定同位素存在；當 N 為魔數時，則有特別多的穩定同中素存在；當 N 和 Z 皆為魔數時，則此核種最穩定。圖 3－3 示出一些重核種的最後中子的束縛能。由圖中可看出當 N 為魔數時，其最後一個中子的束縛能最大。

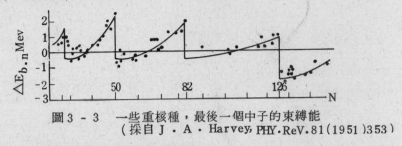

圖 3 － 3 　一些重核種，最後一個中子的束縛能
（採自 J．A．Harvey, PHY.ReV.81(1951)353）

3－3　束縛能（Binding Energy）

仔細的研究原子的質量，我們發現原子核的質量比組成它的質子數與中子數的總質量還少一點。這個結果在討論原子核的穩定性是非常重要的。例如氦，其原子核由二個質子和二個中子所組成，但氦的原子核的質量比二個質子和二個中子的質量總和少 0.03034 a，m，u。若以 ^{16}O 的原子量為16，則由克原子量可求得 a，m，u 的質量，求法如下：

1 mole(6.023×10²³個)氧原子　　　　16克
1 個氧原子　　　　　　　　　　　x 克　　　∴ $x = \dfrac{16}{6.023 \times 10^{23}}$ 克

1 個氧原子有 x 克，其原子量為16。

∴ 1 原子質量單位 a，m，u $= \dfrac{x}{16}$ 克

∴ 1 a，m，u $= \dfrac{16}{6.023 \times 10^{23}} \times \dfrac{x}{16}$ 克 $= 1.66 \times 10^{-24}$克

$$= 1.66 \times 10^{-27} 公斤 \qquad （3－1）$$

由愛因斯坦的質能互變公式 $E = mc^2$，我們可求得 1 a，m，u，等於

多少焦耳，等於多少Mev，其求法如下：

$$E_{a,m,u} = mc^2 = 1.66 \times 10^{-27} Kg \times (3 \times 10^8 m/s)^2$$

$$= 14.94 \times 10^{-11} \text{ joule （焦耳）} = \frac{14.94 \times 10^{-11} \text{ joule}}{1.602 \times 10^{-19} \text{ joul /ev}}$$

$$= 9.3258 \times 10^8 ev = 932.58 \text{ ev}$$

$$\therefore 1 a,m,u = 932.58 Mev$$

這就是說把一原子質量單位轉換成能量時，會釋放出 932.58 Mev 的能量，同時也表示至少要有如此大的能量才能產生一個質子（因一質子質量≈1 a，m，u）。表 3－1 列有某些同位素的原子質量，以a，m，u，為單位，由此表我們可算出電子靜止質量的能量為0.000548×932.58＝0.511Mev。我們現在囘到原來的論題，二個中子與二個質子組成氦原子時，所少掉的質量變為 0.03034×932.58＝28.3Mev 的能量，此能量即為氦原子核的束縛能。以公式表示為：

$$B = [Z \cdot Mp + (A-Z)Mn - Ma] \times 932.58 Mev \qquad (3-3)$$

式中 B 為原子核束縛能，單位為Mev，Z 為原子序卽質子的數目，Mp 為質子質量，（A－Z）為中子數，Mn 為中子質量，Ma 為此元素原子核質量（不包括電子質量，故引用表 3－1 的數據時，應先減掉 Z 個電子的質量才是 Ma ，因表 3－1 所列為原子質量而非原子核質量）B／A 則為核子平均束縛能。

表 3－1　　某些同位素之質量及性質

符 號	元 素	豐　度	半 化 期	活性型式	原子質量
e	電子				0.000548
n	中子				1.008986
p	質子				1.007597
^1_1H	氫	99.985%			1.008145
^2_1H	重氫	0.015%			2.014740
^3_1H	氚		12.25 yr	β^-	3.017005
^3_2He		1.3×10^{-4} %			3.016986
^4_2He	氦的同位素	100%			4.003874
^5_2He			10^{-21} sec	放出中子	5.01389
^6_2He			0.82 sec	β^-	6.02083
$^{10}_6C$			19.1 sec	β^+	10.02024
$^{11}_6C$			20.40 min	β^+	11.014922
$^{12}_6C$	碳的同位素	98.9%			12.003803
$^{13}_6C$		1.11%			13.007478
$^{14}_6C$			5.6×10^3 yr	β^-	14.007687
$^{15}_6C$			2.3 sec	β^-	15.01416
$^{12}_5B$	質量數為12		0.022 sec	β^-	12.018168
$^{12}_6C$	之等重素	98.9%			12.003803
$^{12}_7N$			0.0125 sec	β^+	12.02278
$^{16}_8O$	氧	99.759%			16.00000
$^{32}_{15}P$	質量數為32		14.3 day	β^-	31.98403
$^{32}_{16}S$	之等重素	95.0%			31.98220
$^{90}_{40}Zr$	鋯	51.46%		分裂碎片	89.9328
$^{143}_{60}Nd$	釹	12.14%			142.9541
$^{235}_{92}U$	鈾		7.1×10^8 yr	可分裂的鈾	235.11750

〔例 1 〕：試求 $_{6}^{12}C$ 與 $_{6}^{13}C$ 的各別核子平均束縛能，並決定何者較為穩定。

〔解〕：由表 3－1 知 $_{6}^{12}C$ 原子量 12.003803 a.m.u.

$_{6}^{13}C$ 為 13.007478　故原子核質量為

$$12.003803 - 6 \times 0.000548 = 12.000515$$

$$13.007478 - 6 \times 0.000548 = 13.004190$$

$_{6}^{12}C_{6}$ 之 B/A 為　$\frac{B}{A} = [6 \times 1.007597 + 6 \times 1.008986$

$$- 12.000515] \times 932.58/12$$

$$= 0.098983 \times 932.58/12 = 7.69 \text{ Mev}$$

$_{6}^{13}C_{7}$ 之 B/A 為　$\frac{B}{A} = [6 \times 1.007597 + 7 \times 1.008986$

$$- 13.004190] \times 932.58/13$$

$$= 0.104294 \times 932.58/13 = 7.48 \text{ Mev}$$

按原子核束縛能 $_{6}^{13}C$ 比 $_{6}^{12}C$ 大；核子平均束縛能 $_{6}^{12}C > _{6}^{13}C$ 故 $_{6}^{12}C$ 較穩定。

3－4　原子核力的特性

為了對原子核有更深認識現把所已經知道的核力特性略述於下：

(1)核力為吸引力，但在極短距離時則有斥力。

(2)核力在中子－中子，中子－質子，質子－質子之間的作用力很少差別⇒核力與電荷無關。

這可由鏡像核組（ mirror nuclei ）看出。舉凡質量數相同，質子數與中子數相反的二個原子核均稱為鏡像核組。更詳細的說：有二原子核－甲核與乙核若質量數相同，甲核的質子數 Z 等於乙核的中子數 N 或甲核的中子數等於乙核的質子數，且在一個原子核內 $N - Z = \pm|$，則此二原子核稱為鏡像核組。如 $_{1}^{3}H_{2}$ 與 $_{2}^{3}He_{1}$ ；$_{3}^{7}Li_{4}$ 與 $_{4}^{7}Be_{3}$ ；$_{5}^{11}B_{6}$ 與 $_{6}^{11}C_{5}$ ；$_{7}^{15}N_{8}$ 與 $_{8}^{15}O_{7}$ ；$_{11}^{23}Na_{12}$ 與 $_{12}^{23}Mg_{11}$ ；$_{17}^{35}C_{18}$ 與 $_{18}^{35}A_{17}$ 等。鏡像核組中，有一為穩定，有一為不穩定，不穩定者

會釋放出 β^- 或 β^+ 而達另一穩定原子核。現拿 $^3_1H_2$ 與 $^3_2He_1$ 來看核力的性質。已知 $^3_1H_2$ 的束縛能為 8.48 Mev，$^3_2He_1$ 的束縛能為 7.72 Mev。$^3_2He_1$ 有庫侖斥力，設相距 2 f（1 f = 10^{-15} m），則庫侖斥力的能量為 0.72 Mev。故若單考慮核子間的斥力，則應加上庫侖斥力，才是真正的束縛能。故 $^3_2He_1$ 的核力束縛能應等於 7.72＋0.72＝8.44 Mev，非常接近 $^3_1H_2$ 的束縛能，由此可證明 n－n 與 p－p 之間的束縛能很少有差別，即核力與電荷無關。

(3)核力甚大於庫侖斥力，且力的作用範圍很小，其消失比平方反比的消失更快。

(4)核力只能與鄰近的相作用。

(5)核力有飽和現象存在，4 個核子群形成特別穩定結構。

(6)核子有形成滿殼的趨勢。1940年發現當質子數或中子數或二者皆為魔數中的一個數目時，最穩定。

(7)核力除了形成 4 個飽和的趨向外，另外具有形成對偶（、Pairing）的趨向。

(8)原子核有形成球形的趨向。

(9)原子核顯示出具有不可壓縮性。這可從其半徑 $r = r_0 A^{\frac{1}{3}}$ 看出。換另一種說法，原子核物質的密度為常數。

(10)原子核的電荷會形成下列三種情況分佈：

　　(a)均勻分佈於整個原子核。

　　(b)不均勻分佈時，會有電偶極或磁偶極產生。

　　(c)也有形成電四極的分佈，其圖形如圖

　　　　3－3 所示，由拉塞福的散射實驗知

　　　　電四極很微弱。事實上電四極是存在

　　　　的且已被測出來，可用來解釋原子和

　　　　分子光譜中的高精細結構（ hyper-

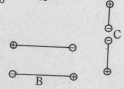

圖3－4　（A）電偶極
（B）或（C）電四極

fine structure）。

(11)中子－中子聚集在一起的可能性，可由中子星的存在獲得解釋。

3－5　核力的起源

原子核內的核子到底是靠着什麼力量緊緊的束縛在一起呢？在 1937 年日本物理學家湯川秀樹（ H、Yukawa ）提出了理論，謂：核子間的引力乃是由於彼此之間，交換尚未被偵測出來的粒子(指1937年時）所致。正如分子的共價鍵，兩個原子核交換或共用電子一樣。此種共用或交換的行為只能在二者之間，導至一種較低的能態。湯川秀樹還預言此粒子的質量介於電子及質子之間。

1947 年，發現 π －介子（ π －meson , pion ），π －介子有三種 π°, $\pi^{\pm}$, $\pi^{\pm}$ 質量為 139.58 Mev（以Mev表示質量），中性的 π° 質量為 134.97 Mev，（ 質子為 938.26 Mev，中子為 939.55 Mev，電子為 0.511Mev）正有湯氏所預言交換粒子的性質，故應該是湯氏所說的尚未偵測出來的粒子。其交換過程為

$$P \rightleftharpoons n+\pi^+ \quad n \rightleftharpoons p+\pi^- \quad p \rightleftharpoons p+\pi^\circ \quad n \rightleftharpoons n+\pi^\circ$$

現有一問題，上列式子都違反了能量不滅定律。以第一式而言，左＝ m_P ＝938.26Mev。右＝ $m_n + m_{\pi^+}$ ＝939.55＋139.58＝1079.13Mev 。左 $\neq$ 右。事實上，此種違反，只持續極短的時間，可用測不準原理來解釋：我們知測不準原理有一式子為

$$\triangle p、\triangle x \simeq \hbar \quad 或 \triangle E、\triangle t \simeq \hbar \qquad （3－3）$$

即能量的誤差與時間的誤差，再準確，其乘積只等於 $\hbar$ ，不可能比 $\hbar$ 小。（ $\triangle p$ 與 $\triangle x$ 亦同理）。應用到本論題，$\triangle E$ 代表 π －介子的質量 ，$\triangle t$ 則為核子發射 π －介子至另一核子而被捕獲所需的時間。設發射 π －介子的速度為光速，核力的範圍為 1.5×10^{-13} cm ，則

$$\triangle t = \frac{1.5 \times 10^{-13} cm}{3 \times 10^{10} cm/s} = 0.5 \times 10^{-23} s .$$

$$\triangle E = \frac{\hbar}{\triangle t} = \frac{6.63 \times 10^{-34} \text{ joul-s}}{2 \times 3.14 \times 0.5 \times 10^{-23} \text{ s}}$$

$$= \frac{6.63 \times 10^{-34} \text{ Mev}}{1.6 \times 10^{-13} \times 2 \times 3.14 \times 0.5 \times 10^{-23}}$$

$$= 132 \text{ Mev} \simeq 139.58 \text{ Mev}.$$

令人驚奇的，此值接近於 π —介子的質量，由是可得到解釋。

至 1939 年曾發現次核子粒子（ Sub-nuclear particle ） μ —介子（ μ — meson ）其質量爲 105.66 Mev 爲電子的 206.6倍。起先大家以爲是湯氏所預言的粒子，但因其穿透原子核強，故不是湯氏所預言者。

3－6　原子核模型

雖然原子核的一些性質已經知道，但直到目前爲止，仍未完全了解，因此有許多的原子核模型產生。這些原子核模型都能解釋原子核的某些性質，但却不能解釋全部的性質，現只列出四個較重要且較被採納的模型作爲參考：

3－6、1　液滴模型：

1916 年丹麥物理學家波爾（ Niels Bohr ）與美國年輕物理學家惠勒（ John Â. wheeler ）以原子核與一小液滴相似的情形來解釋核分裂的現象。其模型謂：液滴的表面張力，有使液滴形成球體的趨勢。如果液滴獲額外的能量，則會使其中的核發生運動而引起球體變形，結果液滴因發生振動而在球狀與非球狀之間變化。如果外來激發很大時，液滴因振動而產生的變形也很大，使液滴表面張力無法負荷一液滴即分裂爲二。同理原子核在庫侖斥力與原子核吸力互相消長的情形下作球體與非球體的振動，如果拒斥力增大，最大變形的可能率也增加，分裂的可能率也增加。低於 $^{232}_{90}$Th 的原子核庫侖斥力很低，如果沒有外來的激發能，只靠原子核本身的振動而造成自發核分裂的機

會實在很小。但當 Z^2/A 值增加時，分裂的機會增加。（因由庫侖所引

起的位能 Ec 正比於 $\dfrac{Z(Z-1)}{r}$ $\alpha \dfrac{Z(Z-1)}{A^{\frac{1}{3}}}$ ，而表面張力的能量隨

表面積增大而增大，即 Es 正比於 $4\pi r^2 \alpha A^{\frac{2}{3}}$。故原子核的不穩定性

$=\dfrac{庫侖斥力位能}{表面張力能}=\dfrac{Z(Z-1)}{A^{\frac{1}{3}} A^{\frac{2}{3}}}$ 當 Z 增大時 $Z-1 \approx Z$，故不穩定性

隨 Z^2/A 而增大 ）。

　　原子核除了很小 A 以外，核裏的密度接近相同，且束縛能正比於

原子核質量（質量數），此二點特性，很像不可壓縮的液滴。因所有

液滴裏面的密度一樣，而蒸發液滴的熱正比於液滴的質量。

　　另外液滴模型也提出一種計算原子核質量的半經驗公式（semi-

-empire mass formula)其式為：

$$M_{z,A}=1.008142\,Z+1.00892\,(A-Z)-a_1A+a_2A^{\frac{2}{3}}+$$
$$a_3Z^2A^{-\frac{1}{3}}+a_4\left(Z-\frac{A}{2}\right)^2A^{-1}+\binom{-1}{0\atop+1}a_5A^{-\frac{1}{2}}. \qquad (3-4)$$

式中第一項為質子質量乘原子序。第二項為中子質量乘中子數。第三

項則考慮到束縛能。第四項則說明表面張力的因子。第五項是庫侖斥

力位能對質量的影響。第六項則表示原子核有趨向中子數＝質子數的

趨勢。第七項中，當中子數與質子數均為偶數時取 -1 值，奇一偶或

偶一奇時取 0 值，二者皆為奇數時取 $+1$ 值。式中的 $a_1=0.01692$，

$a_2=0.01912$ ，$a_3=0.000763$ ，$a_4=0.10178$，$a_5=0.012$。

以此公式計算穩定原子核的質量，除了 A 很小外，與實際所量的有很

好的吻合，其誤差在千分之一 a.m.u.。

　　液滴模型可用來解釋自發核分裂，原子核為球形，原子核內部密

度為常數、原子核質量、束縛能、α^- 衰變，β^- 衰變，核反應截面

積等。

　　3—6、2 費米氣體原子核模型（ Fermi Gas Model ）

　　謂：中子和質子在原子核大小的範圍內及吸力位能下運動，因受

吸力位能的限制，故在位能井內的能階不是連續的。因此當原子核在基態（Ground State）時，核子以使總能量達最低，且不違反不相容原理下，填在能階上，直填到費米能階為止。因中子，質子被視為費米粒子（Fermi Particle）（自旋量子數為 $\frac{1}{2}$ ），且是填在能階上，（費米粒子遵守不相容原理）故可用來解釋為何在基態時原子核沒有碰撞產生即核子的運動係獨立運動（independent），亦可用來解釋核子在基態時，是實位能。又因質子與中子是在相同的原子核能階上運動，故對於一A而言，當 N＝Z 時總能最小，即有趨向 Z＝N 才穩定的趨勢。另外費米模型還指出原子核有一種成對的趨勢（Pairing energy），即當中子與中子，或質子與質子成對時，會使原子核的能量降低，即核子的束縛能增加，此點可用來解釋為何穩定同位素中，Z 為偶數，或 N 為偶數時較多。再者因質子之間有庫侖斥力存在，故質子的能階應較中子者為高，而二者的高能能階應該一樣，如圖 3－5 所示。這就是為何原子核就一般而言 N＞Z 。

3－6、3 殼層模型（Shell Model）

1949 年梅爾（Mayer）和詹遜（Jensen）分別獨自提出一種成功的殼層模型，他們由於費米氣體模型，故大膽假設核子之間的碰撞是可忽略的。他們假設有 N 個中子，在位能井裏，若原子核是在基態，則中子填滿能階直到費米能階（Fermi level）中子之間的碰撞，頂多引起二粒子互相對調位置。只有在費米能階附近的中子的碰撞，才會使原子核成激發態。此種可忽略的碰撞在 1951 年被一些人（如：Foshback，Poter，Weisskopf，Saxon）所從事的研究獲得進一步的證實。這些人顯示原子核的位能為複數位能，其虛數部份代表粒子碰撞的衰減，而實數部份的位能則代表在很短距離內就衰減很快的位能。

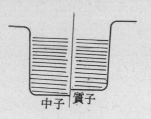

中子｜質子

圖 3－5　中子、質子的能階圖

殼層模型成功的點在於能圓滿解釋 1930 年所發現的魔數一行表示當位能爲簡階振盪子的位能（ harmonic oscillator potential ）

（如圖 3 — 6 (a) 中之 3 所示）。核子的能階爲等距離能階，E＝〔 2(n—1)+ℓ 〕hw。若考慮到原子核位能爲圓角方形井位能（ Rounded square well potential

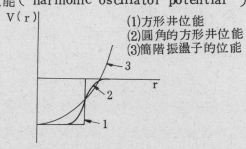

(1)方形井位能
(2)圓角的方形井位能
(3)簡階振盪子的位能

圖 3 — 6 (a) 殼層模型所用到的可能位能。

）則能階分裂成第二行所示的能階，此時只能解釋 2 ，8 ，20 三個魔數。梅爾及詹遜同時提出原子核有"S"L̈耦合（ coupling ）其耦合力甚強，約爲電子的20倍，此時能階再分裂成第三行所示的能階。很圓滿的解釋原子核在魔數時最穩定。因這時的殼層已填滿，呈球形對稱，其自旋爲零（ $i=0$ ）。第三行中的記號如〔 126 〕的 $3P_{1/2}$ 的記號與電子的略有不同。3 不再代表主量子數 n ，（因在原子核中 n 並不重要）而是代表 $n=ℓ+\nu$ 中的 ν（徑向量子數　radial quantum number ）。P 代表軌道量子數 $ℓ=1$ 。$\frac{1}{2}$ 代表總角動量 $j=ℓ\pm S$ $=1-\frac{1}{2}=\frac{1}{2}$ 。故 $3P_{1/2}$ 代表 n＝4 ，$\nu=3$ ，$ℓ=1$ ，$j=\frac{1}{2}$ 。

殼層模型除了圓滿解釋魔數外，還很成功地解釋幾乎所有穩定核種的自旋。當 N 和 Z 皆爲魔數，則核子填滿殼層，其自旋 $i=0$ 。當核子數爲魔數，多一個粒子或少一個粒子時，魔數個粒子形成球形核心。而這多出或少出的一個核子的自旋就單獨地決定此原子核的自旋。例如：^{113}In ，Z＝49，N＝64，N 爲偶數 ，$i=0$ ，質子數爲魔數少掉一個49，故第49個質子應居於 $1g_{9/2}$ ，其自旋應爲 $\frac{9}{2}$ 。正是實驗上所測得的值。雖然殼層模型很成功地解釋魔數及原子核自旋，但對於 82 到 126＝魔數間的稀土元素，具有較明顯的電四極就不能解釋了。雖然可解釋其磁矩的性質，但大小却與所測的相差甚大。

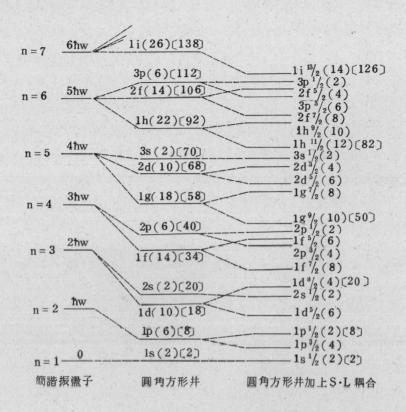

圖3－6(b) 殼層模型典型的能階圖，小括弧內的數字代表佔有
　　　　的核子數，中括弧內的數字代表累積總核子數。

3－6、4　集合模型（ Collective Model ）

　　集合模型係把兩個完全不一樣的模型（液滴與殼層）的一些性質
合在一起的模型，由小波爾（ A. Bohr , Niel Bohr 的兒子）與莫迪
深（ Mottelson ）提出。其模型謂：所有核子獨立的在非球形對稱的
實位能下作運動。填滿殼層的原子核（即具有魔數的原子核）其位能
為球形對稱，其自旋 $i = 0$。但在核子數82到126之間有稀土元素（
rare-earth）存在，這些原子核有許多的核子是在填滿殼層以外的。

原子核的位能之所以會變形（ deformation ）乃是由於這些滿殼外的核子的集合行動（ collective motion ）所致。（這是殼層模型所不能解釋的）。現考慮一個奇數質量數A ，則我們可指定（ define ）核心是包含偶數個中子與偶數個質子，而有一個核子在核心外。就殼層模型而言，原子核的性質完全由此單個核子決定。集合模型則不然，此單個核子會引起核心變形，好像月亮使地球有潮汐現象一樣，這種變形使核心在某些範圍內，分擔此單個核子的性質。此種核心集合運動的有分於軌道角動量可圓滿解釋殼層模型所不能解釋的磁矩。

關於電四極，在魔數82～126 之間的稀土元素特別顯著。電四極的表示法爲：

$$Q = \int \rho(x, y, z)[3z^2 - (x^2 + y^2 + z^2)]dz$$
$$= z[3\overline{z^2} - (\overline{x^2} + \overline{y^2} + \overline{z^2})] \qquad (3-5)$$

$\rho(x, y, z)$ 爲每單位質子電荷的原子電荷密度。

(i) 若 ρ 爲球形對稱，則 $Q = 0$ ，此即魔數原子核，其 Q 確實爲零。

(ii) 若 $\rho(x, y, z)$ 不爲球形對稱，則必有一軸（設爲 z 軸）存在，使原子核繞之而進動（ precession ）。

(iii) 若 $\rho(x, y, z)$ 在 z 軸方向延伸，（即質子數＜魔數）則在 x－y 平面少一個質子，結果 z 軸拉長，$Q > 0$ 。

若 ρ 在 z 軸方向呈平躺（即質子數＞魔數）多出之質子數會在 x－y 平面把核子在 x－y 平面方向拉長。$Q < 0$ 。

確確實實的解釋了稀土元素的電四極，此乃殼層模型所不能解釋的。

3－7 指數衰變

3－7、1 半衰期：

一個放射源，其具有放射性的原子衰減至一半所需的時間稱爲半衰期（ half life ）以 Th 表示。例如 198 Au 放射源，剛開始時含有100×10⁶個原子，其半衰期爲2.7天，則經過 2.7 天後，將剩下50

×10⁶ 個原子，5.4 天後剩下 25×10⁶個原子，8.1 天後僅剩下12.5
×10⁶ 個原子。如以圖表示其衰減情形則如圖3－7(a)所示。圖中的
衰變曲線叫做指數曲線。這種曲線可用來描述自然界裏的很多現象，
如光經過對它有吸收性的障礙物所產生的衰減，在化學治療劑或輻射
作用下細胞的死亡等。

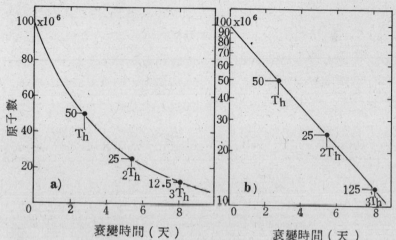

圖3－7　圖示 ¹⁹⁸ AU 之指數衰變情形，其半化期爲 2.70 天，而射
源在開始時原子的個數爲 10⁸。左圖是直線座標，右圖則是半對數座標。
3－7、2　半對數座標：

　　因指數衰變曲線在放射性場內常用到，故通常都劃在一個半對數
座標上，指數曲線便形成直線，如圖3－7(b)所示。這可由底下的推
導而得：放射源的放射性原子數與時間的關係式爲$N = N_o \cdot e^{-\lambda t}$（見
本節之(4)所示）No爲 t＝0 時之原子數爲常數。兩邊取對數得 $\ell n\ N$
$= \ell n No - \lambda t$換算成以 10爲底的對數得$\log N = \log No - 0.4343\ \lambda t$。
由此式我們可以看出$\log N$ 與時間 t 成負比（斜率爲負的正比）。故
若以 $\log N$ 爲縱軸，以時間爲橫軸，則原來爲指數衰減的曲線變成斜
率爲負的直線。如圖3－7(b)所示。(b)圖乃將(a)圖中同樣的數據畫在
半對數座標紙上。注意：在(b)圖中縱坐標的刻度不是線性，刻度10到
20 的距離比20到30的距離大。若用尺來量卽可證明圖中從 100 到50

的距離完全等於50到25的距離。其刻度的實際長度乃是這樣：10到20 的實際距離為 $\log 20 - \log 10 = \log 2 = 0.3010$ 單位長，10 到 30 為 $\log 30 - \log 10 = \log 3 = 0.4771$ 單位長，……10到90為 $\log 90 - \log 10 = \log 9 = 0.9542$ 單位長，10到100為 $\log 100 - \log 10 = 1$ 單位長。這種橫軸（或縱軸）的刻度為線性，縱軸（或橫軸）的刻度呈對數關係的坐標叫做半對數坐標。如果將(a)中的衰變情形改畫在半對數坐標紙上時，若半衰期以 Th 代表，則只要找出（Th, 50%）（2Th, 25%）兩點，再以直線連結即可。半對數坐標紙，大抵分成三種，單循環，雙循環，三循環等三種。在單循環裏，有從100到 10 的（100，90，80，……20，10），有從10到1的（10，9，8，…2，1），有從1000 到 100的（1000，900，800，…，200，100）。在雙循環裏，有從1000 到10的（1000，900，…，100，90，80，…，10），有從100到1的（100，90，80，…，20，10，9，8，…，2，1），有從10到0.1的（10，9，8，…，2，1，0.9，0.8，…，0.1）。在三循環裏，有從1000 到1的（1000，900，…，100，90，80，…，10，9，8，…，2，1），有從100到0.1的（100，90，80，…，10，9，8，…，2，1，0.9，0.8，…，0.2，0.1）。

3—7、3 任意時刻的放射性原子數（半衰期表示法）：

放射性原子的數目，隨時間而變化，可用數學式來表式：設開始時，放射性原子的個數為 No，半衰期為 Th，則經 t 時間後，所剩的放射性原子數為N，則

$$N = No(\frac{1}{2})^{t/Th} \qquad\qquad （3-6）$$

當 t=Th 時 $N=No(\frac{1}{2})$，$t=2T_h$ 時 $N=No(\frac{1}{2})^2 = \frac{No}{4}$，與事實相合。故當 t＝k 倍半衰期，則剩下的放射性原子為原來的 $(\frac{1}{2})^k$。

〔例2〕：設放射性源金－198，開始時有 10^8 個原子，試計算7 天後金－198（^{198}Au）的原子數。（已知Th＝2.7天）

（解）：$N = N_o(\frac{1}{2})^{t/Th} = 10^8 \times (\frac{1}{2})^{7/2.7} = 10^8 (\frac{1}{2})^{2.59}$

由附錄 A－2 表，可知 $2^{2.59} = 2^2 \times 2^{0.59} = 4 \times 1.505 = 6.03$

$\therefore N = 10^8 \times \frac{1}{6.03} = 1.66 \times 10^7$ 個原子。

(4)變換常數（ transformation constant ）λ：

我們已看到，指數衰變的問題可用半衰期的觀念來處理，接着我們要指出它亦可用衰變常數的觀念來描述。從上面的討論我們知道經過一個半衰期後，放射性原子減至原來的一半。若原來的原子數多，，衰變的個數就多，故衰變的原子數 $\triangle N$ 與任何時刻的原子數 N 成正比。當時間愈長，衰變的原子數也愈多。故知 $\triangle N$ 與時間 $\triangle t$ 成正比

$$\therefore \quad \triangle N = -\lambda \cdot N \cdot \triangle t \quad \text{or} \quad \lambda = -\frac{\triangle N}{N} \cdot \frac{1}{\triangle t} \quad （3-7）$$

式中 λ 稱為轉換常數（或衰變常數），其意為單位時間內所衰變的原子數比。λ 愈大，單位時間衰變原子數比愈大，即衰變愈快。式中的負號表示隨時間增原子數會減少。當 $\triangle t$ 甚短時，$\triangle t \rightarrow dt$ ，則（ 3－7 ）式可改寫為

$$dN = -\lambda \cdot N \cdot dt$$

兩邊積分 $\quad \int_{N_o}^{N} \frac{dN}{N} = -\int_o^t \lambda \cdot dt$

$$[ln\, N]_{N_o}^{N} = -[\lambda t]_o^t \quad\quad ln\frac{N}{N_o} = -\lambda t$$

$$\therefore \frac{N}{N_o} = e^{-\lambda t} \Rightarrow \quad N = N_o \cdot e^{-\lambda t} \quad\quad （3-8）$$

式中的 N 為在時間 t 時，未衰變具有放射性的原子數，而不是已衰變的原子數。

3－7、5 半衰期與衰變常數的關係：

當 $t = Th$ 時，$N = \frac{N_o}{2}$ 代入（ 3－8 ）式

$$\frac{No}{2} = No \cdot e^{-\lambda Th}$$

由 $e^{-x} = 0.5$ ， $x = 0.693$ 　得知　 $\lambda \cdot Th = 0.693$ 　（3－9）

〔例 3 〕：設 ^{198}Au 開始時的原子數目為 10^8 ， $Th = 2.7$ 天，試求 ①轉換常數②一天內有多少個 ^{198}Au 原子會發生衰變 。

〔解〕：①由 $\lambda \cdot Th = 0.693$ 　得 $\lambda = \frac{0.693}{Th} = \frac{0.693}{2.7}$ 　天$^{-1}$

$$= 0.255 （天^{-1}）$$

②一天內未發生衰變的原子數為

$$N = No \cdot e^{-\lambda t} = 10^8 \times e^{-0.255 \times 1} = 10^8 \times 0.775$$

故一天之內會衰變 $10^8 - 0.775 \times 10^8 = 2.25 \times 10^7$ 個原子 。

除了半衰期外，在很多場合，我們也常用「什一衰期」，或稱十分之一衰期「 $T_{1/10}$ 」即剩下未衰變的原子數為原來之十分之一所需的時間。由　 $N = No \cdot (\frac{1}{2})^{t/Th}$.

當 $t = T_{1/10}$ 剩下未衰變的原子數為原來的 $\frac{1}{10}$ ，即

$$\frac{No}{10} = No \cdot (\frac{1}{2})^{T_{1/10}/Th}$$

兩邊取 $\log$ 　　 $\log \frac{1}{10} = \frac{T_{1/10}}{Th} \log \frac{1}{2}$

$$\therefore T_{1/10} = T_h \times \frac{-\log^{10}}{-\log^2} = \frac{1}{0.3010} T_h \simeq 3.32 T_h$$

3－7、6　放射性：（ activity ）：

理論上，可計算具有放射性的原子數目，但實際上所能測的只有其放射性的強弱。故放射性的觀念相當重要。放射性的定義為

$$A = N \cdot \lambda = N \cdot \frac{\triangle N}{N} \cdot \frac{1}{\triangle t} = \frac{\triangle N}{\triangle t} \quad （3－10）$$

即單位時間衰變的原子數。其與衰變常數不同點，一個是衰變的原子

數比，一個是衰變的原子數。當 t＝0時 N＝No

故 $\qquad$ Ao＝No・λ $\qquad$（3－10a）

當 t＝t 時 $\qquad$ A＝N・λ＝No・$e^{-\lambda t}$・λ＝Ao $e^{-\lambda t}$

故放射性也有與放射性原子相類似的公式

$$A = Ao\ e^{-\lambda t} \quad \text{或} \quad A = Ao\left(\frac{1}{2}\right)^{t/m} \quad （3-10b）$$

換言之，放射性亦呈指數衰減，其在半對坐標中亦呈斜率，爲負的直線。放射性的單位，有許多種表示法，如衰變／秒，衰變／分，衰變／時等。另有一重要，常用的單位「居里」（Curie 簡寫Ci）其定義爲

$\qquad$ 1 居 里（1 Ci）＝3.7×10^{10} 衰變／秒 (dis/s) dis:

$\qquad$ 1毫居里（1mCi）＝3.7×10^{7} 衰變／秒 (dis/s) disintegration

$\qquad$ 1微居里（1μCi）＝3.7×10^{4} 衰變／秒 (dis/s) 蛻變，衰變

這單位是因居里夫人而命名的，原先它是指1克的鐳每秒內所發生的衰變數目，雖然她的實驗在經過更精確的測量後發現1克的鐳，其衰變率並非恰是 3.7×10^{10} 衰變／秒。但國際上仍一致同意定義爲1居里等於 3.7×10^{10} 衰變／秒。「居里」可用來描述任何放射性同位素的放射性。在診斷過程中（核子醫學）常用的放射性爲毫居里，在遠隔治療（teletherapy）中則往往高到幾千居里。

〔例4〕：已知 ^{131}I 的放射性爲1.8 mCi，其Th＝3.83天，試求①其具有放射性的原子個數②1.8 mCi的 ^{131}I 重若干克？

（解）：①由A＝Nλ 得N＝$\dfrac{A}{\lambda}=\dfrac{1.8 \times 3.7 \times 10^{7}}{\dfrac{0.693}{\text{Th}}}$

$$= \frac{1.8 \times 3.7 \times 10^{7} \times 3.83 \times 24 \times 60 \times 60}{0.693}$$

$$= 3.18 \times 10^{13} \text{ 個原子}$$

②由克原子量

$\qquad$ 6.023×10^{23} 個 ^{131}I $\qquad$ 131 克

$$3.18 \times 10^{13} \text{ 個 } ^{131}\text{I} \qquad \text{x 克}$$

$$\therefore x = \frac{131 \times 3.18 \times 10^{13}}{6.023 \times 10^{23}} = 69.16 \times 10^{-10} \text{克}$$

$$= 6.9 \times 10^{-9} \text{克}$$

放射性比度（Specific Activity S.A.）

放射性物質之質量或體積與其放射性間之關係稱爲放射性比度（specific activity S.A.）。放射性比度的單位爲單位體積或質量之居里數（Ci/g 或 Ci/c.c.）。放射性比度有兩種用法，一種是放射性同位素製造時，用放射性比度來表示其放射性化的程度。例如：有 m 克的 ^{59}Co 在原子爐裏照射，經過一段時間後，有一些 Co－59 原子轉變成 Co－60，而具有 S 居里的放射性，則其放射性比度爲 S／m Ci／g。更詳細的請看 3－18 節。放射性比度的另一種用法，也就是我們目前所欲探討的，就是無任何同種同位素與之相混之單純放射性同位素，其放射性比度計算如下：

若衰變常數 λ 以秒 $^{-1}$ 爲單位，則其放射性 A 爲

$$A = N \cdot \lambda \qquad \text{蛻變／秒}$$

若欲計算之同位素重 1 克，現求 N

$$6.023 \times 10^{23} \text{個原子} \qquad \text{Ao 克（Ao 爲原子量）}$$

$$N \qquad\qquad 1 \text{ 克}$$

$$\therefore N = \frac{6.023 \times 10^{23}}{\text{Ao}} \qquad \text{個原子}$$

1 克的同位素其放射性爲 A 蛻變／秒，故其放射比度爲放射性比度（S.A.）$= \dfrac{A}{3.7 \times 10^{10}}$ Ci/g $= \dfrac{N \cdot \lambda}{3.7 \times 10^{10}}$ Ci/g

$$= \frac{6.023 \times 10^{23} \times \lambda}{\text{Ao} \times 3.7 \times 10^{10}} \text{ Ci/g}$$

即放射性比度(S.A.)$= 1.63 \times 10^{13} \dfrac{\lambda}{Ao}$ Ci/g（λ以秒爲單位）（3—11）

若用半衰期表示，則

$$S.A. = \frac{6.023 \times 10^{23}}{Ao} \times \frac{0.693}{Th} = \frac{1.13 \times 10^{13}}{Ao \cdot Th} \text{ Ci/g}$$

（ Th 以秒爲單位 ）　　　　　　　　　（ 3—11 a ）

鐳—226 的放射性比度爲 1 Ci/g(即 1 克鐳，表示其放射性爲 1 居里)。因此任一放射性單純同位素可與之比較，即

$$\frac{X \text{ Ci/g}}{1 \text{ Ci/g}} = \frac{1.13 \times 10^{13}/A_x T_x}{1.13 \times 10^{13}/A_{Ra} T_{Ra}}$$

$$\therefore \quad S \cdot A_x = \frac{A_{Ra} \times T_{Ra}}{A_x \times T_x} \text{ Ci/g} \qquad （3—11 b）$$

（3—11）至（ 3—11 b ）均可用，視情形而選用之。

〔例 5 〕：已知 ^{14}C 及 ^{35}S 之半衰期各爲 5600 年，及 87 天試計算 ^{14}C 及 ^{35}S 之放射性比度。

（解）： ^{14}C

$$S.A. = \frac{A_{Ra} \cdot T_{Ra}}{A_x \cdot T_x} = \frac{226 \times 1622}{14 \times 5600} = 4.68 \text{ Ci/g}$$

^{35}S

$$S.A. = \frac{1.13 \times 10^{13}}{35 \times 87 \times 24 \times 60 \times 60} = 4.29 \times 10^4 \text{ Ci/g}$$

3—7、7　某些常用同位素的指數衰變：

同位數的半衰期，有的短到 4 分之幾秒，有的長到幾百萬年，若將之畫於半對數坐標紙上，可得斜率不同的直線。圖 3—8 畫出一些常用的同位素有 ^{24}Na， ^{198}Au， ^{222}Rn， ^{131}I， ^{32}P， ^{60}Co 等的衰變圖，由圖一看便知何者衰變較快，何者較慢。

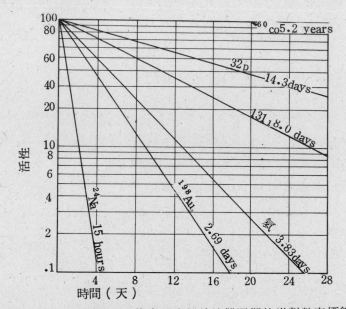

圖 3 - 8　一些常用同位素的衰變繪於雙週期的半對數座標紙上。

3－7、8　輻射平均壽命（Average Life or Mean Life）Ta 與 已射輻射（Emitted Radiation）

在醫療上常會用到已射輻射量，而已射輻射的計算則必須藉助於放射性的平均壽命。平均壽命的意思乃是「一放射源」，若其放射性不衰減，則全部原子衰變完所需的時間稱爲平均壽命以 Ta 表示。依此定義則　　Ta・Ao＝No　　　　　　　（3 − 11）

其與半衰期的關係爲

$$Ta = \frac{No}{Ao} = \frac{No}{No \cdot \lambda} = \frac{1}{\lambda} = \frac{Th}{0.693} = 1.44Th \quad (3-11\,a)$$

若以圖來表示，則在 A － t 圖中，指數衰變曲線下的面積爲 No ，應該等於長度爲 Ta ，高爲 Ao 的長方形面積。如圖 3 － 9 所示。

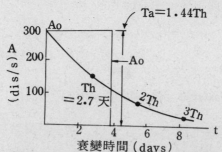

圖 3 - 9　平均衰期與半衰期的關係。

已射輻射總量（Total Emitted Radiation）：

在作劑量測定之計算時，常常需要知道病人體中放射源的衰變數量。許多年來「衰變數量」一直被看成「已射劑量」（The Emitted dose）的單位，但現在劑量一詞已有了精確的定義，我們將用「已射輻射量」取代之。已射輻射量可以用衰變數量的多寡表示之，或用任意放射性單位乘以時間表示之。一般常用的單位為毫居里小時（ m Ci‐hr）或毫克一小時（ mg‐hr ）後者是在測定鐳錠時所常用的。

〔例6〕：起初放射性為18毫居里的氡放射源（Th：3.83 天）永遠崁在病人體內作醫療之用，試求其總輻射量。

（解）：$No = Ta \cdot Ao = 1.44\,Th \cdot Ao = 1.44 \times 3.83 \times 1.8$ 毫居里一天

$$= 1.44 \times 3.83 \times 1.8 \times 3.7 \times 10^7 \times 24 \times 60 \times 60$$

$$= 3.18 \times 10^{13} \quad 衰變 。$$

〔例7〕：如上題中，放射源僅放在病人體內三天，求已射輻射量為若干？

（解）：已射輻射量 $= Ao \cdot Ta - A \cdot Ta$

A 為三天後的放射性

$$\therefore A = Ao : \left(\frac{1}{2}\right)^{t/Th} = 1.8 \times \left(\frac{1}{2}\right)^{3/3.83}$$

$$= 1.8\left(\frac{1}{2}\right)^{0.783} = \frac{1.8}{1.682 \times 1.021} = 1.05 \text{ mCi}$$

$$\therefore \text{已射輻射量} = Ao \cdot Ta - A \cdot Ta$$
$$= (Ao - A) \times 1.44 \times Th$$
$$= 0.75 \times 1.44 \times 3.83 = 4.13 \text{ m Ci} - \text{day}$$

3－8　α—衰變(Alpha—disintegration)

α衰變主要發生在不穩定的重原子核。α—衰變過程中所射出的α粒子實爲氦原子核 $_2^4He^{++}$。故衰變後重核的原子序與中子數都減少了2。在類似圖3—1(b)中，α衰變將使原來的重核轉變成向左、下方各移兩格的方格中所代表的核種。鐳是一個典型的α發射體，其衰變的反應爲：

$$_{88}^{226}Ra \xrightarrow{1622年} {}_{86}^{222}Rn + {}_2^4He$$

4.79 Mev（98.8％）

4.61 Mev＋0.18 Mev（r—ray）（1.2％）

其衰變圖如圖 3—10所示。其中98.8 ％會直接放出能量爲4.79 Mev而衰變成氡。有1.2％會放出4.16 Mev 的α粒子，而後再放出0.18 Mev 的γ—射線而達氡—222。α粒子撞擊在螢光幕（Zn S）上，可以產生肉眼就可觀察到的可見光。事實上拉塞福的早期研究工作都是根據這個

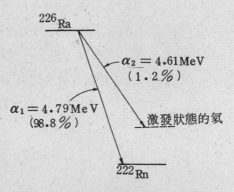

圖3-10　鐳之能階圖及其衰變爲氡之兩種方式。

原理而用肉眼來偵測α粒子。錶面上發光的針面便含有會發射α粒子的物質以及會發螢光的物質。

天然放射性元素所放射的α粒子，其速率約爲光速的 $\frac{1}{20}$，其動能約爲4～9 Mev。其能譜爲不連續的個別能（discrete　energy）。由於α粒子帶兩正電且質量較大，故當它通過介質時，每單位距

離所游離的離子對（ion pair）數目較多。每公分介質所產生的離子對數目稱為「游離比度」。游離比度與 α 粒子之速度、介質之原子序數及平均游離電位能有關。α 粒子在空氣中的游離比度為每公分 10,000～70,000 離子對。圖 3－11 示出 α 粒子能量與游離比度的關係圖。由圖知游離比度隨 α 粒子之能量損失而漸增，最後達一高峰值而後急劇下降至零，即 α 粒子能量耗損殆盡時，能量完全損失後的 α 粒子，檢取兩個電子成為一中性氦之原子。

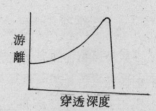

圖 3 - 11 游離隨 α 速度之減小，及穿透深度之增加而增加。

α 粒子因游離比度甚大，在短距離內即耗盡其能量，故在空氣中其射程只有數公分而已。由同一放射源所發射的 α 粒子其射程略同，其路徑為直線，只有在極末端才有少數會折線。圖 3－12 只示出其中之一個軌跡。α 粒子在 15℃，75mm

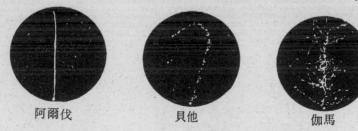

阿爾伐　　　　　貝他　　　　　伽馬

圖 3 -12 α、β、γ 在雲霧室上的徑跡。

水銀柱之空氣中，其射程可由下列關係式求得：

$$R_{(a)} = \begin{cases} 0.56\,E & (E < 4\,\text{Mev}) \\ 0.318\,E^{3/2} & (4\,\text{Mev} < E < 7\,\text{Mev}) \end{cases}$$

若介質為非空氣，而是混合物或化合物，其射程可參考更進一步的書籍。在組織中的射程，則可由下式求得：

$$R_{(a)}\rho_{(a)} = R\,\text{tissue} \cdot \rho\,\text{tissue} \qquad (3-12)$$

$R_{(a)}$ 為空氣中射程，$\rho_{(a)}$ 為空氣的密度，R tissue 為組織中的射程，ρ tissue 為組織的密度。概略而言，α 粒子在空氣中的射程由 2 公分

到10公分不等，視它們的起始狀況而定，一般均公認其在空氣中的射程為 4 公分，只要一張厚紙便可將它完全擋住。在生物的組織中則約為幾千分之五公分。至於在固體中更短，例如 ^{238}U 所發射的 α 粒子在 UO_2 中其射程約為 0.009 毫米。在鉛中約為空氣中的千分之一。

3-9　β-衰變 (Beta Disintigration)

β 粒子為不穩定原子核所發射的高速電子。更進一步的研究，便知放射性元素所放射的 β 粒子，有些是發射電子以 β^- 表示，有些元素則放射正子（positron）以 β^+ 表示。正子與電子的靜止質量相同，電荷量相同但符號相反，一個帶正電，一個帶負電。電子的發射可解釋為一個中子轉換成一個電子及一個質子，原子序會增加 1，質量數不變。正子的發射可解釋為一個質子轉換成一個中子及一個正子，原子序減 1，質量數不變。在圖 3-1(a)中我們可看出，當同量線右下方的核種轉換成左上方的核種時會放出 β^-。當同量線的左上方的核種轉換成右下方的核種時會放出 β^+。由放射性元素所放射的 β 粒子其能譜為連續能譜，即由一放射源所發射的 β 粒子數，所攜帶的能量可由零至某一個固定的最大值，此最大值與母核的特性有關。圖 3-13 為磷-32 所放出 β^- 的能量分佈圖，其平均能量為最大能量 1.7 Mev 的 $\frac{1}{3}$（約 0.69 Mev）β^+ 粒子亦為連續能譜，其平均能量為最大能量的 $\frac{2}{5}$。既然所有這些原子核（指 ^{32}P）原來都處相同的能態，而最後也都處於同一較低能態（比原來低 1.7 Mev），則那些發射小於 1.7 Mev β^- 的原子核其未被 β^- 帶走的能量那裏去呢？近代的理論指出 β 衰變過程中，同時也射出一個微中子（neutrino）ν°，所剩餘未被 β^- 帶走的能量便由 ν° 所帶走。例如：若放出的 β^- 粒子其能量為 1.0 Mev，則同時釋放出來的 ν° 能量為 0.7 Mev。其衰變的關係式為

$$\beta^- 發射 \qquad n \rightarrow p + \beta^+ + \nu^\circ \qquad Z \rightarrow Z+1 \qquad (3-12)$$

β^+ 發射 $p \rightarrow n + \beta^+ + {}_\circ\nu^\circ$ $Z \rightarrow Z-1$

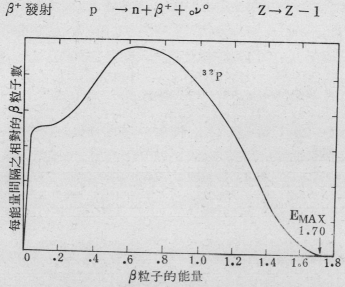

圖 3 – 13　β衰變圖顯示β粒子的相對數目是能量的函數。放射性磷衰變時所放出的β粒子分布在每種能量或每個小能量間隔裡。縱座標表示每能量間隔之相對的粒子數，能量由0至最大值1.70MeV。例如，能量為0.6MeV之粒子數為1.2MeV 的兩倍。

微中子是一種中性不帶電的粒子，其質量比電子的 $\frac{1}{2,000}$ 小。由於質量微小，故與粒子碰撞時不會傳給粒子很大的能量。又因其不帶電，故在雲霧室中一直找不到。直到1953 年 Reins 和 Cowan 才完成一項能直接證明微中子存在的實驗。在這實驗中，由反應堆的運轉所放出的大量微中子被用來與質子發生作用。其式為

$${}_\circ\nu^\circ + p \rightarrow n + \beta^+$$

在此實驗中我們可測到中子與正子的存在。除了這個直接證據外，還有許多間接的證據以及理論可證明微中子的存在。費米利用微中子的觀念已推導出他的衰變理論。

　β粒子的游離比度為60～7000離子對／公分。在空氣中，低能量時游離比度隨能量之增高而減小，到 1 Mev時達最小值。超過1 Mev時，由於相對論效應，其游離比度隨能量之增高而增大。在高能（＞10Mev）時，β粒子的游離比度與其速率平方成反比。其射程若

以 $\rho \cdot X$（密度×厚度）來表示，則與介質無關，其關係式為

$$R_{(a)}\,(\mathrm{mg/cm^2}) = \begin{cases} 412 \times E^{1.265-0.054\,\ln E} & (0.01 < E < 2.5\,\mathrm{Mev}) \\ 530E - 106 & (E > 2.5\,\mathrm{Mev})\,(3-13) \end{cases}$$

3－10 β^-衰變（Beta Minus Decay）

在處理一個同位素衰變成另一個同位素的問題時，我們經常用衰變圖來表明其間所發生的變化。圖 3－14所示的是一些典型的 β^- 衰變。這些同位素都是醫學上常用的。我們首先來看磷，其半衰期為 14.3 天。由 $^{32}_{15}\mathrm{P}$ 衰變至 $^{32}_{16}\mathrm{S}$ 過程中，放出一個最大能量為 1.7 Mev

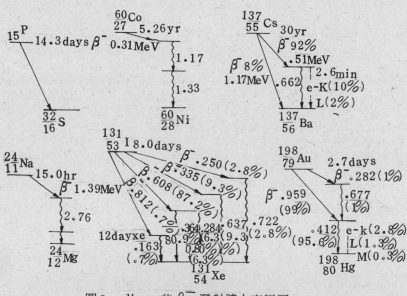

圖 3 - 14 一些 β^- 發射體之衰變圖。

的 β^- 。最初的原子與衰變後的原子其能量差為 1.7 Mev 。這些能量分配在 β^- 與 ν° 上，其反應為 $^{32}_{15}\mathrm{P} \xrightarrow[14.3\text{天}]{} {}^{32}_{16}\mathrm{S} + \beta^- + \nu^\circ +$能量因質量與能量是可以互換，故在得知上式中每個粒子的質量後，便可算出上式中的能量。表 3－1 所列的為原子的質量而不是原子核質量，故必須扣除電子的質量才能使用。對磷而言要扣除15個電子的質量

，對硫而言則要扣除16個電子。mo 代表電子的質量，計算每次衰變所釋放出來的能量，其法如下：

$$E = [M_{{}_{15}^{32}P} - M_{{}_{16}^{32}S} - M_{\beta^-} - M_o\nu_o] \times 932.58 \text{ Mev}$$
$$= [(31.98403 - 15 m_o) - (31.98220 - 16 m_o) - m_o - 0]$$
$$\times 932.58 \text{ Mev}$$
$$= 0.00183 \times 932.58 \text{ Mev} = 1.70 \text{ Mev}$$

很顯然地，β^- 衰變所釋放出來的能量可由母核與子核的質量差求得。但在這裏必須強調的，當放射性磷置於病人體內時，雖然每一個衰變都會放出 1.70 Mev 的能量，但平均而言只有 0.69 Mev 會被 β^- 帶走而為病人所吸收。就原子核能階的觀點而言，最大能量是個很重要的概念，然而就劑量而言，平均能量才是我們感興趣的量。

磷的衰變程序是所有衰變圖中最簡單的一種。鈷－60的衰變也很單純，其半衰期為 5.2 年，先釋放出 0.31 Mev 的 β^- 衰變成激發狀態的鎳－60，而後射出一前一後二道 γ－射線光子其能量分別為1.17 Mev 與 1.33 Mev。因其每次衰變就釋放出二個高能的 γ－射線，故在治療上提供有用的輻射。

再看銫－137 的衰變圖，顯得較為複雜。其半衰期為30年，有8％的機率會放出 1.17 Mev 的 β^- 而衰變成鋇－137。有92％的機率會放出 0.51 Mev 的 β^- 粒子，衰變成激發態的鋇－137，而後釋放出 0.662Mev 的 γ－射線，才達基態鋇－137。（激態鋇－137 實際就是基態鋇－137 的同質異態體）。至於點虛線是指發射 γ－射線時，有些會發生電子轉換。當銫被用來治療時，其 0.662Mev 的 γ－射線，是有用的部分。

接着看鈉－24，半衰期為15小時，其衰變過程與鈷－60相似。另外我看碘－131 的衰變。由碘－131 衰變成基態的氙－131 有許多種不同的方式。其半衰期為 8 天，以四種不同的機率放出不同能量的 β^- 衰變成激發態的氙，然後經由放出六個不同能量的 γ－射線而達氙－

131 的基態。其中一種衰變其機率為 0.7％放出 0.812Mev 的 β^- 衰變至激態氙－131，為基態氙－131 的同質異態物，其半衰期為12天。

最後一個是放射性金的衰變圖，放出兩個 β^- 均到達 ^{198}Hg 的激態。其多餘的能量以 0.67 及 0.412Mev 的 γ^- 射線部分轉換到 K 層產生一個電子。這些轉換電子會在後面討論。

3－11　β^+ 衰變

在核子反應器中，生產同位素我們經常用中子來撞擊穩定原子核，鈷－60便是用中子撞擊鈷－59而產生的。當這種放射性同位素衰變時，多餘的中子有轉換成質子與 β^- 的傾向。故大部反應器所產生的同位素都具有 β^- 放射性。另一方面在某些高能機器裏，中子會自母核內被移去，由此產生的子核會有多出來的質子，這使它成為正子發射體。由於反應器所產生的同位素比由粒子加速器所產生的，來得便宜又方便，故用在醫學上的 β^- 發射體，遠較正子發射體為多。圖 3－15列出少數正子發射體的衰變圖，其中有些很複雜，現以第一章圖 1－2 所列示的 $^{12}_{7}$N 的衰變來討論，其衰變如下式所示：

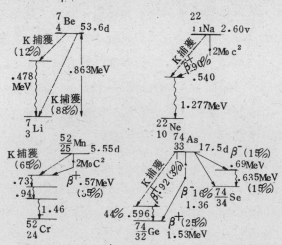

圖 3 - 15　具有 β^+ 衰變與 K 捕獲的發射體之衰變圖。

$$^{12}_{7}N \rightarrow {^{12}_{6}C} + \beta^+ + {_{0}\nu^{\circ}} + 能量$$

其所釋放的能量 E 爲：

$$E = [M_{^{12}_{7}N} - M_{^{12}_{6}C} - M_{\beta^+} - 0] \times 932.58 \, Mev$$

$$= [(12.022780 - 7mo) - (12.003803 - 6mo)$$

$$- mo - 0] \times 932.58 \, Mev$$

$$= (0.018977 - 2mo) \times 932.58 \, Mev = 16.55 \, Mev$$

正子是不穩定的，當它耗盡其能量時，會與一電子結合而消失，同時產生二道能量均爲 0.511 Mev 方向相反的 γ^- 射線，即互毀輻射（annihilation）。故就上例而言，由 $^{12}_{7}N$ 到 $^{12}_{6}C$ 除了釋放出 16.55Mev 外，應再加上由正子所生 $0.511 \times 2 = 1.02$ Mev 的能量，共釋出總能 17.6 Mev。在衰變圖中，β^+ 粒子通常出現在代表母核能階的下方 $2mo \, C^2$ 處，如圖 1－2 中虛線所示。

β 粒子在雲霧室中的軌跡，如圖 3－12 所示。α 粒子荷電較多，質量較重，故軌跡（由小水滴凝成）較粗，β 粒子則因荷電較小質量小，游離能力不如 α 粒子（每公分60～200離子對約爲 α 粒子的百分之一），故造成軌跡的小水滴幾可計數，且極易偏離直線軌道，故其軌跡是彎曲的。γ^- 射線不帶電，在雲霧室中應不會產生游離，但被激發的電子則會在雲霧室留下痕跡。從圖 3－12 我們可以看到中央樹幹部分，可視爲 γ^- 射線軌跡，樹枝部份則可視爲那些被激發電子的痕跡。

3－12 電子捕獲(Electron Capture EC)

當母核與子核的能階差在 1.02 以下時，就不會產生正子衰變，但有可能有電子捕獲現象發生。電子捕獲通常是K層電子被捕獲，其過程爲：

$$P + e^- \rightarrow n + {_{0}\nu^{\circ}}$$

電子捕獲，原子序減一，同時原子核會處於激發狀態，而以 γ^- 射線

方式放出多餘能量。被捕獲的電子若是K層則稱K層捕獲，若是L層電子則稱L層捕獲。通常K層捕獲最常見。當K層電子被捕獲，便留下一空位，由外層電子跳回補滿，導至X—光特性輻射，即所謂的螢光輻射（ Fluorescent ）此螢光有時會使外層電子受激游離，而成單一能量的電子，此即鄂格電子（ Auger electron ）此種現象稱為內部之光電效應。我們定義螢光產生率W為每一個K層電子軌道上的空缺所導至的螢光輻射光子的平均數量，則 1—W為每一個K層軌道上的空缺所產生鄂格電子的平均數目。

螢光產生率是原子序的函數，我們看表 3—2 ，此 Z＝40為例，

表 3—2　　K射線的能量為 Ek 。W為螢光產生率，它是原子序的函數。螢光產生率是每一個K層空位所釋放出的K層螢光輻射光子數。1—W是鄂格電子數。

Z	Ek(Mev)	W	Z	Ek(Mev)	W
10	0.0009	能量全部	50	0.025	0.85
15	0.002		55	0.031	0.88
20	0.004	被 局 部	60	0.037	0.89
25	0.006	吸收	65	0.045	0.90
30	0.009		70	0.052	0.92
35	0.012	0.63	75	0.061	0.93
40	0.016	0.74	80	0.071	0.95
45	0.020	0.81	85	0.081	0.96

發生K層電子捕獲形成K層空缺，平均而言會有0.74個能量為0.016 Mev的螢光輻射光子，0.26 個鄂格電子以 0.016Mev的能量射出（事實上是以 $E_K - E_L$ 能量射出， E_L 為L層軌道束縛能，但L層會因電子跳回至K層而有空缺，故會輻射出 E_L 的能量，但因 E_L 甚低，在附近就被吸收，故我們假設鄂格電子的能量為 E_K 其淨效果是一樣的）。到此我們知道當電子捕獲發生時，會有 γ - 射線，螢光輻射或鄂格電子及微中子產生。

圖3—15為 β^+ 與電子捕獲的衰變圖，其中最簡單的是 $^7_4$Be 轉換

成 $^7_3L_i$ 的衰變。^7_4Be 比 $^7_3L_i$ 高 $0.683Mev$ 故不會產生 β^+ 衰變，但會產生 K 層捕獲。有 88% 的機率鈹原子核會捕獲 K 層的電子而射出 $0.863Mev$ 的微中子，K 層上所留的空缺會射出 50ev 的 X 一光。因此實際上微中子與反彈之鋰原子核二者的總動能為 $0.863Mev - 50ev$，而微中子獲得這能量的絕大部分。另外有 12% 的機率會產生激發態的鋰，而後放出 $0.478Mev$ 的 γ 一射線而達基態的鋰。故若有 100 個鈹發生衰變，則會有 12 個能量為 $0.478Mev$ 的 γ 一射線，100 個微中子及 100 低能（約 50ev）的 X 一射線光子產生。

在鈉一22衰變圖中，顯示有兩種方式由 ^{22}Na 衰變至激態的 ^{22}Ne，其中 90% 的機率經由 β^+ 衰變，另外 10% 的機率經由 K 層捕獲，而後放出 $1.277Mev$ 的 γ 一射線而達基態 $^{22}_{10}Ne$。故當 100 個鈉原子衰變時，會有 100 個 $1.27\ Mev$ 的 γ 一射線，10 個微中子，10 個 $0.87Mev$ 的 X 一射線，90 個能量和為 $0.54\ Mev$ 的正子（β^+）與微中子。當 90 個 β^+（正子）產生互毀輻射時，會有 180 個 $0.511Mev$ 的 γ 一射線產生。

至於錳一52，大致上與鈉一22相似，經由兩種不同方式衰變成激態鉻，隨後放出一系列的三種不同能量的 γ 一射線。

最後來看 $^{74}_{33}As$ 的衰變圖，砷一74是用來治療腦瘤的，在同位素砷一74的同量線上的兩側各有一個穩定同位素，故它可經由 β^+ 或 β^- 兩種衰變而達穩定狀態。砷一74以兩種不同方式經由 β^- 衰變成硒一74；也以兩種不同方式經由 β^+ 衰變成鍺一74。有 15% 的機率會射出最大能量為 $0.69\ Mev$ 的 β^- 隨後放出 $0.635\ Mev$ 的 γ 一射線。另有 16% 會射出最大能量為 $1.36Mev$ 的 β^-，直接衰變成基態的硒，其餘 69% 則經由 β^+ 與電子捕獲而衰變成鍺，其中有 41% 衰變是 K 層捕獲，3% 是最大能量為 $0.92\ Mev$ 的 β^+ 衰變，25% 是最大能量為 $1.53\ Mev$ 的 β^+ 衰變。

3－13　伽瑪（γ⁻）射線及內轉換

(Gama Rays and Internal conversion)

在前兩節中我們觀察到很多原子核在衰變後會暫時停留在激態，過剩的能量則經由 γ－射線釋放掉，來自放射物質的 γ－射線其能量範圍可由幾分之一到幾個Mev。

在某些衰變中，激態的原子核可經由內轉換（ internal con--version ）放掉其多餘的能量。在這過程中能量為 hν 的高能 γ－射線會與核外的電子產生碰撞，把電子撞離原子而使該電子具有 hν－φ 的動能，此處的 φ 為該電子原先所在軌道的束縛能，這個被撞出的電子稱為轉換電子（ conversion electron ），電子被撞出後原子該處的軌道便有空缺，處於激發狀態，隨後就產生螢光幅射或鄂格電子。重原子比輕原子較會發生內轉換，且K層電子比L或M層電子更可能發生轉換。內部轉換的結果，會有高能的轉換電子，螢光或鄂格電子產生。

例如：金－198由其能量為0.412Mev的 γ－譜線便可觀察到其K層轉換電子，該層電子的束縛能為83.1Kev，故轉換電子具有412－83.1＝329Kev的能量。這種轉換電子在圖3－15中以點線表示。由衰變所產生的 γ－射線有2.8％的機率會在K層產生轉換。而在L與M層發生轉換的比例分別為 1.3％ 與 0.3％。銫－137所放出之662Kev γ－射線也會與K層及L層電子發生作用，約有10％的 γ－射線轉換成能量為662－37.4＝625 Kev 的轉換電子，另有2％的 γ－射線會轉換成662－5.6＝656 Kev 的轉換電子。

當一個原子核的衰變過程中，有電子轉換時則以該原子核為母核的 β 射線譜上，將會有額外的譜線出現，重疊在如圖3－8的 β 連續能譜上。對於每層發生轉換電子的軌道都分別有一條譜線與之對應。以銫為例，其 β⁻ 能譜終止於 0.51Mev 處，在能量為 0：625Mev 處，

將會出現一條譜線，這是由 0.662 Mev 之 γ —射線與電子作用發生電子轉換所形成的。在此例中條譜線會出現在超過能譜終止的地方，但在其他大部分的情形下，它會出現且重疊在 β 連續能譜上。

3—14 同質異態過渡(Isomeric Transitions IT)

某些 β 發射體在衰變後會處於激態，一般而言這些激態的子核會很快的放出 γ —射線而達激態，其半衰期甚短，只有若干微秒。有些激態原子核幾近穩定，這些原子核處於該基態的時間，可長至若干秒、若干分，甚至若干天。處於這種狀態的原子核就像一個單獨的同位素一樣，稱之為同質異態(isomer)。其跳過至基態的過程稱為同質異態過渡。在圖 3—15 中，^{131}I 過渡成激態 ^{131}Xe，而後再衰變成基態 ^{131}Xe。由激態氙—131 衰變至基態氙—131 其半衰期為12天，因此用 ^{131m}Xe 來表示激態氙—131(m 代表介穩狀態 metastable) 以與基態氙—131 區別。另一個例子是 ^{137m}Ba，它是鋇—137 衰變的產物，其再衰變至基態鋇—137 的半衰期為 2.6 分。在同位素發生器中，若鋇—137 能很快地從鋇—137 中分離出來，則半衰期短的鋇—137 m 便可被弧立，而有效的運用在示踪方面的研究。

3—15 衰變系列(Decay Series)

3—15、1　較輕元素衰變系列(核分裂產物之衰變系列)

幾乎所有較輕的放射性同位素，保持質量數不變，藉着 β 衰變或 K 層電子捕獲，經由同量線衰變。在未達穩定之前常會有一連續的過渡發生。對原子序為 Z 的核種而言，舉凡經由同量線衰變原子序，愈高的同位素常具有 β^+ 或電子捕獲的放射性，原子序較低的同位素則常具有 β^- 的放射性。它們會持續不斷地衰變直至穩定的核種為止。在此類的衰變，一般而言離穩定核種愈遠的同位素愈不穩定，其半衰期愈短。下面卽為質量數為90的同量線衰變的例子。

$$\text{鋯}$$

$$^{90}_{42}\text{Mo} \rightarrow {}^{90}_{41}\text{N}_b \rightarrow {}^{90}_{40}\text{Zr} \leftarrow {}^{40}_{39}\text{Y} \leftarrow {}^{40}_{38}\text{Sc} \leftarrow {}^{40}_{37}\text{Rb} \leftarrow {}^{90}_{36}\text{Kr}$$

放射性	β^+	β^+	穩定	β^-	β^-	β^-	β^-
半衰期	5.7時	14.7時	64時	28年	2.7分	33秒	
能量(Mev)	7.3	4.46	0	2.24	2.8	8.5	

根據這些元素的原子量我們可計算元素與鋯—90之間的能量差別。由此可看出以中間穩定的核種爲起點，愈是靠兩端的核種其能量愈增加。此衰變系列的最右端 $^{90}_{36}$Kr 爲重核種的分裂產物。

3—15、2　自然界重元素的衰變系列（鈾、錒、釷及鎿系）

自然界存在的放射性元素，除了保持質量不變沿着同量線衰變外，在較重的元素即原子序在81至92中，亦存在着三種重要的衰變系列。一是鈾系列，另一是釷系列，第三種是錒系列，另外還有由人工製造出來的鎿系列。

鈾系列：

鈾系列是三種衰變系列中最重要的一種，因其中包含 ^{226}Ra 與 ^{222}Rn 。鐳在醫療及工業上是特別有用的同位素。直至如今還不能完全被由人工製造出來的同位素所取代。表3—3列出衰變系列主要衰變特性。圖3—16把鈾系列的衰變過程畫在 Z—A 圖上。開頭的 ^{238}U 其半衰期爲 4.5×10^9 年故至今仍存在。在此系列中唯一是氣態的元素氡—222是屬於橢性氣體的一種。此系列跟其他系列一樣最後停止在鉛的穩定同位素 ^{206}Pb 有時把鈾系劃在 N—Z 圖上，如圖3—17所示。在某些目的上圖3—17會比圖3—16有用。圖中箭頭向左下方移動表 α 衰變，向右下方則表 β^- 衰變。我們從圖3—16與圖3—17都可看出在 ^{214}Bi 處有分歧的現象，有99.96%是走 β 衰變，有0.04%是 α 衰變，其分歧比爲2500 ，而後在 ^{210}Pb 會合，最後結束在鉛的穩定同位素 ^{206}Pb 上。我們查看此系列的每一元素其質量數均爲 4n＋2 ，故鈾系又稱爲（4n＋2）系列。

表 3 - 3　鈾系衰變系列

Element	Symbol	Half-life	Energy (MeV)			Percent γ occurrence
			α	β	γ	
92 uranium	^{238}U	4.5×10^{9} y	4.2	—	0.048	23
90 thorium	^{234}Th	24.1 d	—	0.19	0.09	4
91 protoactinium	^{234}Pa	1.17 m	—	2.29	1.0	0.6
92 uranium	^{234}U	2.5×10^{5} y	4.8	—	0.05	28
90 thorium	^{230}Th	8.0×10^{4} y	4.8	—	0.068	24
88 radium	^{226}Ra	1602 y	4.8	—	0.186	4
86 radon	^{222}Rn	3.82 d	5.49	—	0.5	0.07
84 polonium	^{218}Po	3.05 m	6.00	—	—	—
82 lead	^{214}Pb	26.8 m	—	0.65	0.24	4
83 bismuth	^{214}Bi	19.7 m	5.5	1.5	0.61	47
84 polonium	^{214}Po	160 μs	7.7	—	0.8	0.014
82 lead	^{210}Pb	21 y	—	0.016	0.046	81
83 bismuth	^{210}Bi	5.0 d	—	1.16		
84 polonium	^{210}Po	138 d	5.30	—	0.80	0.001
82 lead	^{206}Pb	(stable)				

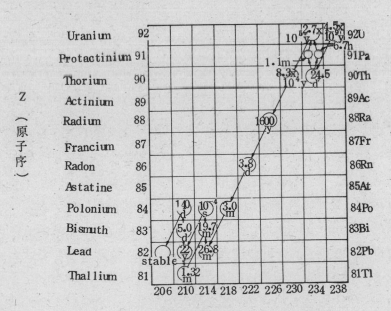

Mass number　A　（質量數）

圖 3 - 16　鈾系的 Z－A

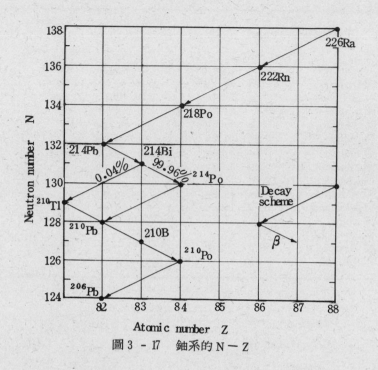

圖 3 - 17　鈾系的 N － Z

釷系列（Thorium series）4n

　　釷系的開頭元素爲 ^{232}Th ，是一個 α 粒子放射源，其半衰期爲 1.4×10^{10} 年，表 3 － 4 中只列出其主要的衰變特性（ 大部份的衰變都很複雜 ）。其間的關係如圖 3 － 18 所示。此圖爲此系列的 N － Z 圖 。釷系與鈾系有很相像的地方，同樣是只有一個氣態元素，且在 Bi 的同位素 ^{212}Bi 有分歧，分歧比爲 1.8 ，而後結束在鉛的穩定同位素 ^{208}Pb 。因其元素的質量數均爲 4 的倍數，故釷系列又稱爲 4n 系列。 。

表 3 — 4　釷系衰變系列

Element	Symbol	Half-life	Energy(MeV)			Percent γ occurrence
			α	β	γ	
90 thorium	^{232}Th	$1.40×10^{10}$ y	4.00	—	0.06	23
88 radium	^{228}Ra	6.7 y	—	0.054	—	—
89 actinium	^{228}Ac	6.13 h	—	1.11	0.90	30
90 thorium	^{228}Th	1.91 y	5.43	—	0.08	28
88 radium	^{224}Ra	3.64 d	5.68	—	0.24	5
86 radon	^{220}Rn	55 s	6.29	—	—	—
84 polonium	^{216}Po	0.16 s	6.78	—	—	—
82 lead	^{212}Pb	10.6 h	—	0.36	0.238	81
83 bismuth	^{212}Bi	60.6 m	6.05	2.20	0.04	17
84 polonium	^{212}Po	300 ns	8.78	—	—	—
81 thallium	^{208}Tl	3.1 m	—	1.79	2.62	100
82 lead	^{208}Pb	〔 stable 〕				

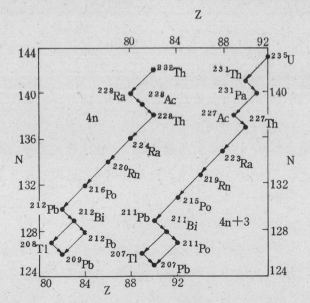

圖 3 — 18　釷系與鈾系衰變的 N－Z 圖

表3─5　錒系衰變系列

| Element | Symbol | Half-life | Energy (MeV) | | | Percent γ occurrence |
			α	β	γ	
92 uranium	^{235}U	7.1×10^8 y	4.38	—	0.185	12
90 thorium	^{231}Th	25.5 h	—	0.30	0.25	90
91 protoactinium	^{231}Pa	3.2×10^4 y	5.06	—	many	
89 actinium	^{227}Ac	21.6 y	4.95	0.046	many	
90 thorium	^{227}Th	18.2 d	6.04	—	many	
88 radium	^{223}Ra	11.4 d	5.86	—	many	
86 radon	^{219}Rn	4.0 s	6.82	—	0.27	11
84 polonium	^{215}Po	1.78ms	7.38	—	—	—
82 lead	^{211}Pb	36.1 m	—	1.36	0.83	20
83 bismuth	^{211}Bi	2.15m	6.62	0.59	0.35	?
81 thallium	^{207}Tl	4.79 m	—	1.44	0.90	0.16
82 lead	^{207}Pb	〔stable〕				

錒系（actinium series）（4n＋3）

　　錒系的衰變過程與釷系相類似，故劃在同一圖（3─18）中。其系列如表3─5所示，其開頭元素為 ^{235}U ，也是有氣態元素（半衰期較短）也在 ^{211}Bi 分歧，其分歧比為0.003，最後結束在鉛的穩定同位素 ^{207}Pb 。因此系列的元素其質量數為4的倍數加上3，故又稱為（4n＋3）系列。

錼系（Neptunium series）（4n＋1）

　　此衰變系列不是自然存在，乃由人工製造所產生的衰變系列。其開頭元素為 $^{237}_{93}$Np ，如表3─6，其衰變過程如圖3─19所示。此系列無氣態元素，但仍在 $^{213}_{83}$Bi 分歧，其分歧比為32.3 ，最後停止在 ^{209}Bi 而不是鉛。

表 3 - 6　錼系衰變系列

Element	Symbol	Half–life	Energy (MeV)			Percent γ occurrence
			α	β	γ	
93 neptunium	^{237}Np	$2.1×10^6$ y	4.8	—	0.09	50
91 protoactinium	^{233}Pa	27 d	—	0.26	0.06	0.20
92 uranium	^{233}U	$1.6×10^5$ y	4.8	—	0.04	14
90 thorium	^{229}Th	$7.3×10^3$ y	4.8	—	0.11	6
88 radium	^{225}Ra	14.8 d	—	0.32	0.04	33
89 actinium	^{225}Ac	10 d	5.8	—	0.03	28
87 francium	^{221}Fr	4.8 m	6.3	—	0.22	14
85 astatine	^{217}At	0.03 s	7.0	—	0.22	15
83 bismuth	^{213}Bi	47 m	6.0	1.39	0.44	?
83 polonium	^{213}Po	4.2 μ s	8.4	—	—	—
82 lead	^{209}Pb	3.3 h	—	0.63	—	—
83 bismuth	^{209}Bi	〔stable〕				

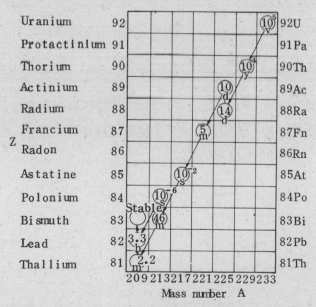

圖 3 - 19　錼系的 Z－A 衰變圖

3－16　放射性子核的成長（平衡）

(Growth of Radioactive Daughter)

3－16、1　子核達最大值所需時間（ Equilibrium ）

考慮一母放射性核種， t＝0 時設其數目為 No ， t＝t 時原子核數為 N_1，其轉換常數為 λ_1，N_2表 t＝t 時子核的數目，其轉換常數為 λ_2，則在任何時刻子核會產生，也會衰變，在短時間內，子核的淨數為　$dN_2 = (\lambda_1 N_1 - \lambda_2 N_2) dt = (\lambda_1 N_{10} e^{-\lambda_1 t} - \lambda_2 N_2) dt$

設 t＝0 時，$N_2 = 0$　積分上式（可用 $\dfrac{dy}{dx} + Px = Q. \Rightarrow \rho = e^{\int p dx}$

$\rho \cdot y = \int \rho Q \cdot dx + C$　　當 t＝0 時 $N_2 = 0$ 求得）得

$$N_2 = \frac{N_{10} \lambda_1}{\lambda_2 - \lambda_1} (e^{-\lambda_1 t} - e^{-\lambda_2 t}) \qquad (3-13)$$

設 N_2 達最大值的時間為 tm ，兩邊對 t 微分並令微分＝0 ，

$$\text{則得} \qquad tm = \frac{\ell n (\lambda_2 / \lambda_1)}{\lambda_2 - \lambda_1} \qquad (3-14)$$

式中 $\lambda_2 \neq \lambda_1$ ， $\lambda_1 \neq 0$。若 $\lambda_1 = 0$ 時即表示母核的半衰期比子核的半衰期長且非常的長。至於 $\lambda_2 = \lambda_1$ ，實際上沒有這種情形，但有 $\lambda_2 \to \lambda_1$ 的情形。我們可令 $\lambda_2 = K \lambda_1$

$$\text{則} \qquad tm = \frac{\ell n\ K}{\lambda_1 (K - 1)}$$

令 $K \to 1$

$$\text{則} \qquad tm(\lambda_2 \to \lambda_1) = \lim_{K \to 1} \frac{\dfrac{1}{K}}{\lambda_1} = \frac{1}{\lambda_1} = 1.44\ Th.$$

在放射性子核的成長而達平衡的問題中，有三種特殊情形是值得一提的，現列述如下：

3－16、2　長期平衡 $T_1 \gg T_2$

母核相對於子核有極長的半衰期：$T_1 \gg T_2$ 或 $\lambda_1 \ll \lambda_2$ 長期平衡由（

3—13）∵ λ_1 甚小

$$\therefore \lambda_1 t \to 0 \qquad \therefore e^{-\lambda_1 t} \to 1 \qquad \lambda_2 - \lambda_1 \approx \lambda_2$$

則（3—13）式變成

$$N_2 = N_{10} \cdot \frac{\lambda_1}{\lambda_2} \ (1 - e^{-\lambda_2 t})$$

當 $t \to \infty$（即 $t \gg T_2$）時 $e^{-\lambda_2 t} \to 0$

$$\therefore \quad N_2 = N_{10} \cdot \frac{\lambda_1}{\lambda_2} \quad 或 \quad \frac{N_2}{N_{10}} = \frac{\lambda_1}{\lambda_2}$$

子核的數目爲常數，此稱爲長期平衡。現從另一角度來看，即從放射性來看，由（3—13）式

$$N_2 = \frac{N_{10} \lambda_1}{\lambda_2 - \lambda_1}(e^{-\lambda_1 t} - e^{-\lambda_2 t}) = \frac{A_{10}}{\dfrac{0.693}{T_2} - \dfrac{0.693}{T_1}}(e^{-0.693 t/T_1} - e^{-0.693 t/T_2})$$

$$= A_{10} \frac{T_2}{0.693} \frac{T_1}{(T_1 - T_2)} \ (e^{-0.693 t/T_1} - e^{-0.693 t/T_2})$$

$$\therefore N_2 \cdot \frac{0.693}{T_2} = A_{10} \frac{T_1}{T_1 - T_2} \ (e^{-0.693 t/T_1} - e^{-0.693 t/T_2})$$

$$\therefore A_2 = \frac{T_1}{T_1 - T_2} A_{10} \cdot e^{-0.693 t/T_1} \left[1 - e^{-0.693 t (\frac{1}{T_2} - \frac{1}{T_1})} \right]$$

$$\therefore A_2 = A_1 \cdot \frac{T_1}{T_1 - T_2} \left[1 - e^{-0.693 \frac{T_1 - T_2}{T_1 T_2} t} \right] \qquad (3-15)$$

當 $T_1 \gg T_2$ 時，$T_1 - T_2 \approx T_1$ $\therefore A_2 = A_1 [1 - e^{-0.693 \frac{t}{T_2}}]$

當 $t \gg T_2$ 時 $e^{-0.693 \frac{t}{T_2}} \to 0$ $\therefore A_2 = A_1$

即在一段相當長時間後，母核與子核的放射性柏等，此意正與子核數爲常數相吻合。長期平衡最顯著的實際例子爲 $^{226}_{88}Ra \to ^{222}_{86}Rn$，如圖3—20所示。$^{226}Ra$ 半衰期爲 1662 年，氡的半衰期爲 3.8 天，經過 30 天後，氡的總數就達到平衡的數目了。

3—16、3　瞬時平衡 $T_1 > T_2$ 及其他

母核的半衰期稍長於子核：$T_1 >$
T_2 或 $\lambda_1 < \lambda_2$ 瞬時平衡（　secular
equilibrium ），此為一般的情形，
由 3—13 式，當 $t \gg T_2$ 時

$$e^{-\lambda_1 t} - e^{-\lambda_2 t} \approx e^{-\lambda_1 t}$$

$$\therefore N_2 = N_{10} \frac{\lambda_1}{\lambda_2 - \lambda_1} \times e^{-\lambda_1 t} = N_1 \frac{\lambda_1}{\lambda_2 - \lambda_1}$$

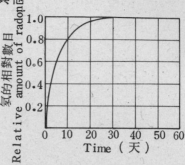

當時間達到（ 3—15 ）式之有效時間
t 時，子核與母核的原子數比為常數

圖 3 - 20　半衰期 3.8 天的 ^{222}Rn
之成長，其母核 ^{222}Ra
的半衰期 1622 年。

，却同時以母核的半衰期衰變，這種平衡不是真平衡，而是瞬時平衡
。此種平衡的例子為 $^{227}Th \xrightarrow{\alpha} {}^{223}Ra$ ，^{227}Th 的半衰期為 18.9 天
^{223}Ra 為 11.2 天，其相對原子核數與時間 t 的關係圖，如圖 3—21 所
示。在 20 天時，^{223}Ra 達最大值，49 天時母核與子核的原子數相同，

而後 ^{223}Ra 稍大，同時以母核的衰變
率衰減。若由放射性觀點來看，則當
$t \gg T_2$ 時
由（ 3—15 ）　$e^{-0693 \times \frac{T_1 - T_2}{T_1 T_2} \times t} \to 0$

$$\therefore A_2 = A_1 \frac{\cdot T_1}{T_1 - T_2} \qquad \frac{A_2}{A_1} = \frac{T_1}{T_1 - T_2}$$

子核的放射性與母核的放射性比為常
數。且以母核的半衰期為半衰期。在
核子醫學裏廣泛地利用同位素產生器
來供應短半衰期的同位素，稱為放射
擠取器（ cow ）或產生器（generator
）由置於無菌密封容器裏的放射性母

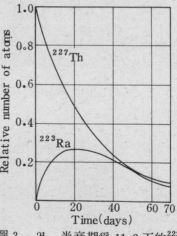

圖 3 - 21　半衰期為 11.2 天的 ^{223}Ra
其瞬時平衡的達成圖，
其母核為 18.9 天的 ^{227}Th

核組成，使用者只要加上適當的溶劑，則放射性子核產物就像牛奶一

樣從母核流出來。就實用而言，母核的半衰期至少須幾天以上，而子核的半衰期由幾分至幾時，且放射性可在病人體外偵測到。此種情形正是本論題中的情形，現舉常用來做示踪劑的 ^{99m}Tc 爲例。^{99m}Tc 的其衰期爲 6.0 小時，其母核爲半衰期67小時的 ^{99}Mo。^{99m}Tc 的成長與 ^{99}Mo 的衰變如圖3－22所示。另外一種情形是母核相對子核有較短的半衰期：$\lambda_1 > \lambda_2$ 即 $T_1 < T_2$ 經過相當長的時間後 $N_2 = N_{10} \dfrac{\lambda_1}{\lambda_1 - \lambda_2} e^{-\lambda_2 t}$

（3－16） 子核以自己的半衰期衰變。其實例爲 ^{218}Po $\to$ ^{214}Pb 如圖3－23所示，在半對數坐標紙上Mo的衰變成一直線，其半衰期爲 67 小時，而 ^{99m}Tc 在起初迅速地達到最大值後，比母核數略多，而最後以母核的半衰期衰變。

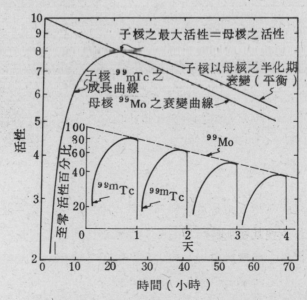

圖3 - 22　^{99}Mo之衰變及 ^{99}mTc之成長，假設開始時母核非常純（ Th 母核，67 hr　Th子核，6hr ）。插圖顯示當子核每天都從母核擠出來之數據。

〔例7〕：核子醫學部在星期一早 11:00 接到一部放射性爲 100 mci 之 ^{99}Mo 產生器。星期四早上10:00把所有的 ^{99m}Tc 都擠出來，且在早上就用完了。下午因一位新的病人需^{99m}Tc，問在下午 1:00 約可從產生器擠出多少放射性來？

〔解〕：^{99}Mo 已衰變了 3 天 3 時＝75時，由

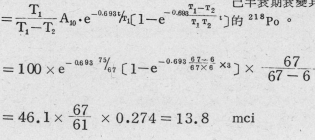

圖 3 - 23　半衰期爲 26.8 分的 ^{214}Pb，的達到極大值而後以自己半衰期衰變其母核爲 3。05 分的 ^{218}Po 。

$$A_2 = A_1 \left[\frac{T_1}{T_1 - T_2} \right] \left[1 - e^{-0.693 \frac{T_1 - T_2}{T_1 T_2} t} \right]$$

$$= \frac{T_1}{T_1 - T_2} A_{10} \cdot e^{-0.693 t / T_1} \left[1 - e^{-0.693 \frac{T_1 - T_2}{T_1 T_2} t} \right]$$

$$= 100 \times e^{-0.693 \frac{75}{67}} \left[1 - e^{-0.693 \frac{67 - 6}{67 \times 6} \times 3} \right] \times \frac{67}{67 - 6}$$

$$= 46.1 \times \frac{67}{61} \times 0.274 = 13.8 \quad \text{mci}$$

3－17　核分裂

今日鈾反應堆，乃是放射性物質最重要的來源，在反應堆中生產大多數同位素要比在加速器或其他高能機器來得容易。在反應堆內鈾分裂成兩部份，並釋放出中子與大量的能量，其間的關係略示如下：

$$^{235}_{92}U + {}^{1}_{0}n \quad \begin{array}{l} \nearrow n(中子) \longrightarrow 分裂產物 \\ \searrow n(中子) \longrightarrow 分裂產物 \end{array} \quad + 200\,\text{Mev} \quad （3-17）$$

比起大部分之核反應所放出的能量，鈾分裂所放出之 200Mev 是個很大的能量。在這個分裂的過程中，平均每次分裂會放出 2.5 個中子。若這些中子被用來引發其他鈾核分裂，則會造成連鎖反應。所有靠近

週期表中央的元素都可能會是分裂後的產物。而質量數在90或140左右的元素出現的可能性尤其大。因為鈾核中之中子數遠多於質子數，所以當鈾核分裂時，其分裂產物亦含有過量的中子，此過量的中子會經由 β^- 衰變的方式衰成質子，這種過程會繼續下去，一直衰變至穩定的核種為止。根據表1－1的數據，可計算分裂產物在 β^- 衰變後所釋放出的總能。我們假設最後生成的同位素為 $^{90}_{40}$鋯（$^{90}_{40}$Zr）及 $^{143}_{60}$釹，且在分裂過程中有三個中子會被釋放出來，則釋放出來的能量可計算如下：

鈾原子之質量	235.11750	鋯原子之質量	89.9328
中子之質量	1.00899	釹原子之質量	142.9541
	236.12649	三個中子之質量	3.0296
			235.91386

總質量差為 $236.12649 - 235.91386 = 0.21263$ a.m.u.

釋放出的總能為 $932.58 \times 0.21263 = 198$ Mev

在計算中，若將核分裂產物對（Pair of fission products）換成另外元素，所得的結果亦很接近上值，故釋出的能量與計算中所用的分裂產物對，可說是無關。這些能量並非在分裂之後便立刻全部釋出，而是在所有其他發生後，才完全釋出。在上例中最後產物包含100個質子，但鈾只有92個質子，故在計算釋出之能量時，其實已將8個 β 衰變包括在內（因所用的為原子質量而非原子核質量）。另外，在鈾的分裂中，並非一次就射出全部中子，乃是有些中子在核分裂時，10^{-12} 秒或更少的瞬間發射中子，有些中子則延遲至分裂產物的子衰變物時才發射中子，這些稍後才發射的中子就稱為遲滯中子（Delayed neutron）。

　　1 克鈾－235 分裂時所釋放出的能量，可以計算出來，且可以用一般常用的能量單位表示出來，如下所示：

$$1 \text{ 克鈾} - 235 \text{ 含有 } \frac{6.02 \times 10^{23}}{235} \text{ 個原子,}$$

$$\therefore 1 \text{克鈾} - 235 \text{分裂所釋出的能量爲} \quad \frac{6.02 \times 10^{23}}{235} \times 200$$

$$= 5.12 \times 10^{23} \text{Mev}$$

$$= 5.12 \times 10^{23} \times 10^{6} \times 1.6 \times 10^{-19} \text{joul}$$

$$= 8.2 \times 10^{10} \text{joul}$$

每噸硬煤（ hard coal ）燃燒後所釋出的能量 $= 3 \times 10^{10}$ joul 故 1 克的鈾卽相當於 2.7 噸的煤炭。

除了鈾以外，其他還有些重同位素也會分裂，其中有的是靠慢中子撞擊而分裂，有的則靠快中子撞擊而分裂，有的是靠伽瑪射線而分裂，還有的是自發核分裂。蘇俄科學家於 1941 年發現質量數大於 230 的元素會發生自發核分裂 ^{238}U，自發核分裂的半衰期爲 10^{10} 年。不論那一種情形每次分裂所釋出之能量總在 200 Mev 左右。

3—18　核熔合（Fusion）

根據核分裂反應方程式 3—16 式知，當一個重原子分裂形成兩個輕元素時，會釋出能量。相反的，兩個輕原子熔合形成較重的元素時，也會釋出能量。考慮下列的反應：

$$^{2}_{1}\text{H} + ^{2}_{1}\text{H} \rightarrow ^{3}_{2}\text{He} + \text{n}$$

其所釋出之能量，可由表 1—1 之原子量計算而得：

$^{3}_{2}$He的質量	3.016986	$^{2}_{1}$H 的質量	2.01474
中子的質量	1.008986		2.01474
	4.025972		4.029480

所釋出的能量爲（ 4.029480 − 4.025972 ）× 932.58 ＝ 3.26 Mev 要使這個反應能進行，兩個氘核必須靠得很近。這可藉高能的氘核來撞氘而使反應產生。或者另以一種非常高的溫度將能量傳遞給氘核的方式來使反應發生。要使反應發生，所須的溫度約爲 150 萬度。一旦達到這溫度，則上述之反應將會自發且持續地進行，而能量也將不斷地

釋放出來。除此以外還有許多可能的反應，它們都會產生能量，也都可用上述例子的方法計算出來，其結果如下所示：

$$_1^2H + {}_1^2H \rightarrow {}_2^3He + n + 3.26 \quad Mev$$

$$_1^2H + {}_1^2H \rightarrow {}_1^3H + p + 4.05 \quad Mev$$

$$_1^2H + {}_1^3H \rightarrow {}_2^4He + n + 17.58 \quad Mev$$

最後一個的反應，產生的能量比前面二個反應多，且反應所須溫度也較低，約40萬度。

在氫彈中熔合乃是利用鈾分裂產生的高溫來引發反應，在那樣的溫度下，熔合反應會自己持續進行下去。就能源的供應而言，熔合所釋出之能要比分裂所釋出之能有更多的優點。因為像重氫這種可用的燃料，其數量可說取之不盡，且也不必考慮處理大量高放射性分裂產物的問題。

3—19 同位素的放射性化(Activation of isotopes)與放射性比度

絕大多數的物質，放進反應堆中，經過中子的撞擊後，都可能被放射性化。我們需要一些方法來計算這些同位素被放射性化的情形。發生放射性化的機率乃視「核反應截面積」而定。這截面積 σ 的單位為平方公分／原子。還有一個較常用的單位「邦」（ barn ），1 邦 $= 10^{-24}$ cm/atom。

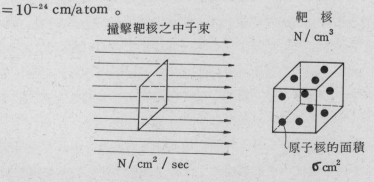

撞擊靶核之中子束

靶 核
N／cm³

N／cm²／sec

原子核的面積
σ cm²

圖 3 - 24　圖示截面的意義，以及計算同位素活化的方法。

　　圖3－24所劃的，爲一束含有 n 中子數／平方公分一秒的中子束
（ neutron beam ）撞擊一密度爲 N 原子／立方公分的靶原子的情形
。每個原子的截面積爲 σ ，則所有原子在正立方體正面的投影面積爲
N σ 平方公分。我們假設每立方公分的 N 個原子在空間的排列很稀
疏，故沒有前後原子重疊的情形發生。一般說來原子核的截面積都很
小，故此種假設是正確的。入射中子束，單位面積有 N 個中子，故通
過放射性化截面積使具放射性的中子數爲 n N σ ，故經過時間 t 後，
每立方公分之靶原子中，被放射性化的原子數爲 n N σ t 。在許多情
形中，我們感興趣的是一個具有 N t 個原子的靶中所發生的放射性化
情形。在時間 t 內靶中發生放射性化的原子數目爲

$$Nact = n \cdot Nt \cdot \sigma \cdot t$$

此種純粹以幾何觀點來解釋截面積的說法，實在過於簡化，事實上一
個原子核可能對某種反應具有較大的截面積而對另一種反應則有較小
的截面積。例如：當一個中子相當靠近一個原子核時，它可能被原子
核捕獲或散射。如果它被捕獲，可能會立刻產生分裂的核反應，或者
可能產生一個處於激態的新穩定同位素，然後以伽瑪射線放出它多出
的能量，或者也可能產生一個具有放射性的同位素。因此對於每一種
可能發生的過程，我們都可以賦於它一個截面積或機率。就我們的目
的而言，我們所感興趣的乃是由慢（熱）中子所引起的放射性化。一
些典型的放射性化截面積列在表 3 － 7 中。表中所列的都是一些以中
子撞擊存在於自然界裏的元素的放射性化截面積。例如：鉀－41之熱中
子截面積爲1.1邦。但是由於鉀－41的含量是6.91%，故利用中子撞
擊天然存在的鉀來產生鉀－42時，此反應的有效面積爲 1.1 邦的6.91
%即 0.076 邦，出現表中的截面積即是此值 0.076 邦。

　　這些截面積的大小，從 1 邦的鐵到高達36邦的鈷，尤其在末端的
硼和鎘，不但不會被中子放射性化，反而會捕獲中子。因爲捕獲面積
非常大（ 755 與 2450 邦）故這些物質在反應器內被用來吸收中子，

以控制反應。

表3—7　一些同位素被熱中子放射性化的吸收截面積

被照射 之 材　料	核反應 Reaction	產生同位素 Isotope Produced	半衰期 Half-life	每一種元素之 原子截面積 單位：邦 (barn)
鈉 Sodium	$^{23}Na+n\longrightarrow{}^{24}Na$	^{24}Na	15小時	0.53
磷 Phosphorus	$^{31}P+n\longrightarrow{}^{32}P$	^{32}P	14.3天	0.20
鉀 Potassium	$^{41}K+n\longrightarrow{}^{42}K$	^{42}K	12.5小時	0.076
鐵 Iron	$^{58}Fe+n\longrightarrow{}^{59}Fe$	^{59}Fe	45.1天	0.0030
鈷 Cobalt	$^{59}Co+n\longrightarrow{}^{60}Co$	^{60}Co	5.2年	36
碲 Tellurium	$^{130}Te+n\longrightarrow{}^{131}Te$ $^{131}Te\longrightarrow{}^{131}I+\beta^-$	^{131}I	8.0天	0.077
金 Gold	$^{197}Au+n\longrightarrow{}^{198}Au$	^{198}Au	2.70天	96
硼 Boron	捕獲截面積			755
鎘 Cadmium	捕獲截面積			2450

　　垂直於中子束的每平方公分面積內所通過的中子數即所謂的中子通率。中子通率（n）的大小乃視所用反應堆的型式而定。n的大小由 10^{10} 中子／公分^2／秒到 10^{14} 中子／平方公分／秒的中子通率是目前被廣泛使用的。中子通率與反應器內之位置有關。在反應器爐心部份中子通率最高，靠近反應器邊緣則低得很多。

　　〔例8—1〕　將10克的鈷—59放進中子通率為 10^{13} 中子／公分^2／秒之反應器內照射一年，試求所產生之放射性化同位素鈷—60之原子數目為若干？（ 1年＝ 3.16×10^7 秒）

　　〔解〕：

$$\begin{array}{cc} 6.023\times10^{23} & 58.94\ 克 \\ x & 10\ 克 \end{array}$$

$$\therefore x=\frac{6.023\times10^{23}}{58.94}\times10=1.02\times10^{23}\text{個原子}(^{59}Co)$$

樣品中每年所產生的放射性化鈷—60的原子數目為

$$\text{Nact} = n \cdot \text{Nt} \cdot \sigma \cdot t = 10^{13} \times 1.2 \times 10^{23} \times 36 \times 10^{-24} \times 3.16 \times 10^7$$

$$= 1.16 \times 10^{21} \text{ 個原子}$$

雖然這是一個非常大的數字，但也僅是原來原子數的 1 ％ 而已。在此計算中，鈷－60 的衰變被忽略不計。

在同位素之放射性化中，我們感興趣的並非被放射性化之原子數目，而是反應器內樣品在經過照射後所具有的放射性。設樣品中有 Nact 被放射性化，而 λ 為放射性化樣品的轉換常數，則每秒的衰變數目為 Nact $\cdot \lambda$。將此數除以 3.7×10^{10} 所得的放射性其單位為居里。以數學式表之：

$$\text{設 } t \ll \text{Th} \quad A(t) = \text{Nact} \cdot \lambda = \text{Nact} \cdot \frac{0.693}{\text{Th}} \times \frac{1}{3.7 \times 10^{10}}$$

$$= \frac{0.693}{3.7 \times 10^{10}} \times n \cdot \text{Nt} \cdot \sigma \cdot \frac{t}{\text{Th}} \quad (3-18)$$

在推導上式時，我們已經假設該放射性同位素的成長過程中不會衰變，這也就是說接受照射的時間比起放射性化同位素的半衰期來是很短。

像這樣的樣品，在照射一段時間後只有一部分被放射性化，習慣上我們稱每立方公分之樣品或每克之樣品所呈現之放射性大小（以居里為單位）為「放射性比度」（ specific activity ）其單位為 Ci / g，或 Ci / cm³ 即 Ci / c.c.。若要作為一個遠隔治療（ teletherapy ）的有效放射源，則該放射源的放射性比度必須高達75居里 / 克 ～ 200 居里 / 克。像這樣的放射源在製造時，便須要經過較長時間或較高中子通率的照射，甚至双管齊下才能奏效。

3 － 20　放射性的成長(Crowth of Activity)

例 7 或 3－18式並未考慮放射性物質的衰變。開始時沒有放射性物質，故不會有衰變發生。因此在短時間內產生之放射性，可由3－18式準確的算出，但有些放射性原子核正在形成的時候，這些已生成

的放射性原子核將會發生衰變（即半衰期較短）因此放射性的淨增加要比 3—18 式所預料的少。隨着時間的過去，放射性的增加如圖 3—25 所示。該圖時間軸上的刻度乃是以半衰期 Th 為單位。我們由圖中看出，實際上在照射進行當中，放射性生成的增加率不如前例中所預料的那麼快，且經過若干半衰期後，其放射性才會達到一個最大值或飽和值。當飽和放射性（ saturation activity ）達到時，放射性化原子的生成率等於它的衰變率。設飽和放射性 As 的單位為居里，則每秒所衰變的原子數等於每秒所生成的原子數，即

$$As = n \, Nt \, \sigma / 3.7 \times 10^{10} \quad Ci \qquad （3—19）$$

As 為在一個含有 Nt 個靶原子之樣品內所能產生的飽和放射性，若將 Nt 個原子換成每克所含有的原子數，即每克含有 Nt 個原子，則上式所得的便是飽和放射性比度，其單位為居里／克。

〔例 8—2〕　在例 8—1 的條件下照射，求其飽和放射性。

〔解〕：$As = n \cdot Nt \cdot \sigma / 3.7 \times 10^{10}$

$\qquad\qquad = 10^{13} \times （ 1.02 \times 10^{23} ） \times 36 \times 10^{-24} / 3.7 \times 10^{10}$

$\qquad\qquad = 992$ 居里／ 10 克 $= 99.2$ 居里／克。

由此例可知我們若將鈷留在反應堆中，經過一段長時間（許多年）後，它的放射性會高達 99.2 居里／克。在推導這飽和放射性的過程中，我們已經假設靶中所含的原子數目在整個照射期間都被看成一樣。但在這個特別例子，由於鈷的捕獲截面積很大，因而靶中鈷—59 的數量會因鈷—60 的生成而有顯著的減少，因此其飽和放射性比度永遠不會達到 99.2 居里／克。這效應一般而言都忽略不計。我們在推導 3—19 式時，亦未將此效應考慮在內。

用 100 減掉圖 3—5(a) 中的衰變曲線便可得到圖 3— 25 所示的成長曲線（ growth curve ）。因此經過一個半衰期後放射源便衰變成只剩下 50%，而成長曲線在同時間內增加到飽和值的 50%。以此類推，二個半衰期後，衰變成只剩下 25%，而成長曲線即增至 100—25

＝75％，故當經過的時間分別爲1，2，3個半衰期時，相對地成長曲線會分別經過50％，75％，87.5％這些點。若放射性一直依着起初的增加率而增加，則當經過時間 $t = Ta = 1.44\,Th$ 時，便達到所謂的飽和放射性。

利用這些觀念，我們可以用數學式子表之：

$$A(t) = As(1 - e^{-0.693t/Th}) = \frac{nNt\,\sigma}{3.7 \times 10^{10}}\,(1 - e^{-0.693t/Th})$$

此式又可展開成

$$A(t) = As\left[1 - \left(1 - 0.693\frac{t}{Th} - \frac{0.693(t/Th)^2}{2!} - \frac{0.693(t/Th)^3}{3!} \cdots\right)\right]$$

當 $t \ll Th$ 時

$$A(t) = \frac{nN\sigma}{3.7 \times 10^{10}} \times 0.693 \times \frac{t}{Th} \qquad\qquad (3-20)$$

此卽 3－18 式。

〔例9〕試求一塊質量爲10克的鈷－59在 10^{13} 中子／平方公分／秒的中子通率下照射三年後，所具有的放射性。

（解）：$A(3年) = As(1 - e^{-0.693t/Th}) = \frac{n \cdot Nt \cdot \sigma}{3.7 \times 10^{10}}(1 - e^{0.693 \times 3/5.2})$

$$= 992(1 - e^{-0.4}) = 992(1 - 0.67) = 328\text{ 居里}.$$

若用 3－18 式，則

$$A(近似值) = 0.693 \times 992 \times \frac{3}{5.2} = 396\text{ 居里，就太大了。}$$

在任何實際的照射過程中，我們要決定放射性大小時，還有許多其他的因素必須加以考慮，這包括了反應堆裏中子通率隨照射時間與所在位置的變化情形而改變，另外還有一個原子對另外一個原子所產生的屏蔽效應（Shielding effects），尤其當該原子有很大的捕獲截面積時，更不可「不加以考慮」。總之，這段討論以及這些例子說

明了在一個照射過程中所涵括的基本概念！

習題：

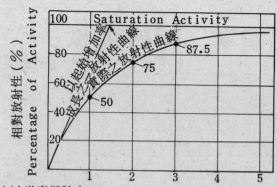

圖 3 – 25　放射性化原子的成長曲線

第四章　輻射吸收（一）
（r，X─射線的吸收）

4－1　能量的遞減與直線衰減係數

　　當X－射線（即光子束）穿過身體組織細胞等吸收介質它的能量最後會轉變成能量，並造成生物傷害，其過程以表4－1描述之。

　　反應第一步是光子和體內電子碰撞造成輻射之散射和高速電子運動，此爲表4－1A中所表示者。高速電子穿過組織在其路徑上會產生游離作用，使原子受激而造成分子鍵斷裂，此即4－1B所示者。這些結果都會造成生物傷害。然而大部分能量都被轉變爲熱

表4－1　　能量的降低

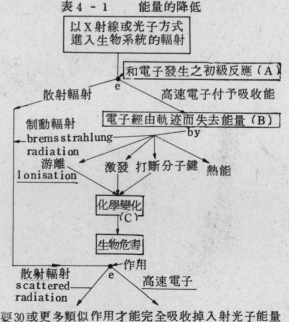

需要30或更多類似作用才能完全吸收掉入射光子能量

，不會造成傷害。一部分的高速電子，可能會因被加速而產生制動輻射（ Bremsstrahlung ），這種制動輻射就像散射輻射一樣，會產生和原始光子相同的反應。通常光子必須經過三十多次類似作用後，光子全部能量才能完全被吸收。我們對A之瞭解已相當透徹，B反應瞭解程度較差，至於C，D則完全不瞭解。本章即來討論A的反應。

　　X－射線（或 r －射線）的光子可以三種不同的型式與物質發生作用而產生微粒（高速電子或正子）。此三種不同的型式分別為光電效應，康普頓效應和成對發生。而且常常三個現象同時發生（但一個光子，在一次作用時，只能產生任一種效應）。在討論這些現象之先，我們先定義吸收係數並討論指數吸收。

直線衰減係數（ Linear Attenuation Coefficient ）

　　沒有一偵測器，放在X－射線束點P處，如圖4－1所示，設測得的光子數為No，當一厚成的薄片放在X－射線的通路上時，有△N的光子會從光子束中挪去，使達到P點的光子數減少。一個光子不可能只一部分被挪去，不是因接近的作用整個光子被挪去，就是一點也不發生作用的穿過物質。所以被挪移的光子數△N與入射光子數N有關。當N加倍時，光子與物質發生作用的機會也加倍，△N也與物質的厚度△X有關，當厚度加倍時，光子發生作用的機會也加倍。故△N隨N．△X而變。

∴△N＝－ μ．N．△X

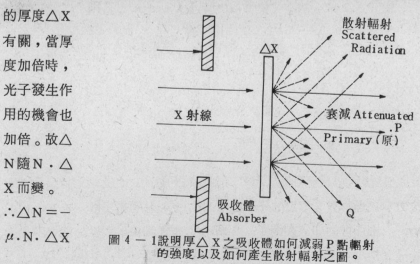

散射輻射
Scattered Radiation

△X

X射線

衰減 Attenuated
．P
Primary（原）

吸收體
Absorber

Q

圖4－1說明厚△X之吸收體如何減弱P點輻射的強度以及如何產生散射輻射之圖。

式中 μ 爲比例常數，稱爲線性衰減係數（ linear attenuation coeff-icient ）或總係數（ total coefficient ）。μ 與物質的原子序（數）Z及光子的能量E有關。其關係相當複雜。但是Z和E一定時，μ 爲定值。至於它和E及Z的關係，我們後面會談到。負號表示當 $\triangle X$ 增加時，光子數目會減少。4－1式亦可寫成

$$\mu = - \frac{\triangle N}{N} \cdot \frac{1}{\triangle X} \qquad (4-1a)$$

從此式可看出 μ 的意義爲物質單位長度所搬開光子數的比例。

若物質厚度的單位爲 cm 則 μ 的單位爲 cm^{-1}。若將（4－1a）式右邊上下乘 $h\nu$，則得

$$\mu = - \frac{\triangle N \cdot h\nu}{N \cdot h\nu} \cdot \frac{1}{\triangle X} \qquad (4-1b)$$

由此式可看出衰減係數的另一涵意爲光子經過介質1公分所搬開能量的比例。

4－2　X－射線，r－射線的指數吸收，與半值層HVL・與什一值層TVL

由4－1式，當 $\triangle X$ 變爲很小時 $\triangle X \rightarrow dx$，　則

$$\frac{dN}{N} = -\mu\,dx \quad \Rightarrow \quad \int_{No}^{N} \frac{dN}{N} = -\int_{o}^{x} \mu\,dx$$

$$\Rightarrow \quad \ell n \frac{N}{No} = -\mu X \quad \Rightarrow \quad \frac{N}{No} = -e^{-\mu x}$$

$$\therefore \quad N = No\;e^{-\mu x} \qquad (4-2)$$

此式與放射性的衰變相類似，只不過把 λ 改成 μ，t 改成X而已。式中 N 表示穿過物質X厚度的光子數。No 表入射的光子數。若 $\mu = 0.1$ cm^{-1} 則所得的曲線如圖4－2所示，如果劃在半對數坐標上則如圖4－3所示，其右上角爲三循環半對數坐標。

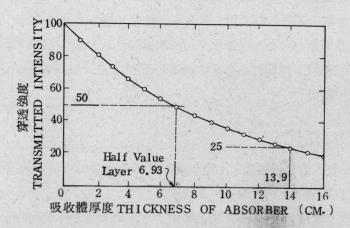

圖 4 - 2　$\mu = 0 \cdot 10\,\mathrm{cm}^{-1}$　X射線被吸收體減弱強度圖

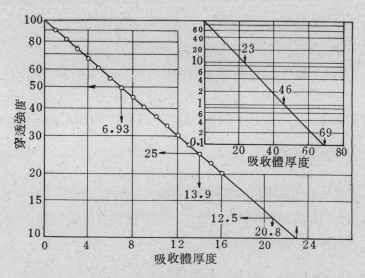

圖 4 - 3　$\mu = 0.10\,\mathrm{cm}^{-1}$　X射線被吸收體減弱強度表
（穿透強度繪於對數格上）

從圖 4 － 2 可看出曲線接近 X 軸時，曲線變得很平坦，也就是說當吸收體的厚度很大時，仍有穿透現象。理論上，我們無法找到一個能把所有放射線全部吸收的厚度。故 X －光機會有滲漏輻射存在。

現我們來討論在放射物理常用到的論題：半值層。所謂半值，即物質（吸收體）使輻射強度減半所需的厚度。若以強度來表示，則 4 － 2 式可寫為

$$I = I_0 e^{-\mu x} \qquad (4-3)$$

式中 I_0 表入射光子強度，I 為穿透物質 X 公分後的強度。若以光子數來代表其強度，則可用 4 － 2 式表之。

接着來討論半值層與 μ 間之關係：當 X 的厚度為半值層時，以 $d\frac{1}{2}$ 表之。則由 4 － 2 式

當 $X = d\frac{1}{2}$ 時，$\dfrac{No}{2} = No \cdot e^{-\mu d\frac{1}{2}} \Rightarrow e^{-\mu d\frac{1}{2}} = \dfrac{1}{2}$

由表 A － 2 可查知 $e^{-0.693} = \dfrac{1}{2}$ $\therefore e^{-\mu d\frac{1}{2}} = e^{-0.693}$

$\Rightarrow \mu \cdot d\frac{1}{2} = 0.693$ 或 $HVL = d\frac{1}{2} = \dfrac{0.693}{\mu}$ $(4-4)$

綜合（ 4 － 3 ）式，（ 4 － 4 ）式，我們可以下列形式描述指數衰減：

$$N = No\, e^{-\mu x} = No \cdot e^{-0.693 x/d\frac{1}{2}} = No \left(\frac{1}{2}\right)^{x/d\frac{1}{2}} \quad (4-5)$$

此與放射性的半衰期及指數衰變相類似。同理我們可定義什一值層為物質使輻射強度減為原來的十分之一所需的厚度以 $d\,1/10$ 或 TVL 表示。其與 HVL 的關係可如此得之：

當 $X = d\frac{1}{10}$ 時，由 4 － 5 式 $\dfrac{No}{10} = No\left(\dfrac{1}{2}\right)^{d\frac{1}{10}/d\frac{1}{2}}$

$$\therefore \left(\frac{1}{2}\right)^{d^{1}/_{10} / d^{1/2}} = \frac{1}{10}$$

$$\Rightarrow \log 2^{d^{1}/_{10} / d^{1/2}} = \log 10 = 1 \Rightarrow \frac{d^{1}/_{10}}{d^{1/2}} = \frac{1}{\log 2}$$

$$= \frac{1}{0.3010} \simeq 3.32$$

$$\therefore d^{1}/_{10} = 3.32 d^{1/2} \quad 或 \quad / \text{ TVL} = 3.32 \text{HVL} \quad (4-6)$$

〔例1〕一架鈷－60治療機，當放射源打開時，在1米處的曝露率爲每分80 倫琴。保護原則的要求，當放射源關閉時在1米處的輻射強度3也低於2mR/hr（0.002R/hr）設鉛的半值層爲1.25cm，試決定鉛屏蔽所需厚度。

（解）：

$$80 \text{ R/Min} = \frac{80}{1/60} \text{ R/hr} = 4800 \text{ R/hr}$$

由 4－5
$$N = No\left(\frac{1}{2}\right)^{x/d^{1/2}} \Rightarrow \frac{0.002}{4800} = \left(\frac{1}{2}\right)^{x/1.25}$$

$$\left(\frac{1}{2}\right)^{x/1.25} = \frac{1}{24 \times 10^{5}} \Rightarrow \frac{x}{1.25} \log 2 = 3\log 2$$

$$+ \log 3 + 5$$

$$\Rightarrow \therefore \frac{x}{1.25} = \frac{3\log 2 + \log 3 + 5}{\log 2}$$

$$= \frac{0.9030 + 0.4771 + 5}{0.3010} = 21.19$$

$$\Rightarrow \therefore X = 21.19 \times 1.25 = 26.48 \text{cm}$$

因此 27 公分的鉛，已可提供足夠的保護作用。

4－3 質量，電子和原子的吸收係數

圖4－1中，吸收體由於輻射線在其厚度△X內和其電子，原子

作用，結果減低了穿透之輻射量，這個由厚度△X層所產生的衰減決定於層內的電子數。即使此層被壓成原來厚度之半，仍然具有同數的電子，仍可以衰減同樣比例的X－射線。可是此時它的線性衰變係數（每公分衰減數），已經變為厚來的兩倍大了。因此線性衰減係數μ決定於物質本身的密度。「質量衰減係數」是一更基本的衰減係數，由線性係數除以密度而得。這個係數與密度（更精確的講應是狀態如：氣態、液態、固態）無關，其單位為 cm^2/g。因密度增加只增加單位體積的重量，並未增加每克的截面積，故質量衰減係數是表示此物吸收能力的強弱性質。

當我們處理質量衰減係數時，通常以 g/cm^2 來表示吸收體的相對應的「厚度」較方便。舉例來說，計算銅薄片厚度時，我們可以把薄片切成 $10cm \times 10cm$ 大的銅來量其重量，若重 30 克，則厚度為 $30g/100cm^2$ 即 $0.3g/cm^2$。所以我們定義「質量衰減係數」(Mass attenuation coefficient)為每 g/cm^2 厚的吸收物質所衰減X－射線強度的比例。例如鉛（$\rho = 11.3g/cm^3$）的線性吸收係數為0.12 cm^{-1}，它的質量衰減係數為

$$\frac{0.12cm^{-1}}{11.3g/cm^3} = 0.0106cm^2/g$$

同樣的方法，我們也可以計算出每單位薄片面積上的電子數，而將其厚度表為 electrons/cm^2，與其相對應的衰減係數為「電子衰減係數」$e\mu$，單位為 cm^2/electron．故「電子衰減係數」$e\mu$ 為每 electron's/cm^2 厚的薄片所衰減X－射線強度的百分比。與質量衰減係數比起來，電子衰減係數極小，因為一層厚 $1g/cm^2$的薄片中含有極大數目的電子。電子係數可由質量係數求得。以質量係數除以每克電子數 No 即可求得。

同理我們也可以計算每一薄片上的原子數，而以 atoms/cm^2 表示厚度。其相對應的衰減係數即「原子衰減係數aμ」單位為 cm^2/

atom ，原子係數爲電子係數的 Z 倍，因每一個原子含有 Z 個電子。這些係數間的關係列於表 4 － 2 。因質量，電子和原子衰減係數分別爲 cm²/g，cm²/electron，cm²/atom 作爲單位，故我們通常稱它們爲截面積（ cross section ）。至於每電子數 No 的求法爲 $No = \frac{Nz}{A}$。 式中 A 爲原子質量，N 爲亞弗加德羅常數 $N = 6.023 \times 10^{23}$。Z 爲原子數，故 $\frac{N}{A}$ 爲每克的原子數。∴ $Z \cdot \frac{N}{A}$ 爲每克所含的電子數。

表 4 － 3 列有一部分元素及空氣，水、肌肉等之 No 值。同表也列有效原子數（ effective actomic number ）$\overline{Z}$。元素物質其 $\overline{Z}$ 等於原子數 Z 。對於組成較複雜的物質，只有以求平均原子數的方法求之。表中所列的肌肉，脂肪和骨骼的值是 Spiers 利用實驗求得的。

很明顯的，表內除氫以外，所有物質每克電子數幾乎相同，（約 3×10^{23} ）所有的物質都具有和中子數大約相同的質子數。所以 Z/A 差不多等於 0.5 。而 No 幾爲亞弗加德羅常數的一半。氫是例外，所以它的 No 大約爲其他各物質的兩倍。由於實際上， $\frac{Z}{A}$ 由輕元素的 0.5 逐漸減小到重元素的 0.4（ 就鈾而言 $\frac{Z}{A} = \frac{92}{238} = 0.39$ ），重元素每克所含的電子數大約比輕元素少 20% ，尤應注意的是肌肉和水的密度大約相等。脂肪的密度比水少 10% ，而骨骼的密度近乎水的兩倍。

表 4 － 2 　　　衰減係數關係

RELATION BETWEEN ATTENUATION COEFFICIENTS

係數 Coefficient	關 係 Relation Between Coefficients	單 位 Units of Coefficients	厚度單位 Units in Which Thickness is Measured
直線 linear μ		cm⁻¹	cm
質量 mass	$\frac{\mu}{\rho}$	cm²/gm	gm/cm²
電子 electronic $({}_e\mu)$	$\frac{\mu}{\rho} \cdot \frac{1}{N_0}$	cm²/electron	electrons/cm²
原子 atomic $({}_a\mu)$	$\frac{\mu}{\rho} \cdot \frac{Z}{N_0}$	cm²/atom	atoms/cm²

N_0：每克電子數　　　 Z：物質原子數

表4-3 　吸收體每克電子數及原子數　　ATOMIC NUMBER AND
NUMBER OF ELECTRONS PER GM FOR ABSORBING MATERIALS

物　質 Material	密　度 gm/cm^3	有效原子數 Number $\bar{Z}$	每克電子數 per gm. $N_0 = NZ/A$
氫 Hydrogen	0.0000899	1	6.00×10^{23}
碳 Carbon	2.25	6	3.01×10^{23}
氧 Oxygen	0.001429	8	3.01×10^{23}
鋁 Aluminum	2.7	13	2.90×10^{23}
銅 Copper	8.9	29	2.75×10^{23}
鉛 Lead	11.1	82	2.38×10^{23}
空氣	0.001293	7.64	3.01×10^{23}
水	1.00	7.42	3.34×10^{23}
肌肉	1.00	7.42	3.36×10^{23}
皮下脂肪	0.91	5.92	3.48×10^{23}
骨骼	1.85	13.8	3.00×10^{23}

〔例2〕碳的質量吸收係數在 1Mev 時爲 0.0635 cm^2/g（表A

-9）利用表4-3的數據計算線性係，電子係數及原子係數。

〔解〕：　由表-3查知碳的密度爲 $\rho = 2.25 g/cm^3$

$$\therefore \mu = \mu/\rho \times \rho = 0.0635 \times 2.25 = 0.143 cm^{-1}$$

$$_e\mu = \frac{\mu}{\rho} \times \frac{1}{No} = \frac{0.0635}{3.01 \times 10^{23}} = 0.211 \times 10^{-24}$$

$cm^2/electron = 0.211$ 邦／電子

$$_a\mu = {}_e\mu \times Z = 6 \times 0.211 \times 10^{-24} \ cm^2/atom = 1.266$$

邦／原子

〔例3〕一束 1Mev 光子射在厚 5.0 g/cm^2 的碳片上,求穿透

碳片的百分比。

〔解〕：厚度以 g/cm^2 表示，故係數應以質量衰減係數

由 $N = No \cdot e^{-\frac{\mu}{\rho} \cdot (\rho x)} = No \cdot e^{-0.0635 \times 5} = No \cdot e^{-0.3175}$

$$\therefore \frac{N}{No} = e^{-0.3175} = e^{-0.3} \times e^{-0.0175} = 0.741 \times 0.982$$

$$= 72.8\%$$

〔另解〕：利用 HVL 來求：

$$HVL = \frac{0.693}{\mu / \rho} = \frac{0.693}{0.0635} = 10.9 \ g/cm^2$$

半值層以 g/cm^2 表示，在半對數坐標上，縱軸爲 $10 \sim 100$ 的單循環，橫軸爲 g/cm^2，取 10.9 處爲 50%，連接 100% 與 50% 二點，即成一直線。取 $5 \ g/cm^2$ 對上去，即得穿透約爲 72.8%

4－4　能量遞移與能量吸收係數

當光子束入射於物質時，有一部分會散射掉，有一部份會轉變成電子動能，有一部分則毫無作用的穿過。故我們若在圖 $4-1$ 中的 P 點偵測時會發現光子數會比沒有物質時來得少。前面所談的衰減係數即用來描述光子從入射束中被挪移的行爲。現在我們所要談的是利用能量轉移係數來描述光子能量轉變成電子動能的數量。設入射光子束光子的能量爲 $h\nu$，從一束入射光子，所挪開的光子數中，平均而言每一被挪開光子有 $\overline{E}_K$ 的能量轉變成電子動能。則光子能量轉變成電子動能的比例爲 $\overline{E}_K / h\nu$。我們定義能量遞移係數 μ_K 爲

$$\mu_K = \frac{\overline{E}_K}{h\nu} \cdot \mu \qquad (4-5)$$

在某些情況下，大部分的光子能量被散射掉，此時 μ_K 會比 μ 小很多。另一方面，μ_K 也可能與 μ 幾乎相等。由 $4-5$ 式知，μ_K 爲 μ 的一部分。把 μ 代入 $4-5$ 式

$$\mu_K = -\left(\frac{\overline{E}_K}{h\nu} \frac{\triangle N}{N}\right) \cdot \frac{1}{\triangle X} \qquad \text{or}$$

$$\triangle N \cdot \overline{E}_K = \mu_K (N \cdot h\nu) \cdot \triangle X = E_K \qquad (4-5a)$$

因括弧內爲入射光子能量轉變成電子動能的分數，故能量轉移係數的

意義爲每公分的吸收體把光子能量轉爲電子動能的分數。若轉移係數爲已知則每一作用其平均能量轉移爲

$$\overline{E}_K = h\nu \cdot \frac{\mu_K}{\mu} \qquad (4-5b)$$

同理我們也可定義質量，原子及電子能量轉移係數 μ_K/ρ, $e\mu_K$, $a\mu_K$

能量吸收係數（Energy Absorption Coefficient）μen

當電子獲得動能 E_K 以後，大部分電子會與物質作用而失去能量，只有少數電子在碰撞中會以制動輻射形式。輻射出來其平均能量爲 $\overline{E}_r$。因這些能量不會產生生理效應，故不算爲吸收能量。因此平均吸收能量爲 $\overline{E}_a = \overline{E}_K = \overline{E}_r$。我們定義能量吸收係數 μen 爲

$$\mu en = \mu_K \cdot \frac{\overline{E}_a}{\overline{E}_K} \quad 或 \quad \mu en = \mu \cdot \frac{\overline{E}_a}{h\nu} \quad (4-6)$$

把 μ 值代入，則

$$\mu en = -\left[\frac{\triangle N \cdot \overline{E}_a}{N \cdot h\nu}\right] \times \frac{1}{\triangle X} \quad 或$$

$$\triangle N \cdot \overline{E}_a = -\mu en (N \cdot h\nu) \cdot \triangle x = E_a \quad (4-6a)$$

由（4-6a）式知能量吸收係數爲每公分吸收體真正吸收到光子能量的比例。由此我們可計算每一作用的平均吸收能量爲

$$\overline{E}_a = \frac{\mu en}{\mu} \cdot h\nu \quad 或 \quad \overline{E}_a = \frac{\mu en}{\mu_K} \cdot \overline{E}_K \quad (4-6b)$$

也可計算制動輻射的能量爲

$$\overline{E}_r = \overline{E}_K = \overline{E}_a = (1 - \frac{\mu en}{\mu_K})\overline{E}_K = \frac{\mu_K}{\mu}h\nu - \frac{\mu en}{\mu}h\nu$$

$$= \frac{\mu_K - \mu en}{\mu} h\nu \qquad (4-7)$$

對於低原子數物質，制動輻射能量很小（∵由原子物理知 $\frac{dE}{dt}\alpha\frac{Z^2}{m^2}$）故 $\mu en \simeq \mu_K$。當光子能量小於 1 mev 而吸收物質之原子序低時這是正確的。當光子能量在 5 mev 而吸收物質爲水或空氣時 μen 約小於

μ_K　4％。在高能量時μen仍是小於μ_K，尤其是在高原子原子序，此時產生之制動輻射非常大。在附錄A－3中列有空氣的μ/ρ，μ_K/ρ，和$\mu en/\rho$　的值。部分複合材料的能量吸收係數，也列於A－4中，而某些元素的μ/ρ及$\mu en/\rho$　則分別列於表A－13中。

〔例4〕：光子能量為10mev 的光子束有10^6光子數，與厚2.0 g/cm² 的冷凝空氣薄層碰撞，試說明能量從光子束中挪移的方式。（附錄表A－13，$\frac{\mu}{\rho} = 0.0204$ cm²/g，$\mu_K/\rho = 0.0151$ cm²/g $\mu en/\rho = 0.0145$ cm²/g ）

〔解1〕由$E_K = \triangle N \cdot \overline{E}_K = \mu_K/\rho \cdot (N \cdot h\nu) \cdot (\triangle x \cdot \rho)$

得轉移給電子的動能$E_K = 0.0151 \times 10^6 \times 10 \times 2.0$

$= 3.02 \times 10^5$ mev

吸收能量　$E_a = 0.0145 \times 10^6 \times 10 \times 2.0$

$= 2.9 \times 10^5$ mev

〔解2〕亦可由$\triangle x$內，挪移的光子數，再決定平均轉移動能與吸收能量。

$$\mu/\rho = \frac{\triangle N}{N} \times \frac{1}{(\triangle x \cdot \rho)}$$

$$\therefore \triangle N = N \cdot \mu/\rho \cdot (\triangle x \cdot \rho) = 10^6 \times 0.0204 \times 2.0$$

$$= 4.08 \times 10^4$$

每個作用的平均能量遞移為$\overline{E}_K = \frac{\mu_K/\rho}{\mu/\rho} \times h\nu = \frac{0.0151}{0.0204}$

$\times 10 = 7.4$ mev

$\therefore E_K = \triangle N \cdot \overline{E}_K = 4.08 \times 10^4 \times 7.4 = 3.02 \times 10^5$ mev

$Een = \triangle N \cdot \overline{E}en = \triangle N \cdot \frac{\mu en/\rho}{\mu/\rho} \cdot h\nu = 4.08 \times 10^4$

$\times \frac{0.0145}{0.0204} \times 10$

$= 4.08 \times 10^4 \times 7.1$ mev $= 2.9 \times 10^5$ mev

從此例可看出來，平均每一被挪移的 10mev 光子，有 7.4mev 變成電子動能，有 $10-7.4=2.6$ mev 的能量是散射掉，有 7.1mev 的能量被吸收。有 $7.4-7.1=0.3$mev 變成制動輻射。故每一作用輻射出來的總能為 $2.6+0.3=2.9$ mev 。事實上是比這還複雜。因輻射出來（包括散射及制動輻射）的能量，很可能又被吸收，要看物質的厚度。以下我們將談到光子使電子運動的方法。可由三方面循序說明，一為光電效應，一為康普頓效應，一為成對發生。

4－5 光電效應的能量遞移，吸收係數 $\tau k, \tau en$ 及其原子序，光子能量的關係

元素具有放射性，會放射出 α ， β ， γ ，中子，X－光特性輻射（螢光輻射），電子捕獲，鄂格電子，轉換電子等，元素也隨之而蛻變至穩定同位素為止；而輻射線（ X ，r－射線）與物質作用則會發生光電效應，康普頓效應，成對發生等效應，使電子運動，而有能量轉移與吸收等論題。

如圖 4－4 右上圖所示：

當入射的 hν 光子被原子的K層電子所吸收時，此電子即從原子中射出，此種效應稱為光電效應，射出的電子稱為光電子，這種反應可以可以發生在K，L，M，N等的任一層的電子。當K層電子被打掉時，就留下空洞，由外層電子跳回填滿而產生X－光特性輻射，（或螢光輻射）。當螢光碰上外層電子時，被外層電子所吸收，隨即克服束縛能而釋出，此被螢光輻射所釋出的電子稱為鄂格電子。因重原子較發生光電效應，故重原子的螢光或鄂格電子較多。

隨光子能量而變的光電吸收 Variation of photoelectric absorption with photon energy

光電效應的衰減係數以 τ 表之，能量轉移以 τ_K 表之，能量吸收以 τen 表之，質量衰減係數以 t/ρ 表之。現在我們來看圖 4－4 ，此

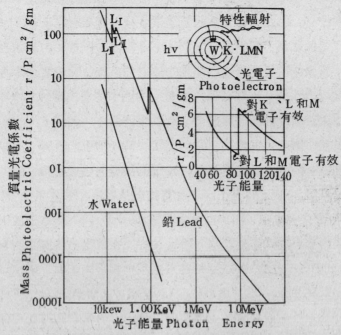

圖 4 — 4右上圖說明光子和原子作用，打出K層電子而產生光電子，當K層的電洞被填上時即放出特性輻射，主圖－－水和鉛的光電衰減係數繪於對數格紙上，插圖更明確表出鉛在K吸收邊端的光電衰減係數，在變能端K、L和M電子都會有光電吸收，而低能端只有L和M電子可能。

圖，係質量光電係數對光子能量圖。用水來代表低原子序的材料，而鉛則代表高原子序物質。這些數據是繪在雙對數格紙上。能量從1kev到10 mev，而質量衰減係數從 $0.001cm^2/g$ 到 $1000cm^2/g$ ，對水而言光子能量由 10kev 增至 60kev 時 ，此係數很快從 $4.35cm^2/g$ 降到 $0.013cm^2/g$ ，而到 100kev 時幾乎可忽略。在能量從 10kev 加倍增至 20kev 時 ，係數從 4.35 降至 0.475，其比例大約降 9 倍。定律指出此種變化關係大約為 $\frac{1}{E^3}$ 故能量加倍會使係數減少 $2^3 = 8$ 倍，和實驗值頗相符合。另外我們先來看在對數坐標中一直線時 ，其間的關係：在對數坐標中 ，圖形成一直線其數學式為 $\log y = C_0 + N \log X$，N為直線的斜率 ，當N為正時 ，表 $\log y$ 與 $\log x$ 成正比，

當 N 爲負時，log y 與 log x 成負比。上式可改寫成 log y ＝ logcx^n
∴ y ＝ cx^n 。由此式可知在對數坐標中成一直線時，y 與 x^n 成正
比。有了這個關係式我們再來看圖 4－4 中水的圖形，由於水在對數
坐標中，質量光電衰減係數與能量的圖形爲直線，又因其斜率爲負故
知係數 τ / ρ $\alpha \frac{1}{E^n}$。N 爲斜率的數值。由圖中可看出每增加水平刻度
1 循環，垂直刻度就減少 3 循環，故 N 值近似 3。因此 τ / ρ $\alpha \frac{1}{E^3}$。

關於鉛，圖形更複雜了，它包含了一系列垂直「斷裂」。第一個
斷裂發生在 88kev 處，此值正是鉛 K 層的束縛能（參閱第二章的表 2
－1）。低於 88kev 的光子，沒有足夠能量射出 K 層電子。因此只
限於 L·M 層才有光電子釋出。剛高過 88kev 時，K 層電子被射出，
其作用的機率（或截面積 τ / ρ）增大 5 倍。在對數坐標圖中因刻度較
密度，K 的斷裂不太大，若以等刻度來表示則相當大如右上圖所示。在
右上圖中，在 88kev 處，係數由 1.54cm^2/g 增至 7.0cm^2/g。這
個增加完全是由兩個 K 層電子突然加入所致。因此在剛過此不連續處
的能量時，所有的 L，M 電子只供給質量光電係數 1.54cm^2/g，而
K 層的 2 個電子則供給質量光電係數 7.00－1.54＝5.46cm^2/g
的值。2 個 K 層電子比 8 個 L 層電子所提供的吸收效應超過 5 倍以上
。因此我們可以得到結論「束縛愈緊的電子，是引起光電吸收愈重要
，且當光子的能量恰足以使電子克服束縛而釋出時，其光電吸收發生
的機率最大」。

既然在 K 斷裂時，K 層電子的吸收效應比 L、M 層的電子大 5 倍
以上，同理在低於 K 斷裂的斷裂吸收，大部分吸收是由於光子與 L 層
電子的作用所致。

從 15 到 13 kev 有三個斷裂出現，分別產生在 L_I，L_{II}，L_{III} 層
（L 層有三個分層）。低於這能量吸收過程只與 M 層有關，若曲線繼
續延伸則有 5 個 M 分層的斷裂出現在 2 到 4 kev 處。

鉛曲線兩斷裂之間的直線部分其斜率大約爲 3，所以係數和能量

的關係為 $\tau/\rho \; \alpha \dfrac{1}{E^3}$ 。這個定律不能運用於接近斷裂部分。因在這些地方較高能量的光子可以比較低能量的光子有較大的吸收係數。在很高能量（大於 1 mev）鉛的曲線逐漸改變斜率，最後達 45° 的值，在這 45° 值的範圍內，能量加倍，係數就減半，即 $\tau/\rho \; \alpha \dfrac{1}{E}$ 。從整個圖形可以看出，能量愈高，光電吸收係數愈小。但在斷裂處，則相反，較高能量有較大的吸收係數。

光電吸收對原子序的變化

從圖 4－4 可看出鉛在 K 層斷裂以上的吸收係數值比水大 1 千倍以上（垂直軸距離略大於三個循環）。這兩個物質的原子序分別為82與 7.42 大約10:1 。其三次方為 1000:1，故定律指出質量光電衰減係數 τ/ρ 正比於 Z^3 。由於每一個原子含有Z個電子，故原子衰減係數 $_a\tau$ 正比於 Z^4 （當然因 $e\mu = \mu/\rho \cdot No \; \therefore e\mu$ 正比於 Z^3 ）。從上面的討論可知，很明顯的光電吸收作用的機率是由每一個原子內電子所在殼層所決定。因此我們通常是以原子衰減係數來描述，而不用電子衰減（或吸收）係數。附錄A－9到A－13列出部分元素的光電衰減係數。

光電能量轉移係數

當 $h\nu$ 的光子把K層電子射出時，光電子獲得了 $h\nu$－中的能量，ϕ 為K層電子的束縛能，在K層中就留下一個電洞（hole），當此電洞被外層電子跳回填滿時即是有X－特性輻射產生，設 δ 特性輻射的能量，則 $h\nu - \delta$ 即為轉變成電子動能的平均能量，故質量光電能量轉移係數可表為 $\tau_K/\rho = \tau/\rho \times \dfrac{h\nu - \delta}{h\nu} = \dfrac{\tau}{\rho}\left(1 - \dfrac{\delta}{h\nu}\right)$ 修正項 $\dfrac{\delta}{h\nu}$ 由吸收體的原子序決定之。

首先我們考慮高原子序物質，如 $\phi = 87.9 kev$ 的鉛，若入射光子 $h\nu = 100 kev$ 則光電子獲得動能 12.1kev,X－光特性輻射的能

量爲87.9kev，故修正項爲 $1 - \dfrac{87.9}{100} = 0.121$ ，故能量轉移係數爲衰減係數的 12.1％ 。

　　對於低原子序物質，如：組織。K層的束縛能爲0.5kev 。對於 $h\nu = 100kev$ 的入射光子，光電子將獲得99.5kev的動能，而激態原子具有0.5kev的能量。當外層電子塡入電洞時，會射出0.5kev的特性輻射。這個軟輻射會被吸收使電子在同一格子裏運動。故儘管有小部分能量會被輻射出，它會再被吸收。結果爲100kev的光子，變成0.5kev的電子和99.5kev 的光電子。在組織中當光子被光電吸收時，其能量大部分傳給組織而產生光電子，少部分由特性輻射轉變成小能量電子（ 0.5kev ）。因此對軟組織而言，光電吸收的衰減係數和能量轉移係數相等，亦卽組織的 $\tau = \tau_K = \tau en$

光電效應總結

(1)光電效應對束縛愈緊的電子愈會發生 。

(2)入射光子能量恰足以打出某層電子時，發生光電效應的機率最大。

(3)光電效應截面積（衰減係數） τ / ρ ， $e\tau$ ，在 1mev 以下時

　　　 τ / ρ or $e\tau$ $\alpha \dfrac{1}{E^3}$ 在 1 mev 以上時， τ / ρ 或 $e\tau$ $\alpha \dfrac{1}{E}$

(4)光電效應與原子序的關係爲 τ / ρ 或 $e\tau$ α Z^3 ，（ 質量光電衰減係數或電子光電衰減係數與 Z^3 成正比 ）。至於原子光電衰減係數則與 Z^4 成正比，卽 $a\tau$ α Z^4

(5)組織的 $\tau en \simeq \tau_K \simeq \tau$

4－6　相干散射與康普頓效應

　　光打在物質上起光電效應時，大部分被吸收，小部分藉制動輻射

（甚少），螢光輻射散射掉。現來討論大部分散射掉，小部分被吸收的作用——康普頓效應。

束縛電子與自由電子　Bind and Unbind Electron

光電效應是與束縛電子作用，康普頓效應則與外層的自由電子作用。所謂自由電子，乃是原子的外層電子其束縛能僅幾 ev 而已，比起入射光子的能量（如100kev）實在太小，此電子可視爲自由電子或未束縛電子。由於柔軟組織係由低原子序元素組成，他們所有的電子都可以視爲自由電子。

古典散射—相干散射 σ_{coh} Classical Scattering — Coherent Scattering

相干散射如圖４—５所示。散射的波長與入射波長相同，古典電磁理論或量子理論均可用來解釋此現象（參閱原子物理）因著光子能量不變，故相干散射的能量吸收係數 $\sigma_{coh}=0$ 。雖然能量吸收等於零，但它仍是把入射光子從原來入射方向挪移開了。這種散射在處理低能量Ｘ—射線時是重要的，在晶體反射Ｘ—射線的繞射問題中也有重要性。因着相干散射是各方向都有，故有衰減係數 σ_{coh} 的值存在。其值列於附錄Ａ－９至Ａ－１３中。

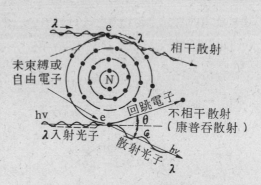

圖４－５　相干散射與康普頓散射圖的上端爲合調散射，散射波長與入射波長相同。圖的下端爲康普頓散射，注意散射波長與入射波長不同，波長變長了。

4－7　康普頓效應的能量遞移、吸收、散熱係數$\sigma k, \sigma en, \sigma s$及其原子序、光子能量的關係

圖4－5中的下端即為康普頓散射。由原子物理我們知康普頓散射在各個角度都有，且波長的變化隨各個角度而不同，其關係式為

$$\lambda' - \lambda = \frac{h}{M \cdot C}(1 - \cos\phi)　　　（4－8）$$

但現在我們的是電子在各角度獲得多少的動能及與散射光子能量之間的關係。

由4－8式得

$$\frac{1}{\nu'} - \frac{1}{\nu} = \frac{h}{M_0 C^2}(1 - \cos\phi) \Rightarrow \nu - \nu' = \frac{h\nu\nu'}{M_0 C^2}(1 - \cos\phi)$$

$$h\nu - h\nu' = \frac{h\nu}{m_0 C^2} \cdot h\nu'(1 - \cos\phi) \Rightarrow h\nu = h\nu'\left[1 + \frac{h\nu}{M_0 C^2}(1 - \cos\phi)\right]$$

$$\therefore h\nu' = h\nu \cdot \frac{1}{1 + \alpha(1 - \cos\phi)}　　　（4－9）$$

$$\therefore E = h\nu \cdot \frac{\alpha(1 - \cos\phi)}{1 + \alpha(1 - \cos\phi)}　　　（4－9a）$$

其中 $\alpha = \dfrac{h\nu}{M_0 C^2}$　　$h\nu = E + h\nu'$　　　（4－9b）

α為入射光子與電子靜止能量比，E為電子所獲的動能。$h\nu'$為散射光子的能量。ϕ為散射光子與電子穿透方向的夾角。由式（4－9）可知當$\phi = 180°$時，$h\nu'$最小，電子獲得動能最大，即

$$h\nu'_{min} = \frac{h\nu}{1 + 2\alpha} \quad \text{or} \quad E_{max} = h\nu \cdot \frac{2\alpha}{1 + 2\alpha} \quad \phi = 180°$$

$$\cdots\cdots\cdots\cdots\cdots\cdots\cdots\cdots\cdots\cdots\cdots (4-10)$$

由式 4－8 知，當 $\phi = 0°$ 時，λ 不變，ϕ 角愈大波長差愈大，即能量損失愈大。當 $\phi = 180°$ 時，波長差最大，亦即能量損失最大，正如（ 4－10 ）式所示。

現來探討入射光子能量與電子靜止能量相對大小與電子所帶走的能量之間的關係：

(a)相對於電子靜止能量，入射光子為低能量時：

設入射光子能量為 $5.11\text{kev} = 0.00511\text{mev}$ $\therefore \alpha = \dfrac{h\nu}{0.511}$ $= \dfrac{0.00511}{0.511} = 0.01$

則電子最大動能 $E_{max} = 5.11\text{kev} \times \dfrac{2 \times 0.01}{1 + 2 \times 0.01} = 0.1\text{kev}$

$$h\nu'_{min} = \frac{5.11\text{kev}}{1 + 2 \times 0.01} = 5.01\text{kev}$$

由此可見電子所帶走的只是小部分的能量。這猶如在碰撞的問題中，可把入射光子看成小球，電子看成大球，則大球所帶走的能量很少，故入射光子為低能量時，由康普頓效應所產生的電子，因其帶走能量甚少，故不易造成生物傷害。

(b)相對於電子靜止能量，入射光子為高能量時設入射光子能量為

$$5.11\text{mev} \text{ 時，} \alpha = \frac{5.11}{0.511} = 10.0$$

則　$E_{max} = 5.11\text{mev} \times \dfrac{2 \times 10}{1 + 2 \times 10} = 4.87\text{mev}$

$$h\nu'_{min} = 5.11 \times \frac{1}{1 + 2 \times 10} = 0.24\text{mev}$$

電子帶走了大部分的能量，在碰撞問題中，可把高能光子當做大球，電子當做小球，小球所獲得的能量佔大部分。由此可見高能入射光子若經由康普頓效應電子會獲得大部分能量而產生生物傷害。

(C)高能入射光子和電子產生康普頓碰撞時，散射光子在 $90°$ 的能量

幾為 0.511 mev，在 $\phi = 180°$ 時為 0.255 mev，與入射光子能量無關。

$\phi = 90°$ 時，$\alpha = \dfrac{h\nu}{0.511} \gg 1$ ，由式 $4-9$

$$h\nu' = h\nu \cdot \frac{1}{1+\alpha} = \frac{h\nu}{\alpha} = \frac{h\nu}{h\nu/0.511} = 0.511 \text{mev}$$

$\phi = 180°$ 時，由（$4-10$）式 $\quad h\nu'_{min} = \dfrac{h\nu}{1+2\alpha} = \dfrac{h\nu}{2\alpha}$

$$= \frac{h\nu}{2 \cdot h\nu/0.511} = 0.255 \text{ mev}$$

從上面例子及其討論中，可知當康普頓效應發生時，撞射的電子會獲得 0 至 E_{max} 的能量，其能量之獲得，大小取決於 ϕ 角。

康普頓效應與 Z 的關係：

康普頓效應和自由電子有關，而各物質每克的電子數與 $\dfrac{Z}{A}$ 有關，故康普頓效應正比於 $\dfrac{Z}{A}$ 。

4 – 7 – 2　康普頓能量轉移係數 σ_K 和散射係數 σ_s。

康普頓效應的吸收係數或截面積，可以 σ 表之，康普頓效應的能量轉移係數可表為

$$\sigma_K = \sigma \cdot \frac{\overline{E}_K}{h\nu} \quad \text{or} \quad \overline{E}_K = h\nu \cdot \frac{\sigma_K}{\infty} \qquad （4-11）$$

式中 $\overline{E}_K$ 為每一發生康普頓效應，光子傳給電子的平均能量，σ 是康普頓衰減係數，或總係數，因每一康普頓碰撞中總有部分能量被散射，故定義散射輻射 σ_s 為

$$\sigma_s = \sigma - \sigma_K = \sigma\left(1 \cdot \frac{\overline{E}_K}{h\nu}\right) \qquad （4-12）$$

關於康普頓能量吸收係數 σen 則對低原子序的物質而言，當能量達

到 2 mev 前 $\sigma en = \sigma_K$ 。在高能量時，σen 則比 σ_K 小幾％。

σ 和 σ_K 的值列於表 A－9的第2，3行。從表中可看出 σ 隨光子能量的升高而減小。此外光子能量在10到100kev時，$\sigma_K << \sigma$。而高能量的光子（$h\nu = 10$mev）時，σ_K 逐漸趨近於 σ 。所以光子能量小時，電子獲得極少能量，而超過 10mev 的光子能量時，電子獲得大部分能量。此正與前述的觀念相吻合。

〔例5〕設有一能量為 0.01mev 的光子，其射束共含 10^5 個光子射在厚 10^{22} atom／cm² 的碳片上，求從射束中挪移的光子數，轉移給電子的能量及射束的散射能量

〔解〕由表A－9得知 0.01mev 的光子 $\sigma = 3.84 \times 10^{-24}$ cm²/atom $\quad \sigma coh = 3.04 \times 10^{-24}$ cm²／atom

$\sigma_K = 6 \times 0.0077 = 0.0462 \times 10^{-24}$ cm²/atom （ 0.0077為氫的 0.01mev 時的 σ_K ，因碳有6個電子故乘6 ）

①挪移的光子數＝$\triangle N + \triangle N\,coh = N \cdot \sigma \cdot (\triangle X \cdot \rho) + N \cdot \sigma coh \cdot (\triangle X \cdot \rho) = 10^5 \times 3.84 \times 10^{-24} \times 10^{22} + 10^5 \times 3.04 \times 10^{-24} \times 10^{22}$

$\qquad = 3840 + 3040 = 6880$

②$E_K = \triangle N \cdot \overline{E}_K = \triangle N \times h\nu \times \sigma_K / \sigma = 3840 \times 0.01 \times 0.0462$

$\quad /3.84 = 0.46$mev

③$E_s = E\sigma_s + Ecoh = (\triangle N \cdot h\nu - \triangle N \cdot \overline{E}_K) + \triangle Ncoh \cdot h\nu$

$\quad = 3840 \times 0.01 - 0.46 + 3040 \times 0.01 = 68.34$mev

$\quad 68.34 + 0.46 = 68.8$mev 與 $\triangle N \cdot h\nu = 6880 \times 0.01$

$\quad = 68.8$mev 相吻合

康普頓效應總結

(1)康普頓效應係與自由電子發生作用。

(2)康普頓效應與 $\dfrac{Z}{A}$ 成正比。

(3)康普頓效應發生的機率，隨光子能量的增加而遞減，但不像光電效

應那麼快。

(4)每次碰撞中，部分能量被散射，部分被吸收，其數量取決於散射角度與光子能量。

(5)一旦發生康普頓效應，在每次碰撞中，平均而言，轉移成電子動能的比例，隨光子能量的增加而增加。故在低能量光子時 $\sigma_K \ll \sigma$，高能量光子則 $\sigma_K \simeq \sigma$．

(6)平均而言，康普頓效應的散射能量較多，故在低能量時 $\sigma_s \simeq \sigma$。當光子能量在100kev到10mev時，康普頓吸收比光電吸收或成對發生重要的多。

4－8　成對發生的能量遞移，吸收係數 πk，πen，三項發生 πe 及其與原子序，光子能量的關係與互毀輻射

若入射光子能量大於1.02mev時，光子可經由成對發生而被吸收。當光子行經原子核心附近時，會因着核心的強電場消失而變成一對正、負電子，如圖4－6所示。此反應可說是質能互變的最好例子。

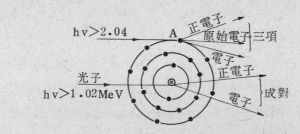

圖4－6　圖示成對發生及三項發生。成對發生時光子與原子核附近的強電場作用，而生成正電子及電子。三項發生時光子與電子之場域作用，而生成三個質點：原來的電子、正電子及電子。

因為一個電子的能量相當於0.511mev，故欲形成兩個粒子，光子的能量最少應為 $2 \times 0.511 = 1.02$mev。又因電子和正子帶相反的電

荷，故反應中沒有多餘的電荷產生。假如光子能量超過 $1.022\,\mathrm{mev}$，則多餘的能量將由正子和電子分享，即 $h\nu = 1.02 + E_+ + E_-$

$$\cdots\cdots\cdots\cdots\cdots\cdots\cdots\cdots\cdots\cdots\cdots\cdots\cdots\cdots\cdots\cdots(4-13)$$

式中 E_+，E_- 分別爲正子，電子的動能。這個反應必須看成光子與原子核的碰撞。在碰撞中原子核以某動量反跳，同時獲得一些能量，但其能量比起電子，正子所獲得能量微乎其微，故在上式中把它忽略。

三項發生（ triple production ），如圖 4－6 所示，除了是發生在電子附近的電場外，其他性質與成對發生相同。這個反應，產生三個粒子，有正子，發生電子，原來電子，故稱三項，三項發生的起始能量（ threshold energy ）比成對發生高，約爲 $2.04\,\mathrm{mev}$，爲成對發生的兩倍。

若入射光子的能量爲 $10\,\mathrm{mev}$，則由 4－13 式知正子與電子的動能和爲 $10 - 1.02 = 9.98\,\mathrm{mev}$，每一粒子最可能的能量分配爲其半量 $4.49\,\mathrm{mev}$，可是實際上所有多餘的能量可能完全給某粒子而不給另一粒子。正子與電子一樣，在通過物質時，會激發、游離原子直到它停下來爲止。

正子互毀（ positron annihilation ）

移動緩慢的正子和物質內富藏的自由電子結合，產生兩道輻射光子如圖 4－7 所示，此爲質量轉變爲能量的好例子。兩道光子各帶 0.511 Mev 的能量，由消失點向相反方向射出，此種現象稱爲互毀輻射。因着向相反方向射出，也沒有電荷產生故合乎動量守恆與電荷守恆。另外正子也可能含有一些動能時產生互毀，在這種情況下多餘的能量會形成輻射。但正子在其近乎靜止前不易爲電子所捕獲。

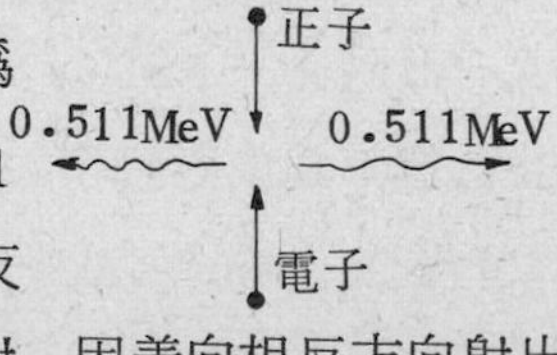

圖 4 － 7
互毀輻射

正子
0.511MeV 0.511MeV
電子

成對發生與能量變化的關係

成對發生的截面積通常以帶有適當註脚的 π 表之，其線性、質量、原子及電子係數分別以 π、π/ρ、a^π、e^π 表示，其相對應的能量轉移與吸收係數則爲 π_K 和 πen。成對發生的截面積 π 在 $1.02mev$ 能限以上時隨能量增高而急速增加，其增加量亦隨光子能量之增高而增加，這和康普頓及光電效應相反，它們兩者都是隨能量增加而減少的。因此就成對發生的阻擋而言，高能光子比低能光子更易被阻擋。換句話說，考慮對發生時，高能射束比低能射束穿透少些。

成對發生與原子序的關係

由於成對發生是在核心電場中產生，我們可以預見它會隨原子序增加而急速增加，因當 Z 增加時，原子核周圍的電場也增加。每原子的成對發生係數 a^π，正比於原子序平方 Z^2，故鉛原子（ $Z=82$ ）在成對發生中會比氧原子（ $Z=8$ ）多吸收 100 倍多的能量，因 $(\frac{82}{8})^2 \cong$ 100，一個鉛原子的電子數爲氧的 10 倍，故鉛的電子成對發生吸收係數爲氧的 10 倍左右，即電子吸收係數 e^π 正比於原子序一次方 Z。由於所有物質每克所含的電子數大約相等，故每克吸收係數卽質量成對發生吸收係數正比於 Z。一些常用元素的每原子的成對及三項係數，列於附錄表 A－9 到 A－13 中。由這些表中我們可看出對於大 Z 元素，三項發生的機率爲成對發生的 1％，對小 Z 元素而言，則三項爲成對發生的 10％

成對發生與能量遞移係數：

成對發生的能量轉移係數 π_K 與衰減係數 π 的關係爲

$$\pi_K = \pi \cdot \frac{\overline{E_K}}{h\nu} \qquad (4-14)$$

式中 $\overline{E}_K$ 為每一成對發生中轉移給正子、電子的平均動能，因正子靜止時會有互毀輻射，故電荷眞正獲得的平均動能爲 $h\nu - 1.02$ mev $= \overline{E}_K$

$$\therefore \pi_K = \pi \cdot \frac{(h\nu - 1.02)}{h\nu} = \pi \left(1 - \frac{1.02}{h\nu}\right) h\nu \text{ 的單位爲 mev}$$

成對發生中，產生的高能電子或正子有足夠的能量會產生制動輻射，故能量吸收係數 π_{en} 小於 π_K，此與光電效應、康普頓效應相類似。10mev 的光子其 π_{en} 比 π_K 小 4%

〔例6〕含有 10^6 光子的射束，每個光子帶有 10mev 的能量，撞擊在 10^{22} atom/cm² 的碳片上，求由核心電場的成對發生所引起的挪移光子數，轉變成動能的能量，被吸收的能量，及變成制動輻射的能量。在 A-9 表中 10mev 的光子

$\pi = 0.076 \times 10^{-24}$ cm²/atom 假定 π_{en} 比 π_K 小 4%

〔解〕：$\triangle N = N \times \pi \times (\triangle X \cdot \rho) = 10^6 \times 0.076 \times 10^{-24}$
$$\times 10^{22} = 760 \text{ 個}$$

轉變成動能的能量 $= 760 \times (10 - 1.02) = 760 \times 8.98$
$$= 6824.8 \text{ mev}$$

制動輻射的能量 $= 6824.8 \times 4\% = 273$ mev

被吸收的能量 $= 6824.8 - 273 = 6551.8$ mev

Check：互毀輻射 $760 \times 1.02 = 775.2$ mev

$$\therefore \text{總挪移能量} = 775.2 + 6551.8 + 273 = 7600 \text{ mev}$$
$$= 760 \times 10 \text{ mev}$$

成對發生的總結

(1)成對發生是光子與原子核間的反應

(2)成對發生的起始能量爲 1.02mev

(3)高於 1.02 mev 起始能量時，成對發生隨光子能量的增高而急速上

升。

⑷原子成對發生衰減係數正比於 Z^2，電子或質量成對發生係數則正比
　於 Z 。

⑸轉爲電荷的動能比入射光子少 $1.02\,\mathrm{mev}$

⑹由於制動輻射、吸收能量通常比電荷動能小，在 $10\,\mathrm{mev}$ 時 π_{en} 比
　π_{K} 約小 4%

⑺對大的 Z 值，三項發生爲成對發生的 1%
　對小 Z ，則三項發生爲成對發生的 10%

4－9　總衰減係數 μ 及總能量吸收係數 μ_{en}

　　一般說來，單一光子和物質作用時，光電效應、康普頓效應、相
干散射、成對發生等四種反應都可能發生，但每一次作用只能有一種
反應發生。各種作用的相對機率與反應的截面積成比例，而每一次作
用的機率則與截面積的總和成比例，所以總衰減係數 μ 爲四項的總和
即：　　$\mu = \tau + \sigma\,\mathrm{coh} + \sigma + \pi$　　　　（4－15）

　　在低原子序的物質，除了在極低能量（＜$10\,\mathrm{kev}$ ）外，$\sigma\,\mathrm{coh}$
常可忽略。因此總和中常略去 $\sigma\,\mathrm{coh}$ 。（4－15）式只要加上適當的註
腳，同樣可以用到質量、電子，或原子係數上。圖4－8爲水、銅、
鉛的總質量衰減係數。對所有材料而言，能量增加時，曲線剛開始處
降的很快，這是由於光電效應的範圍內 τ 急速下降的緣故，此後曲線在
$200\,\mathrm{kev}$ 到 $5\,\mathrm{mev}$ 間（康普頓效應爲主）曲線的下降緩慢下來。最
後在高能區又因成對發生而稍稍上升。就水而言從 10 到 $100\,\mathrm{mev}$ 區
總係數幾爲常數，原因是康普頓係數的減少與對偶製造的增加量幾乎
相同。而鉛在高能區的增加就明顯多了，因高原子序物質有大量成對
發生的緣故（ $\pi/\rho\ \alpha\ Z$ ）另外值得注意的是鉛的最小質量衰減係數發
生在 2 到 $3\,\mathrm{mev}$ 銅的最小質量衰減係數則在 5 到 $10\ \mathrm{mev}$ 處。

　　在 200 到 $400\,\mathrm{kev}$ 能區通常利用高原子序物質（錫、銅、鉛）

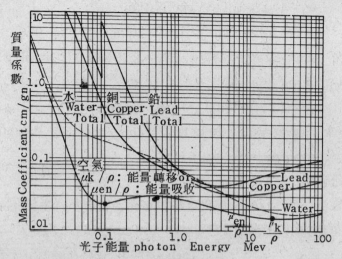

圖 4 - 8　圖示水、銅及鉛的總質量衰減係數 μ/ρ 及空氣的質量能量轉移係數 $\mu k/\rho$，質量能量吸收係數 $\dfrac{\mu en}{\rho}$

的濾器把「軟性」（ Soft ）低能量部分從X－射線中濾除。但由具他加速器所產生的輻射就不能以此法濾除。原因是能量高強度大的光子比次大的光子要被吸收得快些。譬如我們把鉛此種重濾器放在以最高能量為25到30 mev 運轉的具他加速器射束中，則穿透的射束中，2到3 mev的光子最多，而不是具他加速器所產生強度最大的部分。最大的部分已被吸收掉，因鉛在 2～3 mev 的衰減係數最小。

在康普頓效應明顯區內（ 500 kev 到 5 mev ）所有物質的質量衰減係數幾乎相同，圖4－8之少許差異是每克電子數的少量差別所致（ No = $\dfrac{Z}{A}$ 的少量差別）。若以電子衰減係數來給曲線，則此區內的圖形將會相同。鉛每克電子數約比水少25％， 所以質量衰減係數約少25％。在康普頓明顯區，每克物質的能量轉移與能量吸收約略相等。

〔例7〕：從附錄表A－13第2，3，4，5行的各係數，找出鉛在10mev的總質量衰減係數。

（解） $\tau = 0.178\times10^{-24}$ cm²/atom $\quad \sigma\,\mathrm{coh} = 0$

$\sigma = 4.19\times10^{-24}$ cm²/atom

$\pi^{\mathrm{n}} = 12.6\times10^{-24}$ cm²/atom $\quad \pi^{\mathrm{e}} = 0.096\times10^{-24}$

cm²/atom ，每克原子數 $= 2.98\times10^{21}$ atom/g

$\mu = \tau + \sigma\,\mathrm{coh} + \sigma + \pi^{\mathrm{n}} + \pi^{\mathrm{e}}$

$= 17.064\times10^{-24}$ cm²/atom

$\therefore \mu/\rho = 17.064\times10^{-24}$ cm²/atom $\times 2.98\times10^{21}$

atom/g $= 0.0496$ cm²/g

此值列於表A－13的第六行。

〔例 8 〕：找出10mev射束穿過 2cm 鉛（密度 11.3 g/cm²）的
比例，和實際的吸收能量。已知 $\mu/\rho = 0.0496$cm²/g

$$\mu\mathrm{en}/\rho = 0.0310 \mathrm{cm}^2/\mathrm{g}$$

〔解〕$N = N_0\ e^{-\mu x} = N_0\ e^{-\mu/\rho\cdot(\rho x)}$

$\therefore$ 穿透的比例 $\dfrac{N}{N_0} = e^{-\mu/\rho\cdot(\rho\cdot x)} = e^{-0.0496\times11.3\times2} = e^{-1.12}$

$= e^{-1.1}\times e^{-0.02} = 0.333\times0.980 = 0.326$

每一作用的平均實際吸收能量爲

$$\overline{E}_a = h\nu\cdot\frac{\mu\mathrm{en}/\rho}{\mu/\rho} = 10\times\frac{0.0310}{0.0496} = 6.25\,\mathrm{mev}$$

$\therefore$ 入射能量被吸收的比例 $=（1-0.326）\times6.25 = 0.421\,\mathrm{mev}$

總能量吸收係數

上節說到總衰減係數 μ ，實際上可把總衰減係數表成總散射係數
與總能量吸收係數的和。即

$\mu = \tau+\sigma+\sigma\,\mathrm{coh}+\pi = \tau\mathrm{en}+\tau_{\mathrm{s}}+\sigma\,\mathrm{en}+\sigma_{\mathrm{s}}+\sigma\,\mathrm{coh}+\pi\mathrm{en}+\pi_{\mathrm{s}}$

$= \mu_{\mathrm{s}} + \mu\mathrm{en}$ $\qquad$ （ 4 － 16 ）

式中 μ_{s} 爲總散射係數，包括光電效應中幾可忽略的制動輻射即 σ_{s}
所代表者（因光電效應在低能量範圍始具有重要性其輻射效應甚低），

也包括康普頓效應中的的散與制動輻射（即 σ_s 所表示者），相干散射，及成對發生中的互毀輻射與制動輻射（即 π_s 所表示者），但以康普頓散射佔絕大部分。

式中 $\mu en = \tau en + \sigma en + \pi en$ （4－17）

因 τ_s 甚小，π_s 比起 πen 甚小，可忽略，故（4－16）式與（4－17）式可改寫為

$$\mu en = \tau en + \sigma en + \pi en = \tau + \sigma en + \pi \qquad （4-18）$$

$$\therefore \mu = \mu_s + \mu en \simeq \sigma_s + \mu en \qquad （4-19）$$

4－10　各種吸收效應在不同光子能量下的相對重要性及其對物質（骨骼、肌肉、水、空氣）的作用

　　每當光子束和吸收體發生作用時，就有一光被挪開，同時會有一電子（光電子或康氏反跳電子）或電子對被迫離開。這些反應的相對數字是可由計算而得到的，其結果如表4－4所示。表中可看見 20 kev 時70％的電子是光電子，30％為康氏反跳電子。26kev 則各有 50％，而在100kev 時，99％的電子為康氏反跳電子，其餘為 光電子，24mev 時50％是康氏效應，50％則為成對發生。

　　光電子被釋出時，其能量和光子差不多，而康普頓電子所擁有的能量卻比光子少得多。不同型式的電子其所攜帶能量的百分率亦可計算而得，其值列於表4－4的第二部分。從表中可看出26kev 時，只有50％電子為光電子，但卻帶走了95％的能量；在57kev 時，雖然只有8％的光電子，卻還帶走了50％的能量。

　　區分三種不同型態的吸收能區是很重要的，因能量不同時，骨骼和柔軟組織的吸收各不相同。在光電吸收時，骨骼每克吸收能量約為

表 4－4　水的不同形式吸收相對重要性 *

RELATIVE IMPORTANCH OF THE DIFFERENT TYPES
OF ABSORPTION IN WATER *

光　子能　量	相 對 反 應 數 （ % ） Relative Numbers of Processes （%）			每一反應電子能帶能量 % % Energy Carried by Electrons from Each Process		
	光　電 $\tau(100)$ $\tau+\sigma+\pi$	康普吞 $\sigma(100)$ $\tau+\sigma+\pi$	成　對* $\pi(100)$ $\tau+\sigma+\pi$	光　電 $\tau(100)$ $\pi+\sigma_K+\pi_K$	康　普吞 $\sigma_K(100)$ $\tau+\sigma_K+\pi_K$	成　對+ $\pi_K(100)$ $\tau+\sigma_K+\pi_K$
10 kev	95	5	0	100	0	0
20	70	30	0	99	1	0
26	50	50	0	96	4	0
30	39	61	0	93	7	0
40	20	80	0	80	20	0
50	11	89	0	61	39	0
57	8	92	0	50	50	0
60	7	93	0	43	57	0
80	3	96	0	20	80	0
100	1	99	0	9	91	0
150	0	100	0	2	98	0
200	0	100	0	1	99	0
400	0	100	0	0	100	0
1 Mev	0	100	0	0	100	0
2	0	99	1	0	99	1
4	0	94	6	0	93	7
6	0	88	12	0	86	14
8	0	83	17	0	79	21
10	0	77	23	0	72	28
15	0	65	35	0	59	41
20	0	56	44	0	50	50
24	0	50	50	0	43	57
50	0	29	71	0	24	76
100	0	16	84	0	13	87

*計算時總係數中不計合調散射，成對及三重發生的電子在表中不加區分。

柔軟組織的 6 倍，在康普頓效應時骨骼每克吸收的能量約與柔軟組織相同。在成對發生時，骨骼每克吸收能量約爲柔軟組織的兩倍。

運動在固定電壓下的 X－光管今產生低於最高電壓能量的輻射能譜。爲了計算方便起見，我們可以視 X－射線機運轉在電壓 E 時，其輸出的能量約爲 $\frac{E}{3}$ 的單一能量射束相當，因此一個 250kv 的機器相當於 85kev 的單能光束。而一個 22 mv 的貝他加速器，相當於 7mev。記住這個原則我們可以把所發現的總結如下：

柔軟組織中，輻射吸收總結：

(1) 0 到 50kev 光電吸收爲主。

(2) 60kev 到 90kev 光電吸收與康普頓吸收相等重要。

(3) 200kev 到 2mev 康普頓最重要。

(4) 5mev 到 10mev 成對發生開始顯出重要性。

(5) 50mev 到 100mev 成對發生爲最重要。

由以上的結果得知(1) X－光管運轉在 60 到 140kv 時骨骼的吸收要比柔軟組織高得多（約六倍）(2) X－光運轉於 200～250kv 時，（即相當於 60～90kev 的單能光子）骨骼產生額外的吸收。

(3) 鉋－137（662kev），鈷－60（1.25mev）和 2～10 mv X－光機（即 0.6mev～3mev）產生的射束，每克骨骼所吸收的量約與組織相同。

(4) 貝他加速器在 20～25 mv（即 6mev～8mev）運轉下產生的射束，骨骼吸收比組織略多。

現舉一實例說明本節的重要觀念。圖 4－10，是同一患者的兩張 X－光胸像。左邊是標準的診斷機器（80kv）所造，而右邊則用 2mv 的機器所照兩張照片相似處極少，一張很清楚的顯出肋骨和骨架，另一張則把氣室（包含氣管）清晰的描繪出來。這些軟片提供了患者記錄和診斷上的興趣。在輻射治療學者所感興趣的是每一患病所能吸收的是什麼，這兩個觀點是相關的，因骨骼上顯出白影表示輻射已被

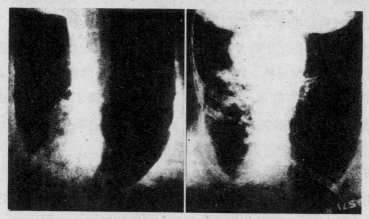

圖 4－10　胸部 X 光片。左邊利用標準診斷機器（ 80kV ）攝得
，而右邊則利用 2MV 之機器所拍攝的。

吸收。低電壓技術比高電壓技術牽涉到更多骨骼吸收問題，因低電壓
技術時，骨骼的光電吸收很重要。

　　高電壓技術時，所有物質每克吸收幾乎相等的輻射，因為此時吸
收發生在康普頓區，氣管之所以清晰可見，乃因充滿了空氣，因此吸
收較少輻射。鎖骨每克吸收輻射與組織相同，但因具有較高密度，故
仍然造成白影，高電壓技術下、白影全由密度不同所產生；而非原子
序不同所造成。

　　這兩張照片說明了衆所周知的放射治療原理，只有在康普頓吸收
的能量區內，骨骼和組織每克吸收的能量相同，而在光電吸收重要的
能區內，骨骼吸收為組織的許多倍，所以無論何種瘤，侵入骨骼，都
必須用高能輻射，即時皮膚表面的特殊瘤也是一樣的。這個原則可以
戲劇性地說明吾人使用 2 mv 的機器來處理耳朵的現象。

4.-11　合成材料的吸收係數

如果知道材料的每個組成元素的吸收係數及含量的百分比，就可以計算出材料的吸收係數。我們可以舉一個例子說明如何計算在 0.01 mev 時，水的總衰減係數（不包含相干散射）。一個水分子包含兩個氫原子和一個氧原子，從表 A－9 和 A－10 得知氫原子的 $\sigma = 0.6404$ 邦／原子，$\tau = 0.0046$ 邦／原子，氧原子 $\sigma = 5.12$ 邦／原子。故一個水分子的總衰減係數

$$\mu = 2 \times (0.6404 + 0.0046) + (5.12 + 143) = 149.41 \text{邦／分子}$$

∴水的總質量衰減係數 $\mu/\rho = \dfrac{6.023 \times 10^{23}}{18}$ 分子／克 $\times 149.41$

邦／分子 $= \dfrac{6.023 \times 10^{23}}{18} \times 14.941 \times 10^{-24} \text{ cm}^2/\text{g}$

$= 4.99 \text{ cm}^2/\text{g}$

這個數值在 A－13 第九行。

同樣的方法，我們可以計算任何其他係數，例如：計算水在 0.01 mev 光子時的 $\mu en/\rho$，我們可以先從表 A－9 及 A－10 得 H 和 O 的 $\mu en/\rho$ 的值，再分別乘上其重量比（18 克的水，含 2 克的氫及 16 克的氧）。從表 A－9 第七行知氫的 $\mu en/\rho = 0.00986 \text{ cm}^2/\text{g}$，氧的 $\mu en/\rho = 5.39 \text{ cm}^2/\text{g}$（表 A－10 第十三行）

∴水的 $\mu en/\rho = 0.00986 \text{ cm}^2/\text{g} \times \dfrac{2}{18} + 5.39 \times \dfrac{16}{18} \text{ cm}^2/\text{g}$

$= 4.79 \text{ cm}^2/\text{g}$

此值在表 A－4 第 3 行，可找到。

4－12 多重過程（個案討論）

在 4－1 節我們談到一個光子平均約須經過 30 次作用，才能使所有的能量轉變為電子的動能。在本節中我們將把前面討論的各種散射和吸收複雜的過程，用一簡單的個案加以說明。

　　首先考慮 1 個 20mev 的光子，進入一類似軟組織材料作成的假人。我們無法知道它第一次作用時，到底走了多遠，因為它可能在表面就與原子碰撞，也可能在表面以下任何深度的地方碰撞，事實上 1 個光子所走的距離，可以從 0 到無窮遠。但為了簡單起見，我們假設它有一個平均範圍，這個平均範圍，可用總衰減係數決定。第三章談到一個放射性原子的平均衰期為 $\frac{1}{\lambda}$，此處 λ 為衰變常數，因 λ 與 μ 在方程式中所代表的意義相似，所以平均範圍 = $\frac{1}{\mu}$ = $\frac{HVL}{0.693}$ = 1.44 HVL。

　　以 100 個 20 mev 的光子在水中為例，總衰減係數為 0.018，（表 A－13 第九行），因此平均範圍為 $\frac{1}{0.018}$ = 56cm。至於其發生作用的過程，在表 4－5 中以圖示的方式顯示出來。作用發生在 A・B・C……X 各點，作用中產生的電子用橫的箭頭表示，散射光子則以垂直箭頭表示。每一作用過程均詳細加以考慮。

作用 A

　　在 A 處平均穿透 56cm 時，發生作用，利用表 4－4 知 20mev 的光子,100 個中有 44 個呈成對發生,56 個呈康普頓效應。44 個成對發生中有 4 個三重發生,（對小 Z 而言約 10％）即 4 個正子，8 個電子，每個的平均能量為 $\frac{20-1.02}{3} = \frac{18.98}{3} \approx \frac{19}{3} = 6.3$ mev。40 個成對發生中，產生 40 個正子和 40 個電子，每個平均能量為 $\frac{19}{2} = 9.5$ mev。44 個正子減慢下來後，會因互毀輻射產生 88 個 0.511mev 的光子。另外 56 個康普頓作用，會產生平均能量為 $\frac{\sigma_K}{\sigma} \times 20$ mev

$$= \frac{0.2201 \times 20}{0.3025} = 14.6 \, \text{mev}$$

的回跳電子，和 56 個平均能量為 $\frac{\sigma - \sigma_K}{\sigma} \times 20$ mev = 5.4 mev 的散射光子。式中的 σ，σ_K，係水的值，其求法如下：對 20mev 而言氫的 $\sigma = 0.03025$，$\sigma_K = 0.02201$，對氧而言，$\sigma = 0.242$，

$\sigma_K = 8 \times 0.02201$ 單位均爲 $10^{-24} cm^2 / atom$。故水的

$\sigma = 0.03025 \times 2 + 0.242 = 0.3025$ 水的

$\sigma_K = 0.02201 \times 2 + (8 \times 0.02201) = 0.2201$ 故水的

$$\frac{\sigma_K}{\sigma} = \frac{0.2201}{0.3025} \text{ 。}$$

爲了簡單起見，在整個個案歷史中，我們只看 88 道 0.511 mev 的 r 一射線。至於 5.4 mev 的康普頓散射光子，因分析方法相同，不再另述。

作用 B

88 個互毀光子，平均經過 10.3cm（求得水 0.511 mev 時之 μ 則 $\frac{1}{\mu}$ 即爲 10.3cm）在 B 點處產生康普頓作用。對這種能量，其成對發生和光電效應的截面積均爲零（表 4－4），只有康普頓作用才可能發生。在這種能量會產生 88 個平均能量爲

$$\frac{\sigma_K}{\sigma} \times (0.511) = 0.175 \text{ mev} = 175 \text{ kev}$$

的康普頓電子及 88 個能量爲（511－175）＝ 336kev 的散射光子。（其中 σ 及 σ_K 均爲水的衰減係數，求法與前相同。）然後這些光子再穿透 9.1cm 在 C 點處產生作用。

作用 C

作用 C．D．E．及 F 與作用 B 類以，每次作用產生一個散射光子和一個回跳電子，且其能量逐漸降低。

作用 G

在 G 處的光子，能量爲 120kev，只有很少的機會會發生光電吸收，在此能量 $\frac{\tau}{\sigma + \tau}$ 的比值約爲 0.01（表 4－4）。故 G 處有 87

表 4－5　100個20Mev之光子的個案歷史

作用發生在 A，B，……X諸點，在這些點上水平之箭頭代表所引動之電子數及其能量。除A點外，向左的箭頭代表康普頓電子，而向右的箭頭代表光電子，垂直線代表每次作用之散射光子。同時垂直線上亦標出下次作用前；光子之數目，能量及其行經的距離。每次作用之反跳電子能量取其平均值$h\nu \cdot \sigma_K/\sigma$，而散射光子，則擁有其餘能量。在所有情況裏，平均射程爲直線吸收係數之倒數，從G到X的作用中，光電子數爲$N \cdot \tau/(\sigma+\tau)$，其中N爲參與作用的光子數，整個過程爲平均作用時幾分之一

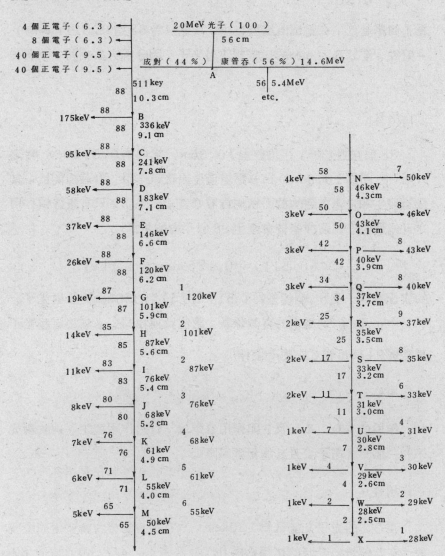

個光子發生康普頓作用，有一個則呈光電作用。光電作用產生一個 120kev 的電子，而康普頓作用產生 87 個 19kev 的電子及 87 個 101 kev 的散射光子。（ 19ker 係由 $\frac{\sigma_{\text{K}}}{\sigma} \times 120$kev 而得，但附錄表中無 120kev， 故可求出水在 150kev 的 σ 及 σ_{K}，與在 100kev 時之 σ 及 σ_{K}，加起來除以 2 而求得 120kev 的近似值 ）

作用 H 到 X

作用 H 到 X 與作用 G 相似。光電子的數目逐漸增加，康普頓散射光子的數目相對減少，到 X 時，只剩一個光子，整個光束可說已全被吸收。

假如我們把 B 以下所有電子的能量加起來，我們可得到（ 0.511 ）×（ 88 ）＝ 44.97mev，這正是互毀輻射光子，被吸收的總能。我們可以從此例中看出前三次作用能量降低很大（ 在三次碰撞內由 20 mev 降至 240kev ），此即顯示康氏效應，當光子為高能時，電子帶走大部分能量。而接着的三次碰撞能量只從 240kev 降至 120kev。在 100kev 以下，康氏過程每次碰撞的能量損失會變得愈來愈小。若光子只有產生康氏過程則經過幾百次的碰撞才會完全被吸收，不像光電效應，只要一次作用就可把光子完全吸收。

表 4 － 5 內的個案討論的任何一部分均可使用。例如從作用 C 到 X 的歷程，可用於 88 個光子每個光子能量為 241kev 的光束。本例所舉的只有 511kev 的光束，另外 56 個能量為 5.4mev 的康氏光子的過程並未列出，且也忽略了制動輻射的碰撞的可能性（ 這種制動輻射又會轉換成電子的運動 ）。

這個例子雖然看似複雜，其實已經相當簡化了。在整個過程中我們假設所發生的都是一種平均的效應，我們使用了平均範圍及平均能量轉移。事實上，每次作用中的能量轉移，可從 0 到 E_{max}．穿透的距離可以從 0 到無窮遠。若用一種叫做「蒙地卡羅」（Monte Carlo）

方法，考慮各種因素所計算出來的個案，結果與此相似。這種計算方法，首先任意選擇一段光子走的距離（有點類似擲銅幣）然後再任意選擇看看發生多少能量的轉移，並計算出散射光子的能量，最後再任意選擇散射光子進入空間的角度，這樣做了5萬次以後，大概可以決定物理現象發生的眞實狀態，這些技術必須使用電子計算機，經過長時間的計算，才能充分獲得實用的數據。

4 —13　吸收係數表

附錄之吸收係數表（表A—3至表A—13）得自華盛頓美國國家標準局的胡貝爾（J.H.Hubbell）先生。

自由電子

利用克雷恩（Klein –Nishina）公式所計算之自由電子的散射係數 σ 及 σ_K 列於表A—9之第二三行。散射係數 σ_s，可由 $\sigma - \sigma_K$ 而得

氫

氫之數據列於表A—9的第一部分。對於氫而言，因爲它只有一個電子，其束縛能很小，可將其視爲自由電子，所以其相干係數爲零。σ_K（自由電子的能量遞移係數）列於第三行。這些值可適用於所有物質而不會產生太大的誤差。將 σ_K 乘上每克所含的電子可得物質的 σ_K / ρ。光電係列於第四行，成對及三項係數列於第四、五行。第六行爲總質量衰減係數，乃 σ，τ 及 π 相加再乘以每克所含之原子數（5.997×10^{23}）而得。第七行爲總質量能量吸收係數。

碳

碳之數據列於表A—9的第八行至第十三行。第八行爲康普頓係

數 σ ，乃是假設碳原子的每一電子均爲自由電子，因此是將第二行所行之值乘上 Z 而得。第九行爲相干散射截面。第十、十一行爲光電、三項及成對截面，第十二行爲總質量衰減係數（包括相干散射係數）第十三行爲（總質量能量吸收係數）

氮、氧、鋁、鈣、銅、錫、鉛（表 A－10 至表 A－13）

這些表格除了加上錫及鉛之 K 及 L 吸收能限的能量所對應的特別項外，其餘與碳相同。同一能量之兩 τ 值，較小者乃對應於恰在吸收能限以下的能量，較大者，乃對應於恰在吸收能限以上的能量的值。

水、肌肉、密質骨，空氣之總質量衰減係數

水、肌肉、及密質骨之總質量衰減係數列於表 A－13 的第九，十，及十一行。這些值乃是將物質之組成的各別係數相加而得這些物質的組成列於表 A－7。空氣之數據則列於表 A－3 之第二行。

空氣、水、硫酸、聚苯乙烯，密質骨和肌肉的總質量能量吸收係數列於表 A－4 之第二行及第七行。

空氣的總質量能量遞移係數列於表 A－3 第三行；而其餘物質只有康普頓作用之能量範圍的質量能量遞移係數，僅需將表 A－9 之第三行的 σ_K 乘上該物質每克所含的電子數即可求得。

空氣的衰減，能量遞移及能量吸收係數也列於表 A－3 第二，三，四行。

第五章　暴露劑量的測量及測量儀器

5 — 1　暴露與吸收(侖琴與雷得)及新的國際 SI 單位

　　1925 年國際放射學會（International Congress of Radiology）第一次在倫敦召開時，成立國際輻射單位與度量委員會（International Commission on Radiation Units and Measurements, ICRU）負責輻射單位的定義及測量。1928 年 ICRU 正式提出侖琴的定義。1937 年國際放射學會在芝加哥舉行，把侖琴的定義稍做改正，但其主要觀念則保持與 1928 年提出的一樣。侖琴是一種暴露單位，用來度量 X—光源輸出或放射性物質的放射。根據侖琴的定義，當光子能量在 3 Mev 以上時，就無法測其輻射，且侖琴的定義只適用於電磁輻射，不適用於電子、質子、和中子等類質點。因此，在 1956 年便發展出一個新的單位「雷得」，做為吸收劑量或劑量的單位。一雷得相當於每克物質吸收 100 爾格的能量，不僅適用於電磁輻射，亦適用於電子、質子、中子等類質點。

　　暴露與吸收劑量的差別，最主要的，暴露劑量係用來描述放射線的性質，即其游離的能力；而吸收劑量則着重在介質（尤指生物體）所吸收的能量。假如已經知道了某一點的暴露量，則可算出該點的劑量。對於暴露與吸收劑量的觀念的差別，格雷提出一個很好的比喻，

他說：教授講的「話的通率」（flux of words）經過每個學生的耳朵就好像侖琴暴露量，而學生腦海裡記下來的就好像雷得劑量。

1979 年國際度量衡委員會總會問及 ICRU 可否將輻射之 單位，使用新的國際單位（SI）之各種議論的結果爲 ICRP（International Commission on Radiological protection 國際輻射防護委員會）所贊成。現簡單介紹如下：

(1)放射性單位：" Becqurel "（簡寫B_q）（貝克）

$1 B_q = 1$ 蛻變／秒 $= 2.703 \times 10^{41}$ 居里（C_i）　　(5-1)

B_q 是爲了紀念 Antoine Henric Becqurel（1852 — 1908）於 1896 年發現鑛物質具有放射性現象的貢獻（他與居里夫婦同時在 1903 年得諾貝爾物理獎）

(2)暴露（照射）劑量單位：（Coulomb per Kilugram）（簡寫 $C/_{kg}$）（每公斤庫侖）

1侖琴 $= 2.58 \times 10^{-4}$ 庫侖／公斤（空氣）　（$C/_{kg}$）

$\therefore 1 C/_{kg} = 3.87 \times 10^{3}$ 侖琴（R）　　　(5-1a)

(3)吸收劑量單位：" Gray "　（簡寫G_y）（格瑞）

$1 G_y = 1$　$J/_{kg}$（焦耳／公斤）$= 100$　rad（雷得）(5-1b)

爲着紀念 Louis Harold Gray（1905—1965）對放射線劑量測量的偉大貢獻，故用 Gray 代替雷得。

(4)等效劑量單位：" sievert "（簡寫 Sv ）（.席弗）

$1 Sv = 100$ rem　（侖目）　　　　(5-1c)

在北歐幾個國家，有關這方面的雜誌都已採用此新的國際單位了，很可能在不久的將來會完全取代舊的單位，故我們必須先熟悉它們。

5－2　暴露劑量單位──侖琴

暴露以 X 代表，則根據 ICRU 的定義：

$$X = \frac{\triangle Q}{\triangle m} \qquad (5-2)$$

式中 $\triangle m$ 一單元體積空氣的質量，$\triangle Q$ 則爲在一單元體積空氣內所產生的微粒（Corpuscles）（包括電子和正電子），完全被空氣阻擋住時，在空氣中所產生的同一符號（正或負）電荷的總量。暴露的單位爲侖琴，其定義爲：

$$1 \text{侖琴} = 2.58 \times 10^{-4} \text{ 庫侖} / \text{公斤（空氣）} \qquad (5-2a)$$

侖琴通常以簡寫字母 R 表之。因着 2.58×10^{-4} 庫侖 / 公斤（空氣）事實上等於在標準狀況下（STP 狀況爲攝氏 0°，760毫米汞柱壓力），1 Cm^3 的空氣含一個靜電單位（esu）的電荷，又因

$$1 \text{庫侖} = 3.00 \times 10^9 \text{ 靜電單位 （esu）}$$

$$1 \text{離子對（ion — pain）} = 1.60 \times 10^{-19} \text{ 庫侖} = 4.80 \times 10^{-10}$$

靜電單位

STP下 1 am^3 的空氣重 0.001293 克

故侖琴可以有多種表示法：

$$1 \text{侖琴} = 1 \frac{\text{靜 電 單 位}}{\text{（厘米）}^3 \text{（STP的空氣）}} = 3.33 \times 10^{-10}$$

$$\frac{\text{庫 侖}}{\text{（厘米）}^3 \text{（STP的空氣）}} = 2.082 \times 10^9 \frac{\text{離 子 對}}{\text{（厘米）}^3 \text{（STP 空氣）}}$$

$$= 773.4 \frac{\text{靜電單位}}{\text{克 空氣}} = 1.610 \times 10^{12} \frac{\text{離 子 對}}{\text{克 空氣}} \qquad (5-2b)$$

定義了侖琴，接着就來看測量暴露劑量的測量儀器。常用的測量儀大概可分爲游離腔（Ionization Chamber），比例計數器（Proportional counter）、蓋革計數器（Geiger—Muller counter）、閃爍計數器（Scintillation counter）、及一些固態計數器。暴露偵測儀及吸收劑量偵儀（見第七章），依其性質、偵測範圍，有些可用來作人員偵測儀，有些則可用來作地區偵測儀（survey meter）（見保健物理或醫用游

離輻射防護），有些則用來校正放射綫機的輸出及核子醫學部用來偵測在人體內放射同位素的踪跡。游離腔、蓋革計數器、比例計數器、係屬於充氣或粒子計數器（Gas-filed particle counters），閃爍計數器則與前三者不同，屬於固態計數器。游離腔、比例計數器、蓋革計數器同樣是充氣式，但因其收集電壓不同（游離腔約在 100V～500V 之間，比例計數器約在 500～800 V，蓋氏計數器約在 800～1500V），因此其脈衝高度

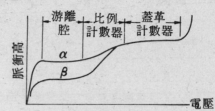

圖 5 — 1　充氣計數器兩極間電壓與脈衝高度之曲線標明游離腔，比例計數器及蓋氏計之區域。

亦不同，因而其測量範圍亦不同，游離腔是用來測大的暴露劑量，蓋革計數器則用來測量微弱的暴露劑量，其電壓的區域如圖 5 — 1 所示。本章試着稍詳細的來介紹游離腔的結構及其各種的製品，而後略爲介紹蓋革計數器及閃爍計數器。

5－3　標準游離腔

　　圖 5 — 2 概要的表示一個標準游離腔的結構。來自 X 光管焦點的 X 一射綫，經過光闌 D 被限制成截面積爲 A_1 的入射光進入游離腔，形成 F Q R 錐體的一束光。在錐體 F Q R 內任何一點都會產生微粒輻射（Corpuscular radiation）。在此錐體內所產生的微粒（其運動範圍不限於該錐體內），會在游離腔內產生離子，這些離子被收集電極板所收集的同符號電荷量卽爲我們所要的暴露劑量中的電荷量。微粒子會從其產生點向前直射，有些會與光束成直角，其徑跡如圖 5 — 2 中插圖所示，設微粒子垂直於錐體的最大射程（range）爲 R，則在距角錐體略大於 R 處，有二平行金屬板，下面的金屬板係由三片平行板組成，外面兩片是接地，中間一片則接到測量電荷的靜電計（electrometer)

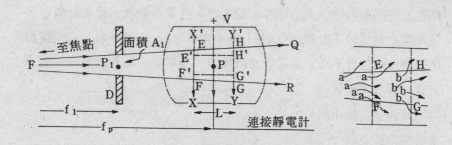

圖 5 — 2　標準游離腔之概要圖

。上面的一片金屬板具有正電位 V。上面的金屬板會吸引負電荷，而正電荷則被吸引至下面金屬板。正離子運動方向以點虛綫箭頭表示，此卽電力線，在中央的電力線（卽在 $\acute{X}XY\acute{Y}$ 的靈敏區的電力線）為直線，在金屬板兩端的電力線為凸出去的曲線，因此在 $\acute{X}X$ 平面與 $\acute{Y}Y$ 平面間（卽靈敏區內）產生的正離子會完全被靜電計收到。

　　然而在靈敏區（$\acute{X}XY\acute{Y}$）所收集到的離子並非完全起源於 E F G H 內所產生的微粒輻射，如圖 5 — 1 插圖所示，有些起源於 $\acute{X}X$ 平面前的微粒輻射（a 徑跡）會進到 $\acute{X}X$ 平面與 $\acute{Y}Y$ 平面間產生游離；相同的起源於 E F G H 的微粒輻射（徑跡 b）有些也會在 $\acute{Y}Y$ 平面後面產生游離。通常經由徑跡 b 所遺失的離子數會等於經由徑跡 a 獲得的離子數。因着這樣的平衡，我們可以認為在 $\acute{X}X$ 平面與 $\acute{Y}Y$ 平面所收集到的電荷完全係由 E F G H 內之微粒輻射所產生。因此我們可以分離一小塊已知質量的空氣並測量在它裡面微粒輻射所產生的游離。

　　接着我們來看 P 點的暴露，A_P 為在 P 點光束的截面積，P 點與輻射源間之距為 f_P。設 △Q 為收集到的電荷（庫侖），而 ρ 為空氣的密度，則

$$P \text{ 點的暴露 } X_P = \frac{\triangle Q}{\triangle m} \text{ 庫侖 / 公斤} = \frac{\triangle Q}{\rho \cdot A_P \cdot L} \text{ 庫侖 / 公斤} = \frac{\triangle Q}{\rho \cdot A_P \cdot L}$$

$$\frac{1}{2.58 \times 10^{-4}} \text{ 侖琴} \qquad (5\text{-}3)$$

可是 P 點位置很難確定，故實際上是測量 P_1 點的暴露劑量較方便，現就來看如何由 P 點的暴露轉換成 P_1 點的暴露劑量。首先考慮，X—射綫的強度問題，我們知點光源向四方八面射出，因此其單位面積的強度與距離的平方成反比，因此，若把光束經過 $P_1 P$ 的距離所受的衰減（attenuation）忽略，則 P_1 點的暴露應爲 P 點暴露的 $(f_P / f_1)^2$ 倍。接着考慮面積因素，由幾何關係我們知道一道光束所照射的面積與距離平方成正比，因此 $A_P = (f_P / f_1)^2 A_1$

故

$$P_1 \text{ 點的暴露 } X_{P_1} = \frac{\triangle Q}{\rho \cdot A_P \cdot L} \times \frac{1}{2.58 \times 10^{-4}} = \frac{\triangle Q}{\rho \cdot (f_P / f_1)^2 A_1 \cdot L}$$

$$\times \frac{1}{2.58 \times 10^{-4}} \times (f_P / f_1)^2 = \frac{\triangle Q}{\rho \cdot A_1 \cdot L} \times \frac{1}{2.58 \times 10^{-4}}$$

侖琴 $\qquad (5\text{-}3a)$

ρ 與 $\triangle Q$ 很容易就求出，A_1 與 L 都爲固定值，因此從（5-3a）我們很容易求出 X—射綫在點 P_1 的暴露劑量。

〔例 1〕一標準游離腔，其限制光闌的面積爲 0.500（厘米）^{2}，靈敏電極板的長度爲 8.00 厘米，經兩分鐘照射，收集到 0.112 微庫侖的電荷，游離腔內的空氣是在標準狀況下（密度 P＝0.001293 克 / 厘米^3）。P_1 點在限制光闌的軸上，試決定 P_1 點的暴露（以侖琴 R 爲單位），和暴露率（以侖琴 / 分 R/min 爲單位）。

〔解〕P_1 點的暴露 $X_{P_1} = \dfrac{\triangle Q}{\triangle m} = \dfrac{\triangle Q}{\rho \cdot A \cdot L} \times \dfrac{1}{2.58 \times 10^{-4}}$（R）

$$\triangle m = \rho \cdot A \cdot L = 0.001293 \text{ 克} / \text{（厘米）}^3 \times 0.500$$
$$\text{（厘米）}^2 \times 8.00 \text{厘米} = 0.005172 \text{克}$$

$$= 5.172 \times 10^{-6} 公斤$$

$$\therefore 暴露\ X_p = \frac{1.12 \times 10^{-7} 庫侖}{5.17 \times 10^{-6} 公斤} \times \frac{1}{2.58 \times 10^{-4} 庫侖/公斤 \cdot 侖琴} = 84 (R)$$

$$\therefore 暴露率\ \dot{X}_p = 84/2 = 42\ R/min$$

5－4 使用標準游離腔應注意事項

上節提到標準游離腔，為了求得準確，因此有些因素必須加以考慮，以便作修正用而求得精確數值，現分別考慮如下：

(a) 幾何因素的考慮 (Geometric Consideration)

首先我們考慮收集電極金屬板間的距離，若金屬板與ＥＦＧＨ體積之間的距離小於微粒輻射的最大射程Ｒ，則有些微粒子在還沒有完全耗盡能量以產生其所有離子之前就會被金屬板所吸收，因此收集到的電量會太小。接着同樣的理由靈敏區ＥＦＧＨ所在的位置必須至少使P_1P之距與光束在光闌處所產生之微粒輻射向前的最大射程相等，這樣才能達到「電子平衡」。所謂電子平衡即：在一特定體積內，所引動的電子數等於被阻擋的電子數。標準游離腔必須滿足這條件。若靈敏區至光闌距離小於微粒的最大射程，則由徑跡 b 所損失的離子比由徑跡 a 所獲得的離子來得多，測到的量就太小了。表５－１第二行列出一些Ｘ—光管電位在標準狀況下達到電子平衡所需的空氣距離。當Ｘ—光管電應為 300 KV 時，光闌到靈敏區之距需10公分才達電子平衡。在 500 KV 時，因它所引動的微粒能量較大，故需較大的距離才能達平衡，（已由10公分增大至40公分）。若管電位繼續增加，即能量繼續增加，則距離隨着迅速增大，同時兩收集金屬電極板間之距也跟着迅速加大，標準游離腔將變得非常大，因此及其他一些困難使得游離腔只適用於 3 Mev 以下的能量。結果當光子能量大於 3 Mev 時，侖琴就不能當做暴露的單位了。

當光子能量增高時，游離腔體積變得很大，跟着又引起了另外一

表 5 - 1　標準游離腔的一些數據

X光管電位（仟伏）	過濾物質	電子平衡的空氣距離（公分）	空氣吸收（每公尺百分比）	二次光子引發的游離之百分比			
				半徑10公分	半徑20公分	半徑30公分	半徑40公分
50	1毫米鋁		4				
100	1毫米鋁		3	0.30	0.74	1.15	1.51
250	1毫米銅		1.9	0.21	0.53	0.82	1.08
300	1毫米鋁 3毫米銅	10	1.5	0.19	0.47	0.74	0.97
400	3毫米銅	15	1.5	0.17	0.42	0.66	0.86
500	3毫米銅	40	1.4	0.17	0.42	0.66	0.86

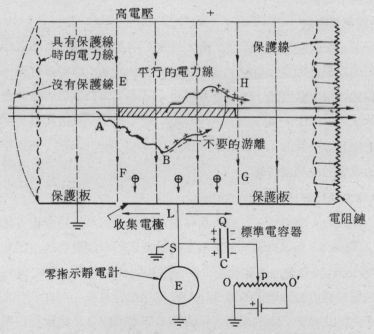

圖 5 - 3　利用等間隔的保護線連接在電阻鏈上以修正電力線的扭曲。圖中也示出一些由散射輻射產生的不要的游離及測量電荷的設備

個問題，即有些光子在引動微粒徑跡 a 或 b 後，會被散射到錐體 F Q R 外而沿着 A B 線運動（如圖 5 — 3 所示）而在 B 點再引動一個微粒子，該微粒在 E F 平面（即 X X 平面）與 G H 平面間產生離子，這些離子是侖琴定義裏所不要的離子，因是在 F Q R 錐體以外的光子所引動的微粒所游離的。這種額外的游離數量會隨着收集板間之距離及光閘至靈敏區之間的距離增加而增加。表 5 — 1 最後四行就是這種二次光子所引發的游離所增加的百分比。這裏的半徑是指游離腔的中央與收集金屬板間的距離。由表中可看出這種增加，無論何種光子能量都隨半徑的增加而增加。故若爲了要求高度的準確性時，必須對此種因素做適當的修正。

(b) 空氣的衰減

上一節提到爲了達電子平衡，靈敏（收集）區與光閘間之距離必須不小於微粒的最大射程，這又引起另一個誤差，即空氣會對光束產生衰減作用，且當光子的能量愈高時，這種空氣衰減的因素會愈重要。例如表 5 — 1 中第四行，在 500 KV 時，電子平衡的距離爲 40 公分，空氣每公尺吸收 1.4 %，故其衰減 $0.4 \times 1.4 = 0.56\%$，在高能量時，這種百分比相當可觀。

(c) 電力場扭曲 (Field Distortion)

圖 5 — 1 與圖 5 — 3 的下面收集電極，會用兩片金屬板當保護電極，(Guard electrode) 乃是爲了把收集電板兩端嚴重的凸出和扭曲 (distortion) 電力線挪到兩片保護電極的外側邊緣，使收集電板的電力線爲垂直於光子束的直線，如此才能把所有產生在 E F 平面與 G H 平面間之離子完全收集到。保護電極板必須與收集電極板在同一平面，中間以絕緣物質隔開。保護電極必須使之永遠在接地的電位上。

爲了進一步減少電力線的扭曲現象，我們可以在高壓電極和收集電極之間以相等的距離接上一系列的保護線 (guard wires)。這些保護線環繞整個儀器，且等間隔的接到一電阻鏈 (resistance chain) 上

，以保持一定的電位降。若高電壓為 9000 伏特，且用 8 條保護綫的話，則兩條保護綫之間的電位降應為 1000 伏特。利用保護綫的結果，在保護電極的外側兩端不再是大凸出去而是一系列的小扭曲如圖 5—3 所示。

最後要提的是收集電極與其兩旁的保護電極的電位必須經常保持一樣的電位，否則在收集電極收集到正離子後會因電位升高而使電力綫偏離收集電極因而損失一些正離子。維持電位一樣的方法是利用圖 5—3 中的測量系統。此測量系統包括一個很靈敏的零指示靜電計（null detecting electrometer）、一個電容為 C 的標準電容器（condenser）及一個分壓器（potential divider）opo′。在受暴露之前，先接通 S，使收集電極接地，並給予零指示靜電計一個適當的讀數令它為零並將分壓器的 P 點移至 O 點。然後切斷開關 S 而後讓 X—光束開始進入。收集極會收集到由微粒所引起的正離子，此時零指示靜電計開始指示讀數，我們將分壓器的接點緩緩自 O 移向 O′使零指示計的讀數維持在零的讀數上。當接點 P 沿着分壓器移動時會在電容器的板上產生負電荷，並吸住由收集電極所收集的正電荷，因此收集電極維持在原來的接地電位。我們隨時移動接點 P，一直保持零指示計在零讀數上，如此所有游離腔所收集到的電荷皆被儲存在電容器上，經過一段相當的時間後，把機器關掉，然後用靈敏的伏特計來測出 O 點和接點 P 之間的電位差 V，則收集到的電荷為 Q＝CV　　（5—4）如果 C 以法拉第（Farad）為單位，V 以伏特為單位則 Q 的單位為庫侖。若知道游離腔靈敏區的體積及當時空氣的密度則可算出暴露量

(d) 飽和(Saturation)

我們知道若收集電壓不夠大時，所造成的電場不能很快把正負離子分開，則只能收集一部分的離子，另一部份會重新結合，因此標準游離腔必須注意到所使用的電壓保證是百分之百的收集率。為了說明這現象，我們把兩塊離開 1 厘米的平行金屬板放在三種不同暴露率的

X光束中，金屬板之間的電壓對每一種暴露率，從 0 逐漸增加到360
伏特，測量其電流，所得結果圖示於圖 5 — 4 。從圖我們可以看出來

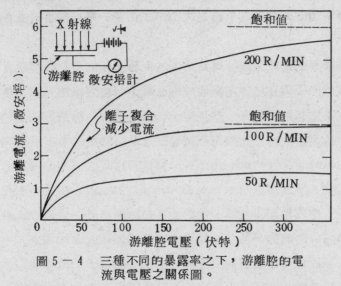

圖 5 — 4　三種不同的暴露率之下，游離腔的電
　　　　　流與電壓之關係圖。

，對暴露率爲50侖琴 / 分 ，電壓到了 300 伏特時，所有離子都被收
集到，故對50侖琴 / 分的暴露率其飽和電壓爲300伏特。當暴露率增
加到200侖琴 / 分的時候，每分鐘產生的離子數增加四倍，因此離子
密度加大，它們重新結合的機會也跟着增大，此時 300 伏特的電壓還
未達到飽和電壓。相距 1 厘米，電壓爲 300 伏特所形成的電場爲 300
伏特 / 厘米。對大多數標準游離腔來說 ， 250伏特 / 厘米的電場就夠
了。

(e) 溫度和壓力的修正 (Tenptrature and pressure corrections)

暴露劑量是△ Q / △ m ，△ Q 的問題已解決，現是△ m 的問題。
游離腔的收集靈敏區的體積爲已知，因此靈敏區的空氣質量就與空氣
密度有關，而空氣密度是與溫度及壓力有關。故在測量暴露劑量時，
必須考慮到當時的溫度和壓力，把所測得的讀數乘以溫度、壓力修正
因子才是我們眞正所要的暴露劑量（因侖琴的定義係在標準狀況 0℃，

760 mm 水銀柱）若在 0℃ ，760毫米水銀柱氣壓下有 m_o 質量的空氣在靈敏區內，當溫度升高爲 t℃時，m_o 的質量會膨脹，因此在靈敏區內的空氣會等於O℃時的 $\frac{273}{273+t}$ （因溫度愈高，體積愈大，同體積的分子就愈少），同理當壓力由760毫米水銀柱變爲P 毫米水銀柱時，在靈敏區內的空氣質量等於760毫米水銀柱時的 $\frac{p}{760}$ （因壓力愈大代表分子愈多），故在 t℃，P毫米水銀柱壓力下，靈敏區的空氣質量

$$m(\ t,p\ )=m_o\times\frac{273}{273+t}\times\frac{p}{760} \qquad (\ 5\text{—}5\ )$$

因此若把溫度和壓力因數考慮進去，則暴露劑量

$$X=\frac{\triangle Q}{\triangle m_{(STP)}}\times\frac{273+t}{273}\times\frac{760}{P}=X'\frac{273+t}{273}\cdot\frac{760}{P} \quad (\ 5\text{—}6\ )$$

式中 $\triangle m$ 右下角的（STP）表示在標準狀況時（密度 $\rho=0.001293$ 克／厘米[8]）的質量，X' 表未修正的暴露劑量。如果要得到更大的準確度，則必須加入空氣中水蒸氣的修正，設蒸氣壓爲 P_1 毫米汞柱，則修正因數應爲：

$$\frac{273+t}{273}\times\frac{760}{(P-0.238\ P_1)}$$

〔例2〕：一標準游離腔，其光闌之面積爲 1.00 （厘米）^{2}，其靈敏區電極長 6.0厘米，接到一個電容爲 0.0025 微法拉第的標準電容器和一個分壓計（如圖 5—3所示）。經照射後，接點P位移了6.00伏特，溫度爲23℃ ，壓力爲755毫米汞柱，試計算其暴露劑量。

（解）： X'（未修正） $=\frac{\triangle Q}{\triangle m}\times\frac{1}{2.58\times10^{-4}}$ 倫琴

$\triangle Q=CV=0.0025\times10^{-6}$ 法拉第 $\times6.00$ 伏特 $=0.0150$
$\times10^{-6}$ 庫侖

$\triangle m=1.00$（厘米）$^2\times 6.0$ 厘米 $\times0.001293$（克／厘米^3）
$=0.007758$ 克 $=7.758\times10^{-6}$ 公斤

$$\therefore X' = \frac{0.015 \times 10^{-6}}{7.758 \times 10^{-6}} \times \frac{1}{2.58 \times 10^{-4}} \text{侖琴} = 7.5 \text{侖琴}$$

$$\therefore X(\text{經過修正}) = X' \cdot \frac{273+t}{273} \times \frac{760}{P} = 7.5 \times \frac{273+23}{273}$$

$$\times \frac{760}{755} = 8.2 \text{侖琴}$$

(f)國際標準(National Standards)

　　有些國家在他們自己國立實驗室保有標準空氣游離腔。由於所有侖琴劑量度量的準確度都依這些游離腔的準確度而定，因此這些標準游離腔必須具有高度的準確度，且它們之間必須互相符合。當所有的修正因數都列入考慮之後，自由空氣游離腔可能誤差之極限根據估計約爲±0.5％。

5－5　實用游離腔(Practical Ion Chamber)套管游離腔(Thimble Chamber)

　　體積龐大的標準游離腔缺乏機動性，因此除非在某些特殊情況或在標準化實驗室中，它們通常不用來做校正用。因此我們發展出「套管游離腔」。套管游離腔使用起來很方便，但必須對標準游離腔做定期校正以保證其準確度。在還沒說到套管游離腔前，讓我先囘頭來看標準游離腔的幾個主要條件。首先游離腔的靈敏區必須達到電子平衡，即靈敏區外的微粒進入單位體積內產生的離子數與靈敏區內的微粒跑到外面產生的離子數相等，這樣我們就可認爲靈敏區內的離子數係完全由靈敏區內的微粒所產生。換句話說，靈敏區的周圍空氣，必須足夠厚，（即大於微粒的最大射程）才能達電子平衡。再進一步的說，這些足夠厚的外圍空氣是用來耗盡最外圍所產生微粒的能量，才會達電子平衡，因此微粒所游離的離子數是與空氣的分子數有關，而不是與空間距離有關。故若將這些周圍的空氣壓縮成固態空氣壁(solid

air wall)其作用仍未變，（即仍可達電子平衡）。則可得到如圖5
—5(b)所示的套管游離腔，游離腔的內面覆上一層導電層，並插入一
根電極棒，若電極充電則腔內產生的離子便會被收集到，此種游離腔
稱之爲「氣壁游離腔」（air wall chamber）

套管游離腔的基礎乃建立在「空氣壁」（air wall）上，但實際上
空氣壁是很難做到的。因此我們還得進一步的來看光子與空氣（物質
）的作用。在 3 MeV 以下，光與物質的作用，最主要的是光電效應與
康普頓效應，因我們是討論到微粒與離子，因而是與電子有關。故考
慮其電子吸收係數較爲妥當。光電效應是與 Z^3 成正比，康普頓效應是

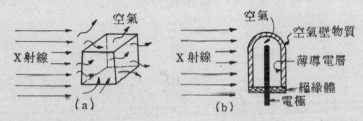

圖 5 — 5　　氣壁套管游離腔之概要圖。

與 $\dfrac{Z}{A}$ 成正比，因此是與組成分子的原子序有關，而與其化學組成無關
。故若我們能找到一種物質其有效原子序與空氣有效原子序相近甚至
相同，則X—光經由物質所產生之微粒數，與X—光經由空氣所產生
之微粒相同，因而才有可能達到電子平衡了（因若物質所引動微粒數
大於空氣所引動的，則在靈敏收集區所停止的微粒，將大於所引動的
，如此就不能達電子平衡了）。這就是一般常用的套管游離腔的原理
。關於化合物的「有效原子序」（effective atomic number），梅納
德（Mayneord）定義如下：

$$\bar{Z} = \sqrt[2.94]{a_1 \, Z_1^{2.94} + a_2 \, Z_2^{2.94} + a_3 \, Z_3^{2.94}} \qquad (5-6)$$

其中 a_1、a_2、a_3 分別爲元素 Z_1、Z_2、Z_3 的電子百分含量，指數 2.94
是實驗值，與 3.0 極爲接近。由此定義，我們算得空氣的有效原子序

$Z = 7.64$ 。因此我們要做氣壁游離腔時，只要能找到原子序約為7.6就可。實際上，常用的套管游離腔其腔壁是用電木（Bakelite C_6H_5OH）做成。其壁再覆上一層碳（ $Z = 6$ ），其電極則以鋁（ $Z = 13$ ）製成。把碳的量和電極的大小做適當的配合，便可製成一個與「氣壁游離腔」相似的套管游離腔了。

〔例 3 〕空氣的百分重量組成是氮佔 75.5 ％ ，氧佔 23.2 ％ ，氬佔 1.3 ％ ，氮的原子重 14.01，氧為 16，氬為 39.94，氮的原子序為 7 氧為 8 氬為 18，試求空氣的有效原子序。

（解） $\overline{Z} = \sqrt[2.94]{a_1 Z_1^{2.94} + a_2 Z_2^{2.94} + a_3 Z_3^{2.94}}$ 1 克空氣，氮有 0.755 克，氧 0.232 克，氬 0.013 克

1 mole 氮原子　　14.01 克

　X　個氮原子　 0.755 克

$\therefore X = \dfrac{0.755 \times 6.023 \times 10^{23}}{14.01}$ 　一個氮有 7 個電子

$\therefore$ 1 克空氣，氮有電子數　$e_n = \dfrac{6.023 \times 10^{23} \times 0.755 \times 7}{14.01} = 2.273 \times 10^{23}$

同理 1 克空氣，氧有電子數　$e_o = \dfrac{6.023 \times 10^{23} \times 0.232 \times 8}{16} = 0.699 \times 10^{23}$

1 克空氣，氬有電子數 $e_{Ar} = \dfrac{6.023 \times 10^{23} \times 0.013 \times 18}{39.94} = 0.035 \times 10^{23}$

$\therefore$ 1 克空氣所含電子總數 $= 2.273 \times 10^{23} + 0.699 \times 10^{23}$
$$+ 0.035 \times 10^{23} = 3.007 \times 10^{23}$$

	百分含量 a	$Z^{2.94}$	$aZ^{2.94}$
氮	$\dfrac{2.273}{3.007} = 0.756$	$7^{2.94} = 306$	231.5
氧	$\dfrac{0.699}{3.007} = 0.232$	$8^{2.94} = 452$	105
氬	$\dfrac{0.035}{3.007} = 0.0116$	$18^{2.94} = 4900$	57.5

$$\overline{Z} = \sqrt[2.94]{394} = 7.64$$

接着來看腔壁物質的厚度對暴露劑量的影響。我們知道當腔壁物質的原子序約等於空氣時，在物質中所產生的微粒數等於在空氣中的微粒數，才有可能在靈敏收集區內停止的微粒等於所引動的微粒（即電子平衡）。由腔壁物質最外層所產生的微粒勢必與腔壁物質的電子發生作用以產生離子，若腔壁不夠厚，（腔壁分子不夠多，即小於微粒最大射程）則微粒未耗盡其能量就進入靈敏收集區，則所收集到的電荷會比應該有的少，即腔壁太薄，所測得的暴露讀數會偏低。若腔壁太厚，雖然可達電子平衡，但Ｘ—光却被減弱了（相當於空氣游離腔的空氣衰減）因此所獲得的暴露讀數也是偏低。這點可由梅納德和羅勃斯特（Mayneord & Roberts）作實驗所得曲線（圖５—６）獲得證實。圖５—６曲線Ａ表示碳游離腔的感應，隨腔壁之厚度而變的情

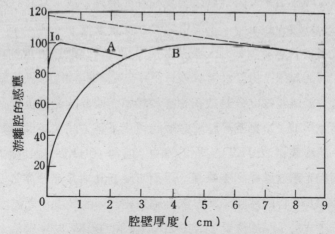

圖５—６　游離腔的感應與其腔壁厚度之關係圖。曲線Ａ——梅納德與羅勃特斯用鐳伽馬射線照射碳游離腔所得的數據（19）。曲線Ｂ——作者用22百萬電子伏的貝

形，腔壁厚度以厘米碳為單位，實驗時游離腔是用鐳所放出的伽瑪射線照射。由圖可看出，游離腔的感應隨着游離腔壁厚度的增加而增加而達極大值，我們稱這厚度為「平衡厚度」，感應達極大值後又隨着

腔壁厚度之增加而下降。其原因就是腔壁有吸收作用把 γ 一射綫減弱。如果我們把曲綫外揷到腔壁厚度為零，則所得的暴露便是經過腔壁厚度修正的值，卽把因腔壁所導至的衰減因數考慮進去所獲得的值（相當於 γ 一射綫沒有被衰減）。此修正值 I_0，大約比最大感應值大 1.5%，其確實的值可以很精確地決定出來。另外從圖上我們可以看出來，對鐳的 γ 一射綫而言，平衡壁厚約為 3 毫米碳。

圖 5—6 曲綫 B 為游離腔受 22 MeV 的貝他（ β ）射綫照射時，其感應與腔壁厚度的關係，腔壁厚度以厘米水為單位。從圖中可看出平衡壁厚約為 5 厘米水，由於距離相當大，因此用外揷法來求腔壁厚度為零的感應值，誤差很大，不能求出確實的值來（按：數學外揷，離實驗值愈遠愈不可靠）。在圖中所獲得的 I_0 值約比最大感應值大 18%。在這些高能量的光子時，微粒的射程很大，在它產生的地方附近不會把能量釋放出來，因這原因及其他許多困難，故 ICRU 建議在光子能量在 3 MeV 以上時，不能用侖琴來測量暴露。

當所有的注意事項都列入考慮之後，用套管游離腔可得到和標準游離腔相同的結果，但套管游離腔必須時常對標準游離腔做校正。校正時通常套管游離腔的位置是放在相當於標準游離腔的光闌位置。如果修正因素遠異於 1，則游離腔製造廠商可用下述方法決定改變其感應：設有一游離腔在 200 KV 時是正確的，但在 100 KV 時其讀數太高，此為偏向光電效應範圍不準確，因而可降低其有效原子序 Z，以減少它在 100 KV 時的感應，其方法可縮短鋁電極的長度，卽減少游離腔內原子序大於 7.6 的物質。若在 200 KV 和 100 KV 時感應都太大，則表示空氣過多，可減少套管的體積以減少其感應。肯普（kemp）發現，在游離腔內面的膠狀碳中加上少量雜質對游離腔產生很大的影響。一旦高能和低能的感應達到最好的協調（compromise）後，就不要再對游離腔作更進一步的改變了。游離腔對不同能量光子的校正因數通常得自標準化實驗室，使用游離腔時只要照着用就可以。這些因

數通常適用於22℃ ，760毫米汞柱壓力。

　　圖5—7示出兩種游離腔型式的修正因數圖。橫軸是輻射的有效

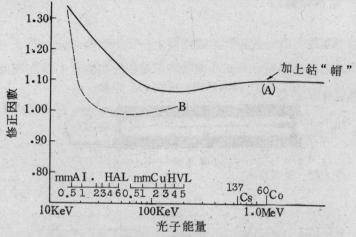

圖 5 — 7　　兩種型式游離腔的修正因數。（A）Baldwin
　　　　　　Farmer 暴露計。 （B）低能量 100 侖琴 Vi
　　　　　　ctoreen 游離腔。這些曲線是典型的，校正
　　　　　　時可以採用而不必加以說明。

能量（effective energy），其附帶的坐標軸爲半值層（HVL，請參
閱下一章）坐標。縱軸是修正因數；儀器上的讀數必須乘上此因數，
才是眞正的侖琴暴露量。圖中的數據是將套管游離腔與標準空氣游離
腔相比較而得。從圖上可以看出來，校正因數與輻射能量有很大的相
依關係。實曲綫是得自一般用途的「波得溫—法莫」（Baldwin Fa-
rmer）暴露計，在低能量時感應太小，因腔壁太厚，吸收大量的低能
X—光，讀數偏低，故必須乘上大的修正因數；在高能量時，其腔壁
太薄，不能達到電子平衡，讀數也偏低，也應該乘上大的修正因數，
但這種情況可以加上一個「鈷帽」（cobalt cap） 來矯正，當我們測
量鈷輻射時，就把這鈷帽合適地套在游離腔上。點虛綫曲綫是得自用
於低能量的100 侖琴威克特林（Victoreen）游離腔的數據。在半值層
4.0毫米銅到2毫米鋁的範圍內，其修正因數都很接近1.00 ，在很

低能量時，由於腔壁的吸收因而感應極低，故其修正因數較大。

5－6　電容游離腔

電容游離腔是由一個套管游離腔接上一個電容器而成。圖 5－8
(a)為一個威克特林 (Victoreen) 牌電容游離腔的切面圖。圖右邊的末

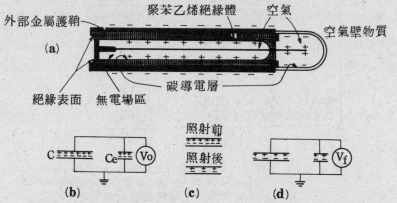

圖 5－8　　(a) 25 侖琴的威克特林牌電容游離腔略圖。(b) 電容
　　　　　　C 的游離腔接到電容 Ce 的靜電計充電。(c) 拆下的電
　　　　　　容，照射前是帶 6 個電荷，照射後帶 3 個電荷。(d) 照
　　　　　　射後的電容再裝回完全充電的靜電計，有一個電荷轉移
　　　　　　到電容器上。

端有一個套管游離腔，輻射線就在腔內產生游離。套管游離腔的中心
收集電極，延伸至左邊與電容器連接在一起。電容器是由中空的絕緣
體組成，絕緣體的內面鍍上一層碳導電層，其外面則有金屬護鞘，這
金屬護鞘與套管游離腔內面的碳導電層 (Conducting Layer of car-
bon) 相連接。右邊的套管游離腔與左邊電容器合成的整個系統可以
用圖 5－8(b) 的電容 C 來代表。C 是收集電極及等電位的絕緣體內面
碳導電層與周圍外面的護鞘之間的電容。這電容大部分在圖 5－8(a)
的左端，因為在該端正負電荷只隔一層薄薄的聚苯乙烯 (polystyre-
ne) 絕緣層。

游離腔的靈敏度 (Sensitivity of Chamber)

　　電容游離腔用來測量暴露劑量時，是先與靜電計一起充足電，而後接受輻射綫照射，因着輻射綫的游離，把電容游離腔所儲存的電荷中和掉一些，然後再與已一起充足電的靜電計連接以測出共降了多少電壓，由此可算出共中和掉多少電荷，亦卽輻射綫共游離了多少離子對，從此就可計算出此輻射綫的暴露劑量。因此電容游離腔是藉測出電壓降而得知暴露的侖琴數，此卽爲電容游離腔的靈敏度。所謂靈敏度卽每侖琴降多少伏特（伏特／侖琴）。若知一電容游離腔的靈敏度，則只要測出多少電壓降就可得知暴露的侖琴數。現我們來看電容游離腔的靈敏度：設電容爲C（法拉第）的電容游離腔，受到一個R侖琴的照射，並設其游離腔爲氣壁游離腔且體積爲▽（厘米）^{3}，則所游離的電量爲

$$Q = \frac{R\ esu}{1\ (\text{厘米})^3} \cdot \nabla(\text{厘米})^3 = R \cdot \nabla(esu.) = \frac{R\nabla}{3\times10^9}\ \text{庫侖}$$

這會使中心電極與外面護鞘之間產生一個電壓降，其值依C而定，卽

$$Q = C \cdot V \qquad \therefore V = \frac{Q}{C} = \frac{R\nabla}{3\times10^9} \times \frac{1}{C}\ \text{伏特}$$

因此靈敏度

$$S\ (\text{伏特／侖琴}) = \frac{V}{R} = \frac{R\nabla}{3\times10^9} \times \frac{1}{C} \times \frac{1}{R} = \frac{\nabla}{3\times10^9 C}$$

若C以微微法拉第（$1\mu\mu F = 10^{-12}F$）爲單位，則靈敏度

$$S\ (\text{伏特／侖琴}) = \frac{\nabla(\text{厘米})^3}{3\times10^9\times10^{-12}C(\text{微微法拉第})} = \frac{1000}{3}$$

$$\times \frac{\nabla(\text{厘米})^3}{C(\text{微微法拉第})} \qquad (5-7)$$

　　由此式可知，靈敏度與游離腔的體積及電容有關。對於電容爲一定的電容游離腔，其腔體積愈大，靈敏度愈大，卽每侖琴的電壓降很大，因此適用於低劑量的測量。反之，其體積愈小，靈敏度愈小，每侖琴

的電壓降愈少，因此適用於高暴露劑量（如：X—光機的輸出）的測量（因電容游離腔的刻度有限，故只有在大侖琴數才降一小刻度的情形下才能測量大暴露劑量）。

接着來看，測量過程中的一些應注意的觀念，如圖 5—8(b)、(c)、(d)所示。(b)為照射前電容游離腔與靜電計一起充足電的情形。較大的電容 C 為游離腔的，容有較多的電荷，較小的電容 Ce 為靜電計的，容有較少的電荷，此時因並聯，故游離腔與靜電計有相同的電位Vi，而後單獨把電容游離腔拿去接受暴露，中和掉一些電荷，如(c)中所示，設被中和掉 Q 電荷，然後與已充足電的靜電計連接，則因電位必須一樣（此時游離腔電壓 V＝C Q，比靜電計小），故有一些電荷會從靜電計跑到游離腔（但不等於 Q，因若等於 Q 則靜電計的電位又小於游離腔）。若最後測到的電壓為Vf，則電容游離腔與靜電計連接一起所測得的電壓降為Vi—Vf，這比電容游離腔的電壓降Q/C來得小，因Q電荷係由全部電容C+Ce 來分擔，故電容游離腔與靜電計接起來的電壓降Vi—Vf＝Q/C+Ce。因此電容游離腔的電壓降可由下式求得

$$\frac{電容游離腔電壓降}{（電容游離腔＋靜電計）電壓降}=\frac{Q/C}{Q/C+Ce}=\frac{C+Ce}{C}(5-8)$$

故電容游離腔與靜電計接在一起的靈敏度為

$$S 接（伏特／侖琴）=S 電容\times\frac{C}{C+Ce}=\frac{1000}{3}\times\frac{\triangledown}{C}\times\frac{C}{C+Ce}$$

$$=\frac{1000}{3}\times\frac{\triangledown}{C+Ce}\frac{（厘米）^3}{（微微法拉第）}\quad(5-9)$$

若知道電容游離腔與靜電計接在一起的靈敏度，則只要測出其電壓降就可得暴露侖琴數。同時也可以由接在一起的靈敏度求出單獨電容游離腔的電壓降或靈敏度（乘以 $\frac{C+Ce}{C}$ 即可）。

典型的電容游離腔（typical condenser chamber）

電容游離腔可依其目的而設計成各種不同的型式。圖 5—9 示出

一些典型的電容游離腔，A和B是威克特林（victoreen）電容游離腔
，其內部構造略示於圖5－9。

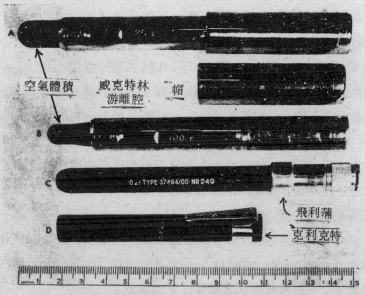

圖5－9　（A）附加防護帽覆在其靈敏電極上的25侖
琴威克特林電容游離腔。（B）去掉金屬帽
的100侖琴威克特林電容游離腔。（C）飛
利浦防護用游離腔，適用範圍0到0.2侖
琴，用於圖7－14的靜電計上。（D）克利
克特防護用劑量計（具有自含靜電計）

　　　A是一個靈敏的25侖琴（可以測到25侖琴的暴露）其游離腔的空
氣體積約為1.8（厘米）^{3}。靈敏度（包括靜電計）約為每侖琴10伏特
。B是一個較不靈敏的100侖琴電容游離腔，其空氣體積約為0.45（
厘米）^{3}。其靈敏度（包括靜電計）約為每侖琴2.5伏特。圖A有加上
金屬帽，圖B則無。這金屬帽是加在中心電極露出來的一端（即游離
腔空氣體積的另一端）照射時金屬帽必須加上，否則在中心電極的末
端（不是空氣體積內的電極）會收集到一些電荷。一般而言，套管內

的空氣體積是唯一對輻射綫敏感的部分。X—射綫經過游離腔的柄部時，會在電容器部分產生游離，但這些離子會再結合，因它們是在一個無電場區，這是因中心電極與電容器內部導電碳層接觸所致。當這種游離腔放在具有高度穿透力的 X—射綫光束（ 2 到 24 MeV）中時，由於高能光束會使絕緣體射出電子，在柄部分的空氣產生小量的游離，因而影響到電容游離腔的電壓降，甚至能量小到 200 KV 時，亦會發生此種現象，因此最好還是檢驗一下柄部的照射影響。其檢查的方法為用一狹長光束(5×20 公分)，先將整個電容游離腔擺在光束中，計讀一次，而後將光束轉 90° 使光束只照到套管游離腔再計讀一次，兩次都務必維持套管游離腔在光束中心。如此所得的讀數相同則沒有影響，若不同則要加以修正。

　　C圖是飛利浦（philips）防護游離腔，可連接於振簧靜電計(vibrating reed electrometer)（述於 5 — 9 節 ）。游離腔的體積為幾（ 厘米³ ），可用來測量 0.2 侖琴以下的暴露。

　　D圖是克利克特 (kelekt)防護劑量計，外表呈筆狀，內內包含一個游離腔和一個靜電計，裏面還有一根固定的電極棒和一個會移動的細纖維。當未照射前電極棒充足電，細纖維受靜電吸力而接近，從裏面所具有的顯微鏡可看出在零刻度上，當游離腔受暴露時，電荷會有一些損失掉，纖維會移開，從纖維的移動可直接讀出暴露量，這種儀器精確度不大，但在防護應用上極有價值。

　　製造和使用電容游離腔應注意的事項（precaution in the construction and use of condenser chambers）。

　　一個有用的游離腔必須具有大的可靠性，每一次測量相同的暴露，其讀數的差異應在 1～2 ％之內，因此在製造和使用上應注意下列幾項：

　　(1)收集離子的空氣體積必須可準確的複製，且不能有外來的空氣存在以免收集到額外的離子。

(2)收集電極要牢固，以維持電極與外面金屬護鞘間的電容不變。

(3)絕緣體最好用聚苯乙烯或琥珀（amber）以減少漏失（leakage）和浸透效應（soakape effects）。浸透效應的發生是電荷從導體進入絕緣體內且停留在該處，直等該系統放電後它們又回到電極上。若游離腔有這種效應，則經過一段時間之後再放電，然後放置一段時間充電後再放電，然後放置一段時間，就會有一部分電荷重新出現在電極上。另外，大部分絕緣體在輻射的影響下都會有漏失現象。

(4)游離腔要存放在乾燥箱（desicator）內以保持乾燥並減少因濕氣而引起的漏失現象。

(5)使用游離腔之前，要先在沒有輻射的區域內檢查有無自然漏失現象，若漏失無法去除，則必須加以修正，其方法為測量與暴露同時間的漏失，將測得的暴露減掉測得的漏失即可。

(6)所有游離腔必須在它們所使用的X—光範圍內對標準游離腔做校正。如果游離腔壁是「空氣壁」，則此一修正量應該很小。

5—7　弦線靜電計——威克特林倫琴計（Uictoreen R-meter）

弦線靜電計是被用來測量電容游離腔的電荷，通常都把倫琴數直接寫在刻度上，因此用弦線靜電計可直接測出電容游離腔的暴露劑量。最近幾年來，電子儀器已經開始取代了弦線靜電計（將於下面幾節討論）。但它的基本原理我們也須要知道故在此略為介紹一下。靜電計的主要構造如圖5—10所示。這儀器的主要部位是弦線支撐棒及由石英線圈保持張力的精細白金線。此系統與接地的外殼隔離。在白金線中央對面有一致偏電極（deflection electrode）。當支撐棒上充足正電荷時，大部分正電荷會移到白金線上，白金線上的正電荷會使致偏電極產生感應負電荷而吸引白金線上的正電荷，使白金線從虛線的直線形狀變成彎曲形狀，偏折的量依白金上的電荷而定。從底部上來的燈光把白金線投影在一刻度上，這個刻度不是等間隔的，但刻度所對

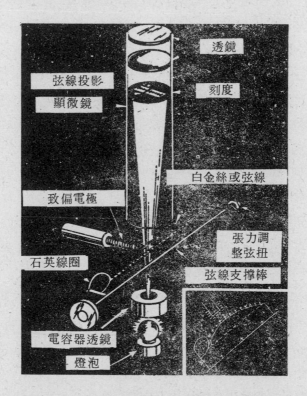

圖.5－10 威克特林牌靜電計概圖。（取自威克特林儀器公司之圖式）

應的電壓改變量却相等的。卽我們使電壓改變量等間隔，但其所對應的刻度却不是等間隔。此等刻度可由附在靜電計內的顯微鏡看出來。表5－2列出一個25侖琴刻度的靜電計，其電壓數與讀數的對應關係。

　　表中的數值是將一個可變電壓電源器（Variable potential power supply）和一個精密伏特計接到靜電計的支撐棒與致偏電極上而得到的，電壓改變，刻度的讀數也跟着改變。表中第一行的讀數對應於第二行的電壓，第三行是每5侖琴的電壓降，從表中可看出靈敏度的變化是從每5侖琴46.9 伏特到每5侖琴48.1,其平均靈敏度爲每侖琴9.6伏特。這是游離腔加靜電計的靈敏度。

表5—2　威克特林靜電計之電壓定標

刻度尺讀數 （25侖琴範圍）	電　壓 （伏特）	電壓改變量 （每5侖琴）
0	378.0	
		46.9
5	331.1	
		48.0
10	283.1	
		48.9
15	234.2	
		48.0
20	186.2	
		48.1
25	138.1	
Z	0	平均 48.0

靈敏度—— $48.0/5 = 9.60$ 伏特/侖琴

　　使用這種靜電計時，將電容游離腔的中心電極接在靜電計的支撐棒上，然後將靜電計和游離腔用電源器充電，充電到白金綫的投影在零刻度上，這表示白金綫處在最大偏折的情況下（大約400伏特），這時把游離腔拿去受輻射暴露而後再接回來，則白金綫會向未充電時的直綫形狀的方向移動，對應較小的電壓卽較大的侖琴刻度讀數，將得到的讀數乘上校正因數便得到暴露劑量。靜電計有兩種的調整，零調整（Zero adjustment）和靈敏度調整（Sensitivity adjustment）零調整是先把白金綫系統接地，然後藉一個精細旋扭將弦綫調整至其影像在刻度Z的位置上，每次使用儀器之前必須先做零調整。靈敏度調整是將致偏電極對弦綫（白金綫）移動，此調整最好不要動它，因爲這個調整會改變儀器的刻度。

　　〔例4〕：一個25侖琴電容游離腔的電容爲50.3微微法拉第，當完全充電的游離腔接到完全放電的靜電計時，最後讀數是8侖琴，試求靜電計的電容並決定只有游離腔時的靈敏度。

　　（解）：最後讀數爲8侖琴，表示電壓降爲

$$8 \times 9.6 = 76.8 \text{ 伏特}$$

故此時的電壓爲 $378 - 76.8 = 301.2$ 伏特。（靜電計與游離腔）

故從電容游離腔所離開的電荷爲 $Q = C \cdot V = 50.3 \times 76.8$

靜電計收到 Q 電荷後，其電壓爲 301.2 伏特

故其電容爲 $Ce = Q/V = \dfrac{50.3 \times 76.8}{301.2} = 12.8$ 微微法拉第。

由 $\dfrac{\text{游離腔電壓降}}{\text{（游離腔＋靜電計）電壓降}} = \dfrac{C+Ce}{C}$

$\therefore$ 游離腔的電壓降 $= \dfrac{C+Ce}{C} \times$（游離腔＋靜電計）的電壓降

$\therefore$ 游離腔的靈敏度（伏特／侖琴）$= \dfrac{C+Ce}{C} \times$（游離腔＋靜電計

）的靈敏度（伏特／侖琴）$= \dfrac{50.3+12.8}{50.3} \times 9.6 = 12.1$

（伏特／侖琴）

我們還可算出游離腔的腔體積．

由 $S = \dfrac{1000}{3} \times \dfrac{\triangledown}{C}$ $\therefore \triangledown = \dfrac{3C}{1000} \times S = \dfrac{3 \times 50.3}{1000} \times 12.1$

$$= 1.83 \text{（厘米}^3)$$

5－8　累積劑量計（波得溫——法莫，次標準劑量計）

電容劑量計，使用時必須把電容游離腔從靜電計上拆下來拿去受暴露，然後再接到靜電計上去測量，這對於暴露的地點離開儀器設備很遠的測量有顯著的好處，但對於對 X—光機的校準時却很不方便。對這種校準的工作有比較方便的方法，就是把游離腔固定在 X—光機

上，再接到控制板上的電子綫路上，這工作可由波得溫—法莫次標準X—光劑量計來完成。

波得溫——法莫次標準劑量計的主要部分是一個靜電計管（electrometer tube）（見圖 5 —11 的綫路圖）其柵極經有高度絕緣保護殼的電線接到游離腔的中央電極上。首先將開關 S 接通，使柵極接地，利用零調整（zero adjustment）將零點指示器調至某個適當值I_o，把接點 P 移到分位器（potential divider）的 O 點上，接通 X—光機，同時關掉開關 S，並用計時器（timer）開始計時。游離腔的中央電極所收集到的負電荷會跑到柵極上因而減少了板極電流，使得零點指示器（null indicator）移向左邊，此時可藉將點 P 由 O 沿分位器緩緩向上移動，而使之回到I_o值。因當接點 P 向上移時，把正電荷推到標準電容器的下方金屬板，而負電荷吸住不讓它往柵極跑。暴露一直繼續着，接點 P 也一直緩緩向上移以保持板極電流在I_o處，等到伏特計 V 顯示出一個適當的讀數時，就把 X—光機關掉，同時停掉計時器，再小心移動 P 使零點指示計 I 的讀數確實是I_o爲止，然後仔細計讀 V 值。由輻射綫所產生的電荷會完全儲存在電容 C 上，其量 $Q = CV$。我們可以在伏特計 V 上定刻度以直接讀出以侖琴爲單位的暴露量。利用此種儀器設備我們可以隨心所欲的重複操作而不必離開控制室一步，這對於必須重複做好多次測量的實驗而言，實在是一項很大的優點。另外，有些 X—光設備不容易很快達到適當的運轉情況，因而前一分鐘的暴露量與下一分鐘暴露量差異很大，這就是用電容劑量計一個很大的困擾，但若用這種劑量計，好處就大多了，因只有前面一部分有些差異外，後面因連續照射已達適當的運轉情況了。

從 V 的讀數我們可以得到在計時器上所示的時間內所受到的劑量，值得注意的是柵極導線周圍的保護殼是接地位，故只要靜電計管的電流保持I_o，則柵極導線和保護殼處於相同的電位，因此兩者之間不會有電荷漏失，且在柵導線的周圍不會收集到散逸游離（stray ionization)。

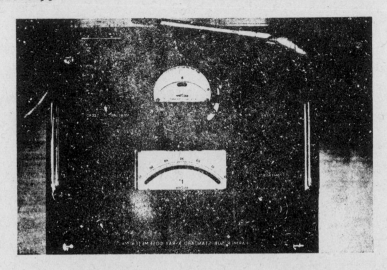

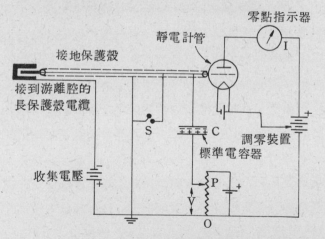

圖 5 － 11　波得溫・法莫次標準劑量計的照片和電路概略圖

　　圖 5—11係依上述原則做成的商用劑量計，這電路就是所謂的「湯森平衡電路」(Townsend Balance)。

5－9　直流放大器、振簧靜電計、固態靜電計放大器

　　直到目前爲止，我們所討論的都是用來測量某一段時間內的總暴
露；故只能求此段時間內的平均暴露率，但却無法得知這段時間內，
暴露率的變化。要知道暴露率的變化就必須實際測量游離電流，其基
本原理如圖 5 — 12 所示，游離腔的收集電壓爲 $\overset{+}{B}\overset{-}{B}$ 之間的電壓。當放

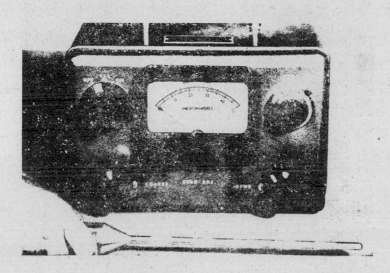

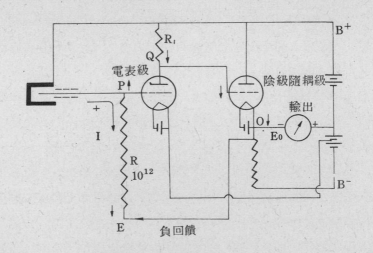

圖 5 — 12　鐘斯發展出來的探針型 DC 放大器（9）之照片和線路圖

射線（ x 或 r 射線 ）照射時，正離子被中央電極收集，爲了達放大的效果，故電表級的柵極電阻必須大於電阻 R 的電阻（ 電表極眞空管的柵極電阻約 $10^{14}\Omega$，R 的電阻約 $10^{12}\Omega$ ）。因此正離子流（ 如圖 ）就流經 R，因而 P 點的電位上升，導至電表極眞空管的陰極電子流大量流到屏極，使 Q 點的電位下降。因着陰極隨耦級眞空管的設計，其陰極的電位是隨電表極的 Q 點電位而變，因此 Q 點電位之下降將出現在 O 點。在這中間有個增益 G（ 可能高達 100 ）。若無負囘饋，則輸出電壓降低 $E_o = V \times G = (I \cdot R) \times G$。由於負囘饋，E 點之電位因而下降，且使 P 點電位之上升不如原來之多。P 點原來上升 $I \cdot R$，現負囘饋之後，P 點上升（ $IR - E_o$ ），放大後，穩定時 $(IR - E_o) \times G = E_o$。

$$\therefore E_o = IR \times \frac{G}{G+1} \qquad (5-10)$$

只要增益 G 很大，則 $E_o \simeq IR$。（ 5—10 b ）

且當 G 略有改變時，E_o 的值也保持在 $I \cdot R$ 左右。例如：當 G = 99 時，G/(G+1)＝0.99，$E_o = I \cdot R \times 0.99$，當 G＝90 時，G/(G+1)＝0.989，$E_o = I \cdot R \times 0.989$，G 值改變了 $\frac{99-90}{99} = 10\%$，而 E_o 值只改變（0.99IR－0.989IR）/（0.99 IR）＝ 0.1%。由此可見，輸出電壓之改變與線路之增益的改變無關，而與離子流在高電阻所產生的輸入電壓（ 即 I R ）有關。

負囘饋還有另一個重要的影響，就是它使線路對離子流的改變做很快的反應。當離子流在 R 上產生 1 伏特的電壓時，由（ 5—10）式知輸出電壓爲 0.99 伏特（設 G = 99）。因此 O 和 E 下降 0.99 伏特，因 1 伏特是由 R 電阻引起，故 P 點只上升 0.01 伏特。因此有了負囘饋，當離子流開始流時，P 點的電位事實上只變化一點點。這意思是線路對輸入信號作很快的反應，因 P 點的電位不必做很大的變化。事實上，在這種情況，反應的速率爲沒有負囘饋的 99 倍。

線路的反應依時間常數而定。一般線路是以時間常數 $\tau = R_i C_i$

（ R_i 為輸入電阻， C_i 為輸入電容）的 3～4 倍作為穩定操作所需的時間。在圖 5—12 綫路中，柵極導綫和周圍護套之間的電容約 10μμF（ 10×10^{-12} 法拉第），故若無負回饋則時間常數 $\tau = 10^{12} \times 10 \times 10^{-12} = 10$ 秒。即必須 30～40 秒才能達到穩定，而後才能再量下一個信號。現在負回饋使反應時間縮短為 1/100 卽 0.3～0.4 秒。

圖 5—12 中的兩眞空管都很小（長約 1.5 公分，直徑約 1.0 公分）且裝在前置放大器（pre-amplifier）上。游離腔經由一條細長鋁管接到前置放大器上，且佔着此管末端的空間。前置放大器則經由多導體電覽（multiconductor cable）接到主框架上。游離腔的形式可依設計的目的而不同。在治療部門，對於測量在揷入鐳錠後膀胱和直腸的情形，與鐳針的檢查及深劑量的測量以製出等劑量圖，這種儀器是有用的。

若將圖 5—12 綫路中的高電阻以電容器取代，則該機器就可被改為累積儀器以測量總暴露。這種改裝後的儀器與以前所說的相類似。所差的是以前工作者必須用手操作移動 P 以補償電壓，而在此則由回饋電路自動補償。

振簧靜電計（Vibrating Reed Electrometer）

在直流（DC）放大器中，電池，電壓的漂移會產生與信號無法區分的雜訊。為除去此一雜訊，乃採用這個「振動簧片放大綫路」。其原理主要為，將直流信號變成交流（AC）信號後放大。而此交流放大器不放大雜訊，會將雜訊濾掉然後再整流產生直流。其綫路圖如圖 5—13 所示，這儀器的主要部分為振動的簧片，它是一個電容器，其底板被一個交流磁鐵所振動，以約每秒 500 來回的振動頻率對著固定片做向前或向後的運動。若有 Q 電荷在電容 C_v 上，則 $Q = C_v \cdot V$ ，因此當 C_v 變化時，電壓 V 也跟着會以每秒 500 次的升和降而變化。這交流信號的大小（振幅）與 C_v 上的 Q 電荷有關。這交流信號（振幅）被交流放大器放大（約 1000 倍）。且放大器是對準 500 週的頻率放

大，對其他任何頻率都不放大，因此把雜訊去除掉。最後這放大的交流信號被整流成一個直流輸出電壓E_o。這輸出電壓與輸入電壓的符號相反且是加在電阻R的低壓端E上。這電壓會隨着時間而繼續增加直到E點電壓降至近於輸入電壓IR而使得P點和Q點幾乎囘復到其原來電位，且實際上電容C_v不再存留任何電荷的時候才停止。在這種特

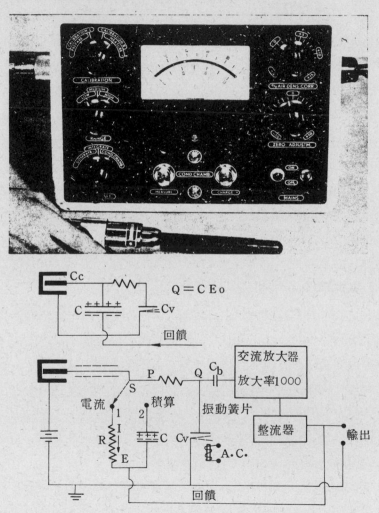

圖 5 — 13　振簧靜電計線路圖及飛利浦劑量計照片

別情況下，對一輸入信號 I R = I V 增益1000，輸出電壓 E。將很快地達到0.999V，且P和Q會比它們原來的電位上升0.001V。從負回饋的觀點來看，這線路基本上與上節所討論的直流放大器相同，且上節所用的公式亦可用來解釋這線路。

振簧靜電計在沒有漂移作用的好處這方面是比直流放大器強多了。但在另一方面用處却少，因振簧體積不小，且不能夠裝在管球類型的機器裏，它必須安裝在一無輻射場的區域或靠近控制盤，且游離腔藉著長電纜與它連結。這對於大體積的游離腔和大暴露率來說沒什麼困難。但不適合於測量離振簧靜電計很遠地方的很小游離電流，如果要這樣做，則會被電纜中的失散游離和長期振動所困擾。另外，當電纜移動時由於電纜彎曲而產生電荷會引起輸出的大量變動。

圖5—13示出一個飛利浦通用劑量計，此儀器係利用振簧原理製成的。在前景我們可以看到在一長電纜的末端有游離腔。這儀器可測量低到 5×10^{-12} 安培。在飛利浦劑量計 R $= 10^8 \Omega$，這電流相當於 P 點電壓的改變量約 $5 \times 10^{-12} \times 10^8 = 5 \times 10^{-4}$ 伏特 $= 0.5$ 毫伏特。在圖5—12，高電阻的值為 10^{10}、10^{11}、$10^{12} \Omega$，其電流可量至低至 5×10^{-13} 安培。當游離腔擺在靠近振簧靜電計時，可以用更高的電阻，此時則可量低至 10^{-16} 安培的電流。直流放大器的零漂移限制了直流放大器只能量約 1 毫伏特的電壓，而在振簧靜電計則可量更低的電壓約 0.01 毫伏特。因此振簧靜電計的靈敏度為直流放大器的 100 倍。

圖5—13線路圖，當把 S 板至 2 時，就變成累積儀器，這種儀器所測得的電量為 Q = C E。當儀器是這種使用法時，則當暴露進行時，其讀數會繼續增加，在電容 Cv 的底下板，因着回饋電壓所產生的負電荷會繼續地吸引游離腔中所產生的正電荷。

最後，同樣的儀器可以用來量電容游離腔的電荷。在圖5—13的左上角圖示其用法，當電容游離腔接到此儀器時，電容游離腔的電荷會分擔給電容 C 和 Cv。在電容 Cv 上的電荷會引一信號，此信號會出現

在囘饋點，把負電荷送至電容C的底板而降低其電壓，這樣會把電容
Cc和Cv上的電荷吸過來，這個過程會繼續進行着，直到在Cc和Cv
上的電荷全部被移走爲止。振簧靜電計，就好像「幫浦」（唧筒）一
樣，把Cc和Cv上的電荷吸過來。因此在Cc上的總電荷就被量出，其
值爲$E_c \cdot C$。這儀器與以前所描述的靜電計（威克特林牌）大不同。
在以前，電容游離腔所減少的電荷只有一小部分，分擔到靜電計，而
在這儀器則所有在電容游離腔的電荷通通被移到測量儀器上。

在飛利浦劑量計裏，儀器的前面有兩個杯。右邊的杯用來把電容
游離腔充電，左邊的杯則用來測量它們。要用這儀器測量時，要先測
完全充電的游離腔，得到讀數X_o，再把游離腔充電而後放進輻射場，
然後才再把部分放電的游離腔測量，得到讀數X'，則$X'-X_o$就正比於
暴露劑量，我們可以用一已知暴露量R_o對游離腔照射後再對這儀器校
準。則任何一未知的暴露量Rx可由下式求得：

$$Rx = R_o \frac{X_o - X'_x}{X_o - X'_o} \qquad (5-11)$$

式中R_o爲已知之暴露量，X_o爲游離腔未照射，充足電時在這儀器上的
讀數，X'_o爲已知暴露量R_o在這儀器上的讀數，X'_x爲未知暴露量在這儀
器上的讀數。故（5-11）式中的分數爲對未知暴露量，游離腔照射
前後讀數差，與對已知暴露量游離腔照射前後讀數差的比。以前靜電
計的靈敏度不能適用於此儀器。

固態靜電計放大器 (Solid state Electrometer Amplifier)

發展適合於量離子流的固態靜電計最基本的障礙是缺少一種電晶
體，這種電晶體，它的零件之間必須有高於離子腔線路所需的電阻來
彼此絕緣。但自場效應電晶體(field effect transistor)（ＦＥＴ
）發展出來以後這問題就解決了。目前由於場效應電晶體，使固態靜
電計放大器可以做得適當的靈敏度且有極好的穩定性。另外它們可以
做得很小又好。由「冒得里」(Mauderli et al) 所發展很令人滿意

的一個綫路，如圖5—14所示，它是由兩個相等的平衡級（staqe）所組成，一個是接到離子腔的中心電極，另一個是接到點P的參考電壓。

場效應電晶體如圖5—14的插圖所示，有三個端點，完全類似於眞空管的陰極、柵極、屏極。這三個極是源極（source），閘極（get），汲極（drain）。閘級與導電路徑（從源極到汲極）之間的絕緣高達10^{16} Ω。因此在離子腔的應用是十分足夠的。由於離子流I_1流經R，使閘級G_1的電壓增加，這使由源極流向汲級的電流增加，這也會引起流經Q_1A與Q_2A兩電晶體的電流增加。Q_2A與它的電阻器Rc_1及定壓然納二極管（Zener diode）Z_2之作用如同源極隨耦極（在眞空管的術語則稱陰極隨耦級）（source follower），且扮演着一個非常高之電阻的角色，因此在G_1電壓的增加，跟着會使在S_1有相同的增加。源級和汲級被「然納二極管」Z_1和電晶體Q A所牽連接在一起（coupled），這種牽連使源極和汲極之間保持一定的電壓，因此D_1的電壓增加與G_1的電位增加幾乎一樣。這綫路的另外一半（B部分）除了閘級G_2保持在一固定但可被調零裝置調整的電位上外都與A部分相同。因此一個離子流會引起D_1電位的增加，這電位的增加會產生一個電流流經電流計M爲了保持溫度效應達最小，Q_1A與Q_1B是安裝在一起成爲雙電晶體

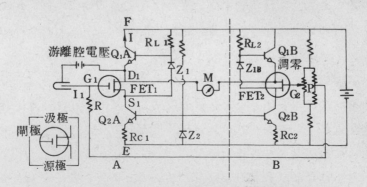

圖 5 — 14 固態靜電計放大器線路圖，取自畢得里等人（17）。

。Q_2A 與 Q_2B 也同樣的安裝在一起。所有的零件都裝在一個充滿樹脂只有幾立方公分的小容器裏。

5—10　蓋革計數器與閃爍計數器

(A)蓋革計數器(Geiger—Muller counter) 又簡稱 G—M管，係屬於充氣式粒子計數器，其構造與原理與游離腔者相類似。一般是用金屬筒或玻璃筒內壁附以石墨，以作陰極。內充各種氣體，最常用的爲氬氣，一端用薄窗以作放射綫之進路，如圖 5—12(B)中所示，圖 5—12(A) 爲威克特林儀器公司出產的游離腔劑量率偵測計的另一種型式，(B)爲蓋革計數器，掛在上面圓筒狀的爲蓋革計數器的金屬收集筒，底下的爲計數器。其與游離腔所不同的點爲蓋革計數器有更高的收集電壓約在 800～1500 伏特，手提攜帶型者常爲 900 V 左右。因着有更高的電壓，因此由放射綫照射所產生之電子，會以很快的速度被吸向陽極，獲得足夠的動能沿途產生制動輻射，及撞擊氣體分子，產生二

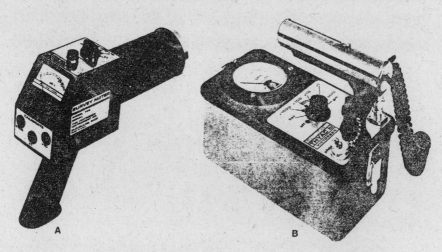

圖 5—12 A 游離腔型的劑量率偵測器
　　　　　B Geiger Muller 型的劑量率偵測器
　　　　（威克特林，儀器公司出品）

次離子對，這些二次電子又被快速吸引又產生游離；所產生的制動輻射有的會打到陰極，把陰極表面的電子撞出，所撞出電子又被陽極吸引，這些電子經過整個空氣體積又會產生更多的二次游離離子對及制動輻射，游離就這樣擴展到整個氣體體積。因此它不能像游離腔可分辨由 α 粒子所得的脈衝與由 β 粒子的脈衝（圖 5—1）故蓋革計數器的特徵為對於低劑量率的放射綫偵檢特具功效，但不能分辨入射質點的種類與能量。

　　因着對每一個游離，都會擴展開來，因此當放射照射率達到某一程度時，其放電將擴展到陽極的整個部分且連續不停，故必須有抑止之方法，使之立刻返回原來狀態，以便驗出另一個入射質點。

　　抑止（Quenching）之方法有二：一為自動抑止，另一為強迫抑止。自動抑止係在充氣的氬內加入適當的有機氣體或蒸氣，如：甲烷（CH_4）、乙烷（C_2H_6）、酒精等。強迫抑止則藉外路電阻或輔助電子管電路，適時減低其電壓至起動電壓之下即可。

　　蓋革計數器應用頗廣，實驗室固定型及手提攜帶型者均甚多，其優點為靈敏度高，善於偵測低微的劑量率，缺點為準確度較差，不能偵辨入射質點，尤不適於偵測 α 粒子。

　　(B)閃爍計數器 (Scintilation counter)

　　閃爍計數器係屬於固態計數器，與游離腔及蓋革計數器在構造及原理上不同。其原理為當 α、β 粒子或 X、γ 射綫撞擊某種物質時，立即發生閃光，然後依光電作用，經光電倍增管 (photo multiplier)，放出大量電子，經陽極吸收再經放大器 (Amplifier) 放大後得到計數。此種發生閃光之物質稱為閃光質 (Scintilators or phosphors) 其構造及方塊圖如圖 5—13 所示。

　　閃光質的選用，視所欲測之放射綫類型而不同。偵測 α 粒子，閃光質多用硫化鋅（ZnS）；偵測 β 粒子，多用有機物蒽 (Anthracene $C_{14}H_{10}$)；偵測 γ 或 X—射綫，多用碘化鈉（NaI）故每一閃爍計數

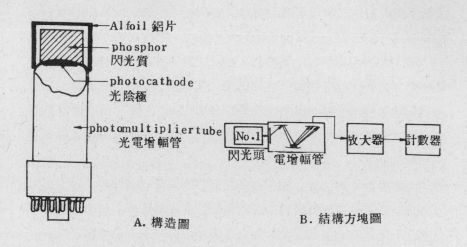

A. 構造圖　　　　　　　　　　B. 結構方塊圖

圖 5 - 13　閃鑠計數器

器有其特定適用範圍，不能通測各類型的放射線。

　　因着核子醫學部常用 γ—射綫閃爍計數器來偵測，故在此願更進一步的來說明 γ—射綫閃爍計數器的作用原理。當一束 γ—射綫（或 X—射綫）射進 NaI 晶體時，會大部分與原子產生康普頓效應碰撞，每次的碰撞，光子會有一部分能量傳給電子，電子會被發，當它回到穩定狀態時，會發出小的閃光。入射的 γ—射綫在未被完全吸收時會產生多次的康普頓碰撞直至完全被吸收。γ—射綫的能量愈高，產生碰撞的次數愈多，則所發的閃光愈多。這些小閃光雖然在一系列的情況下發生，但就我們的肉眼或光電倍增管而言却只有一個閃光。此閃光的強度直接比例於小閃光的數目。因為閃光的數目是隨 γ—射綫的能量增高而增加，因此我們可以說閃光的強度正比於入射 γ—射綫的能量。這些閃光有些是直接射到光電倍增管，有些是經包晶體的鋁壁內面反射至光電倍增管的光陰極。

　　光電倍增管，是由一系列的 10 級電雙極（dynode）所組成。每一級電雙極的電位差約為 100 V 左右。當閃光打到光陰極時，會因康普頓

效應而射出電子。射出電子數目的多寡正比於閃光的強弱。因此若入射γ—射線能量愈高，則閃光愈強，則射出的電子數愈多，所產（經過放大）的脈衝就愈高。現設有一電子被激射出來，這電子會被比光陰極高 100 V 左右的電雙極吸引而加速，當被此力吸引而撞入此極時，會從這電雙極釋放出更多電子，這叫做二次發射（secondary emission）。此更多電子在接着的連續電雙極，每一電子在每一級電雙極會發出相同的更多電子，假設每一級每電子會三次發射出二個電子，則經過10級的電雙極時，會獲得 $3^{10}=60,000$ 個電子，而形成一脈衝。入射γ—射線轉成閃光，閃光會使光陰極產生電子，一個電子會倍增成 3^{10} 電子，若閃光會使光陰極產生 2 個電子，則會倍增成 2×3^{10} 個電子。閃光愈強，光陰極產生的電子數愈多，倍增的電子也愈多，其脈衝高度愈高，而入射γ—射線能量愈高，閃光愈強，故脈衝的高度直接與入射γ—射線的能量成比例。

經過光電倍增管後，具有某一能量的入射γ—射線轉變成與之相對應的某種高度的脈波，然後經過前置放大器（pre—amplifier）。前置放大器不是用來對電壓作某程度的放大，而是使振幅有些失去。因光電倍增管與放大器之間的阻抗（impedances）必須相匹配以致沒有功率的損失，因此需要前置放大器來使脈波的高度減少一點。前置放大器的另一功用爲供應驅動力，使脈波在連接偵檢器與主要掃描底盤之間，幾次長的電纜裏傳送時不至有落失。

當脈波進入放大器時，它有一個廣泛的各種不同的高度，這是因爲入射晶體的γ—射線具有廣泛的各種不同的能量。所有這些脈波其振幅必須被直綫放大（linear amplification）一個常數倍，這樣才能使放大後的脈波仍然正比於入射γ—射線的能量。放大器是由四個眞空管或電晶體分成接續的兩組所組成。每一組的放大率約爲70到120，因此整個放大器共放大約 8,000 倍。放大器所接收的脈波數量級爲毫伏特，因此 1 毫伏特的脈波可被放大成 8 V 的脈波，有時甚至可達

100 V 。

　經過了放大器就進入脈波高度分析儀。脈波高度分析儀有兩種類型——低程度鑑別器（lower level discriminator）與光譜儀（spectrometers）。前者是不會接受任何比預定高度低的脈波高度，而光譜儀則不會接受比某一高度以下及另外某一高度以上的任何脈波高度，只接受所有落在這兩段高度之間的脈波。只接受一組脈波的稱為單頻道分析儀（single-channel analyzer）。在核醫部門所經常使用的是單頻道分析儀。（多頻道分析儀只不過是兩個以上的單頻道分析儀作電路組合使其同時且接着計算一個以上的放射性能量或脈波高度）。

　至於閃爍計數器如何來確定人體身上某一部分發出 γ 一射線，而顯於示波器上使我們可知道人體身上某器官某部位的動態功能，則我們願以台北榮總核子醫學部的閃爍照相機為例來說明。此照相機有一

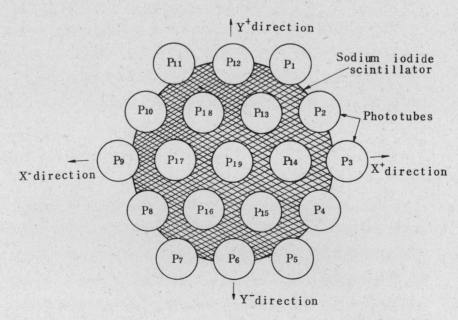

　　圖 5 - 14 (A) 鈉化鈉 晶體（斜線部份）與其後所連接的 19 支光電
　　倍增管的六角形排列， 及其分成四個方向的電路

碘化鈉晶體，直徑爲 11.5 吋，厚 $\frac{1}{2}$ 吋，後面連接19個光電倍增管，成六角形排列如圖5—14所示，當 γ —射綫和 NaI 起作用而產生閃光時，每一光管倍增管均產生一個和入射其光陰的閃光強度成正比的信號（脈波），很顯然的，光電倍增管若較近產生閃光的作用點，則會產生一較強的信號，結果19支光電倍增管分別產生與產生閃光作用點距離平方成反比的信號。這19支光電倍增管分成四組：X^+, X^-, Y^+, Y^-。然後利用一電容網路將它分爲四個位置，然後利用向量法相加減如圖5—14(B)所示。X^+和X^-信號可利用不同的電路相減而產 X 位置信號，用同樣方法可求出 Y 位置信號。然後我們將 X、Y 信號輸入示波器中陰極射綫管的偏向板（deflection plate)使電子能擊到示波器螢

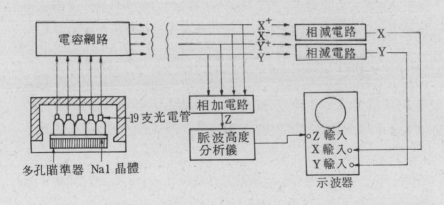

圖 5 - 14 (B)　圖 B 閃爍像機之方塊圖

幕上相當於放射綫擊中晶體的位置上。同時我們也把四個位置信號加起來而成 Z 信號，以表示其高度。故只有落入脈波分析儀特定能量範圍的脈波才能在陰極射綫管上產生亮光。在較新的型式儀器，相減電路已用相除電路取代之，即將 X、Y 信號除以 Z 信號，這使位置更不和脈波高度相牽涉，使我們能用更寬的能量範圍。

　　閃爍計數器的優點很多：(1)使用簡便(2)靈敏度極高，可偵檢極微

弱之放射線(3)反應極迅速，分解時間極短，(4)由於螢光質反應不同，故可判定放射線原爲 α 粒子， β 粒子或 γ 射線(5)較蓋革計數器準確(6)較蓋革計數器偵檢效率高。

5—11　離子收集效率

在討論標準游離腔時，曾提到必須有足夠的電壓以收集所有離子，同樣的原則也可應用到所有型式的游離腔。但在某些情形下，要完全收集到所有的離子是不可能的。因離子在游離腔中的速度是與電場成正比的。例如在 1 伏特／厘米的電場下，空氣中正離子的速度約爲 1.8 厘米／秒，如果平行板距離爲 2 厘米，其間電壓爲 200 伏特，則電場爲 200／2＝100 伏特／厘米，故離子的速率 1.8×100＝180 厘米／秒，被平行板收集需時 2／180＝0.01 秒，在這樣的時間，正負離子有可能重新結合，因而收集不到。故必須考慮到在所給電壓的離子收集效率。所謂離子收集效率，即爲「收集到的離子數與產生的離子數的比值」。對平行板游離腔而言，收集率可以相當準確地估計出來。波各(Boag)發展出許多種估計法，現把波各對平行板及圓柱體、球體收集極在連續輻射和脈衝輻射的情況下所做出來的結果列示於下，並示於圖 5—15。

　　(A_1)：平行板收集極對於連續輻射(Continuous Radiation)離子收集效率：

　　　　對連續輻射而言，空氣中的收集效率，依 Uc 而定，Uc 爲參數，其值爲

$$Uc = \frac{15.9 \times d^2 \sqrt{q}}{V} \qquad\qquad (5—11)$$

式中，d 爲平行板間距離，單位爲厘米。V 是平行板間的電位，單位爲伏特。q 爲游離強度，單位爲靜電單位／（厘米^3·秒。對空氣物質而言，1 侖琴等於 1 靜電單位／（厘米^3，所以可以把 q 看成暴露率，其單位爲侖琴／秒。得到 Uc 值後我們可以從圖 5—11 處得到收集效

率。

〔例 6〕 平行板游離之間隔為 1.5 厘米，收集電壓為 300 伏特置於暴露率為 120 侖琴 / 分，的輻射場中，試求其收集效率。

〔解〕：
$$U_c = \frac{15.9 \times d^2 \sqrt{q}}{V} \qquad q = 120 侖琴 / 分 = 2 侖琴 / 秒$$

$$= \frac{15.9 \times 1.5^2 \sqrt{2}}{300} = 0.17$$

查 5—11 圖與 $U_c = 0.17$ 相對應的收集效率 99.3%

(A$_2$)：平行板收集極對脈衝輻射（Pulsed Radiation）的收集效率

對脈衝而言，其輻射持續時間比收集時間短，其收集效率則依 U_p 這參數而定：

$$U_p = 1000 \frac{d^2 \cdot q}{V} \qquad\qquad （ 5—12 ）$$

其中 d 為平行板間距離，V 是電壓，q 是游離強度，單位為每（厘米^3）每脈衝釋放的靜電單位，其他與 (A$_1$) 同。

〔例 7〕 如〔例 6〕設輻射來自其他加速器，其頻率為 180 脈衝 / 秒，試求其收集效率。

〔解〕：此屬於脈衝輻射，故由 5—12 式。式中 q 變為暴露率。

$$q = 120 侖琴 / 分 = 2 侖琴 / 秒 = \frac{2}{180} 侖琴 / 脈衝$$

代入 5—12 $\quad U_p = 1000 \times \dfrac{(1.5)^2 \times \dfrac{2}{180}}{300} = 0.083$

由此值查圖 5—15 得收集效率為 96%

(B$_1$)：圓柱體游腔（cylindrical chambers）

大部分實用游離腔，不是圓柱體就是球體，這時電場強度會隨與中心電極之距而變。在圓柱體中，具有影響的量是中央電極中心至腔壁內層的距離（游離腔半徑）a 及中央電極半徑，其相當於平行板間

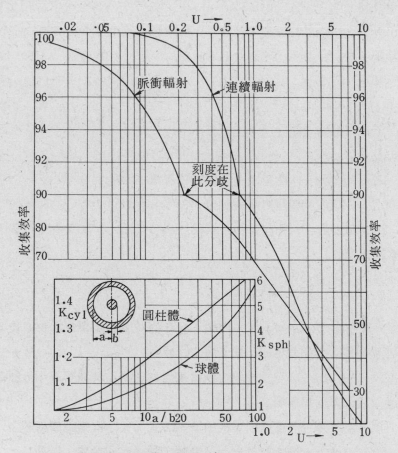

圖 5 － 15　圖示連續輻射和脈衝輻射的收集效率為 U 的函數。連續輻射 $U_c = \dfrac{15.9}{V} d^2 \sqrt{q}$，脈衝輻射 $U_p = \dfrac{1000}{V} d^2 q$。在這些式子裏，V 是平行板之間的電位差以伏特為單位，d 是平行板之間的間隔以厘米為單位，連續輻射的 q 是每立方厘米每秒釋放的電荷（靜電單位），而脈衝輻射的 q 是每立方厘米每脈衝釋放的電荷（靜電單位）。插圖部分使我們可以計算球體或圓柱體游離腔的收集效率，圓柱體游離腔的等效間隔長度以 Kcyl（ a － b ）表示，而球體游離腔的等效間隔長度則以 Ksph（ a － b ）表示。圖中並表示出半徑 a 和 b 。（取自 ICRU 62〔12〕。）

距的等效間隙長度（equivalent gap length）為 kcyl（a—b），kc-yl 與 a/b 的關係，示於圖 5—15 下方插圖裏，kcyl 的值是在左邊刻度。

（B₂）：球體游離腔（spherical chambers）

有些實用游離腔為球體游離腔，此時其等效間隙長度為 Ksph（a—b）。ksph 的值示於圖 5—15，插圖右邊的刻度。

〔例 8〕 一半徑 0.5 公分，中心電極半徑 0.05 公分的圓柱體游離腔用來量 240 R/min 暴露的連續輻射，收集電壓為 100 伏特，求離子收集效率。

（解）：因為連續輻射故 $Uc = \dfrac{15.9 \times d^2 \times \sqrt{q}}{V}$

$$q = 240R/min = \frac{240}{60} R/S = 4 \ R/S$$

$$d = Kcyl \ (a-b)$$

$$a/b = \frac{0.5}{0.05} = 10 \ 由圖 5—15 \ 可看出 Kcyl = 1.19$$

$$\therefore d = 1.19 \ (0.5 - 0.05)$$

$$\therefore Uc = \frac{15.9 \times 1.19 \ (0.5 - 0.05) \times \sqrt{4}}{100} = 0.091$$

查圖 5—15. 得知收集效率為 99.8％

5—12　X—光產生器及同位素機器的暴露校正

在本節裏我們首先用威克特林侖琴計來校正 X—光產生器輸出暴露，而後再討論用其他劑量計來校正 X—光產生器，而後才討論到對同位素機器的暴露校正，最後才談到用來知道 X—光機輸出是否定量的指示計及用來預計多少暴露的控制器設計。

在這裏所討論的是有關治療 X—光機的校正，若診斷用 X—光機有需要校正時亦可採取類似的步驟。治療 X—光機有幾種不同的治療

錐（treatment cone），每一個治療錐體都必須校正，因此必須選一個治療錐體做爲其他錐體的參考，故只要對此參考錐體細心的定刻度，則可決定其他錐體的暴露。對一個250KV的X—光機而言，10×10 厘米的照野是個很好的參考錐體。現把用威克特林侖琴計來校正X—光機的步驟列述於後：

用威克特林侖琴計來校正X—光機

(1)選一適當錐體10×10cm，並使光束水平射出，以避免附近物體所引起的散射。

(2)用適當的固定器把威克特林游離腔的金屬帽固定在適當的位置，務必當電容游離腔裝在上面時，游離腔的靈敏區中心剛好在照野的正中央，且游離腔的表面要與錐體末端接觸，則X—光機焦點至游離腔靈敏區中心點P的距離爲 f+r，其中r是游離腔半徑，f爲焦點至錐體末端之距，如圖5—15所示。若X—光機有光定位器（light localizer），則游離腔中心可以直接放在距焦點f的地方。

(3)選擇適當的過濾器、管電流（毫安培）和管電壓（仟伏特）來決定這些儀器裝置的半值層。有時爲了能利用標準深度劑量表（standard depth dose tables），往往使用與半值層相同值的過濾器。（ 半值層；請參看第六章 ）

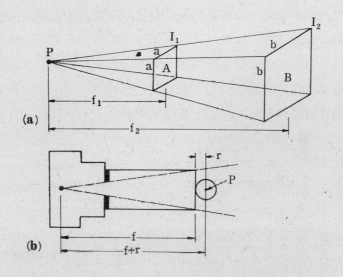

圖 5 — 15 （a）平方反比定律的圖示。（b）將
P 點測得的暴露修正成治療器末端
的暴露之圖示。

(4)依(3)所得半值層，來選定適合測量此輻射量的威克特林游離腔。
並由標準實驗室所提供的資料（附在游離腔的附件上），決定其校正
因數。

(5)將威克特林靜電計水平放在控制盤上，插入威克特林電容游離腔
。使纖維放電，並調整調零裝置直至纖維在 Z 的位置上。將游離腔及
靜電計充電直到纖維在 O 刻度上。然後把游離腔分開，這會使纖維輕
微位移，此時必須詳記其位置（通常會下移½度）。

(6)使靜電計支撐游離腔（但二者不相接）約5分鐘，而後觀察纖維
的位置，正常狀況下其位置應該不變，但若靜電計有漏失（leakage）

，則其位置會改變。如果在游離腔測量期間靜電計的漏失不大的話，這種漏失是可忍受的，但如果漏失量很大，則需將靜電計充電使靜電計的纖維在刻度爲零的位置，而後再把游離腔接上。如果游離腔（不是靜電計）沒有漏失則讀數應爲零，如果有漏失，則要檢查游離腔末端的絕緣體是否有綫頭或毛髮，若有就把它移開，切記勿使手指接觸到絕緣體。如果這樣做，仍然有漏失，看漏失（指游離腔）的情況，若在測量所需時間內的漏失量小，則可容忍，漏失的總量可對讀數作修正用。

(7)將充足電的游離腔放在固定架的套鞘，並注意游離腔的靈敏區是否在照野的中心。

(8)接通機器，調整管電壓及管電流到(3)步驟中所選定的工作值，調計時器到適當的值，然後打開光闌（shutter）。暴露時間必須足夠把25侖琴刻度的游離腔中和（放電），到15的刻度（100侖琴刻度則必須中和到60的刻度）。這需要幾次的測量來找出正確適當的時間，令這時間爲 t_1。在暴露期間，管電流必須一直調整使之一直保持在預先選定的值上。若此爲不可能，則必須在整個暴露期間，記錄其管電流的值（例如：可以隔幾秒記錄一次），而後取其平均值。關於管電壓，也必須精確記錄其平均管電壓 KV。

(9)暴露完後，把游離腔從金屬帽拿開，不接觸的插入靜電計。看靜電計上纖維的位置是否偏離步驟(5)所在位置的四分之一度以上，若偏離大於四分之一度，則需先用充電儀器將靜電計充到步驟(5)的位置，然後將電容游離腔完全插入與靜電計相接連。靜電計實際上是一個很大的離子腔而有一部分被鉛屏蔽住了，因此不能留在 X—光室，因在測量期間散失的輻射會使它放電。記錄讀數 R_1（讀到十分之一刻度）。

(10)以一個很短的暴露時間 t_2（1或2秒）重覆(7)、(8)兩步驟，得到一讀數 R_2，這步驟的理由將在步驟(12)講到。

(11)建立一小表格，其項目分別爲

時間； 讀數； 毫安培（mA） 仟伏（KV） 修正讀數以相同的長時間、短時間輪流重覆以上步驟至少三次。

⑿現在，要對步驟⑾中的mA和KV來修正讀數。對mA來修正讀數是比較簡單，因管電流的小量變化裏，暴露是正比於管電流。若選定的爲20 mA，但實際管電流爲19.6 mA，（少了 $\frac{20-19.6}{20}=2\%$），則讀數應增加2％，對KV來修正讀數則必須靠實驗來完成。將管電流固定，然後實際的測量暴露隨管電壓改變的情形。根據實驗結果顯示，管電壓的KV改變1％，則暴露率改變2.5％。如果沒有這樣做的話，我們可以相當準確的假定，暴露與KV的平方成正比，（即R $=KV^2$），則KV改變1％，暴露將會改變 $\frac{R_2-R_1}{R_1}=\frac{KV_2^2-KV_1^2}{KV_1^2}=2\%$（可令 $V_2=V_1+0.01V_1$，即可證出等於2％）。當我們修正讀數後，把三次的 R_2-R_1 和 t_2-t_1 值求其平均值，則得到未經溫度，壓力修正的暴露率 $\frac{(R_2-R_1)}{(t_2-t_1)}$。

這個步驟主要是修正開關打開的時間，因在開關打開過程中，（約1～3秒）會有暴露產生，但其暴露率比達到操作點時少，又對30秒的暴露時間而言，1～3秒的時間佔了10％，但對10分鐘的暴露則微不足道了，故對治療而言開關打開的時間不會引起大誤差，但對校正而言誤差就很大，故 R_2-R_1，剛好把開關那部分去掉，（因無論是長時間或短時間，其開關時間均同）。所剩下的是操作點的暴露。在有些設備裏，沒有開關器，當機器到達其操作點時，游離腔才開始接受照射，此種設備就可免去此項修正。

⒀利用平方反比定律修正距離：如圖5—15所示在(a)中在A處的照射與在B處的照射強度比爲 $\frac{I_A}{I_B}=\frac{f_2^2}{f_1^2}$，因此在(b)中，套管游離腔所測的點P的暴露會比治療錐體末端的暴露少，因治療錐體末端的暴露爲P點處的 $(\frac{f+r}{f})^2$ 倍，對威克特林套管游離腔而言，半徑爲0.8厘米，若焦點至皮膚的距離爲50厘米，則這項修正因數爲1.03,即修正3％，若焦點至皮膚的距離爲15厘米，則這項因數爲1.11 即修正11％，由

此例可知，當焦點至皮膚的距離愈小時此項修正愈顯得重要。但對於有「可見光定距離」裝置的儀器則可免去此項修正，只要在套管游離腔上顯出「所要測距離－0.8 厘米」的距離卽可。

(14)溫度和壓力的修正：威克特林劑量計是在22℃及760毫米汞柱壓力下做校正的，因此對其他溫度、壓力的修正應乘上 $\frac{760}{p} \times \frac{273+t}{295}$

(15)修正後的暴露率爲

$$R = \frac{R_2 - R_1}{t_2 - t_1} \times (\frac{f+r}{f})^2 \times \frac{760}{P} \times \frac{273+t}{295} \times K \quad (5-13)$$

其中K是由標準化實驗室提供的修正因數，其值隨游離腔和所使用光束的半值層的不同而不同，通常會附在套管游離腔的附件上。

如果要得更準確的結果，則必須考慮另外一些修正因數：

(16)腔柄游離的檢查：在某些電容游離腔中，放射線在腔柄或套鞘內引起的游離會造成誤差，尤其對空氣體積小的100侖琴或250侖琴游離腔最爲嚴重。（25 侖琴游離腔通常不適用，因所量暴露率很大，且時間短，無法獲得準確的測量）。腔柄和套鞘的漏失可用一個狹長照野（20×4厘米）的光束，把游離腔放在中央，先使腔柄沿着照野的一個軸照射，計其讀數，再沿另個軸，不使腔柄受到照射，計其讀數，若兩個讀數不一樣，則腔柄的漏失就大了。在做這項校正前必須先確定該儀器是否已與標準空氣游離腔校正過，而且要知道是如何校正的，因這項效應可能在校正時已列入考慮了。

(17)靜電計電壓靈敏度的檢查：標準化實驗室，通常會提供一個表，表中列出得到某些讀數所需的電壓。用一些電池，一個分位器和一個優良的伏特計，就可執行此項檢查。若靜電計的電壓靈敏度有改變，則可以下方法修正：設靜電計刻度由 0 到15侖琴之間應有 200伏特差距，但用優良伏特計測之卻只有 190 伏特（低了 $\frac{200-190}{200} = 5\%$，則表示所得的讀數高了5％。

以其他劑量計來校正X－光產生器：

從許多方面來看，用波得溫—法莫劑量計，直流放大器、振簧靜電計等劑量計比威克特林容易使用，雖然它們不會有較大的準確度，但從一個讀數到下一次的讀數却有較大的重現性。底下就以劑量率計及累積劑量計來挄要的述說一下：

(1)劑量率計 (Dose Rate Meter)

以飛利浦 (philips) 劑量率計爲例，只要把游離腔的套管放在光束中，操作者可在控制盤旁邊，當管電流和電壓保持正確值時做計讀，因此可免去由開關開啟時間所引起的困擾，且只須花使用電容游離腔的一部分時間卽可。其讀數可改成每秒多少侖琴，而不走每分多少侖琴。

(2)累積劑量計 (Integrating Dosimeter)

以波得溫—法莫爲例，操作者不必離開控制盤就可做總暴露測量。用累積劑量計來校正，與電容游離腔一樣會受到電流、電壓變動的困擾，故一樣須要對電流電壓做修正，但有一優點，不必在X—光室與控制室之間來囘跑，故校正工作可以很快完成，且在很快地在暴露後幾秒鐘就可得到一個讀數。

同位素機器的校正——鈷六十與銫一三七的校正。

校正X—光機的方法可用來校正同位素機器，惟同位素機器沒有管電流與管電壓變動的困擾，因此可省去這部分（指對電流、電壓修正）的修正。因着同位素的半衰期爲一定，因此對校正時的每次讀數都應該一樣，若不一樣，則錯誤可能來自儀器（劑量計），或操作者。當我們測量鈷六十或銫一三七時，游離腔壁的厚度要足夠厚以達電子平衡，才不會造成很大的誤差。有些威克特林游離腔（劑量計）在套管外加以鈷帽，以達正確厚度，有些則在設計時就做成正確的腔壁厚度。

鈷治療機和銫治療機都可用來檢查劑量計的刻度，首先我們可利用鈷游離腔（在標準化實驗室定過刻度的劑量計）對鈷治療機（或銫

治療機）細心的定刻度。定完刻度，並把放射源的衰變考慮進去以後就可用來檢查其他劑量計的刻度是否變動。

偵檢器

(1)定量指示器（Constancy Indicators）.

定量指示器是用來檢查機器輸出的任何改變，並用來指示所用的濾器（filter）、X—光管電壓和管電流是否正確。若定量指示器指出與以前同樣的管電壓和電流，但其輸出却不一樣時，X—光機必須再加以校正。在現代的醫療用X—光設備中，對管電流和管電壓都有電子穩定裝置，故不需要定量指示器，但對於高能醫療機器，如電子加速器、直線加速器等，其輸出常會有相當大的變異，因此需要定量指示器指示之。

定量指示器通常位於緊臨光闌之下，係一簡單的游離腔，由一系列的薄導電片組成，這些導電片是由聚苯乙烯或鋁外面包一層碳組成。這可游離腔，係用平行板當兩極與一組電池和一個微安培計串聯而成，這種設計很簡單且很可信賴，但必須有一個很靈敏的微安培計。爲了要對大部分X—光束提供適當的讀數，通常先用直流放大器將游離電流放大再接到一個微安培計測量。

(2)累積計（Integrating Meters）

在治療裏，通常是預定給予多少劑量來治療。爲達此目的，大部分儀器都設計成在一段預定的時間照射之後會自動停止，然後用電子穩定設備來維持管電流管電壓以達固定輸出；有一些儀器則須靠操作者來維持固定的管電壓與管電流。但對於電子加速器，其輸出的變動很大，因此無法以預定的時間供給預定的暴露，在這種情況下就需要設計一種累積劑量計，在達到預定的劑量之後自動把機器關掉。

如圖5—16所示即爲此種設計，當游離腔受照射，所收集到的正負電荷會使電容C充電。當電容C的電壓被充電到某一臨界值V_0時（飽和），眞空管開始導電，這會操動計數器並開動繼電器，當繼電器

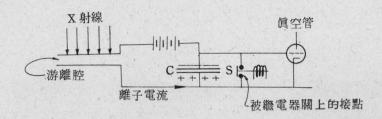

圖 5 — 16　游離輻射偵檢器的一種積算型式之線路圖。

（relay）的 S 接近接點時，會使電容的兩平板上的電荷藉 S 的接點短路而放電，放電完後眞空管就不導電，電容 C 就再被充電。每一次的放電，就表示在游離腔有 CV_o 的電荷被收集到，因此有相對應的 X_o 暴露。因此操作者可以先預定一個計數 $n \cdot CV_o$，即先預定一個相對應的暴露 nX_o，則當電容放電 n 次後，儀器即可自動關掉，而達到我們所要照射的暴露。在圖 5—14 中，若將開關 S 接在累積這端，則此等振簧靜電計就可用於我們要用的預定暴露的目的了。

　　許多累積儀器，通常是放在醫療機器的頭端，但該處在機器操作時，會有很大的溫度變化，這會空氣從游離腔裏排出去而使得靈敏度減小。爲了減少此等效應，我們可以把游離腔密封起來，就不受溫度和壓力的影響了，但必須注意能確實保證不會發生漏失而影響到儀器的靈敏度。

第六章　Ｘ射線之射質（半值層）

6－1　射質

　　在本章裡，將討論用來描述射線束性質的方法，即所謂的射線束的射質。在放射線治療裏，我們所感興趣的是射線束，穿入病人體內的情況，故以射線束穿透某些已知成份之物質的能力來描述射線束的性質。射質以半值層表之。半值層（ＨＶＬ）定義為「將輻射強度減至一半所需的某一標準物質的厚度」。用來規定各種不同能量範圍之半值層的適當物質，列於表6－1。許多年以來，用於治療的輻射能量範圍為120KV 至 400 KV，其半值層以幾毫米銅表之。低於120KV者以鋁表之，而高於400KV 者可用銅或鉛表之。

　　用ＨＶＬ來描述射線束的射質實在過於簡略。因為它無法告訴我們光束中之光子能量及光子數。射質比較完整的描述應以圖2－10所示的每單位能量間隔的相對強度圖才算。但實際上，因為Ｘ射線之生物效應對於輻射之射質並不很敏感，故以ＨＶＬ來表示射質就很足夠了。

表　6 — 1　不同的能量所特有的半值層及濾器

MATERIALS IN WHICH HALF VALUE LAYER IS SPECIFIED AND OF WHICH FILTERS ARE MADE FOR DIFFERENT ENERGIES (23)

激發起的電壓	特定的半值層的物質	根據射源而排定的常用濾器
10 kv - 120 kv	Aluminum (Al)	Al
120 kv - 400 kv	Copper (Cu)	(Cu+Al) or (Sn (tin)+Cu+Al)
400 kv - 1 Mv	Copper (Cu)	(Sn + Cu + Al)
1Mv - 3 Mv	Copper (Cu) or Lead (Pb)	(Pb + Sn + Cu + Al)
10 Mv - 50 Mv	Lead (Pb)	碳 (C) 的補償濾器，鋁或銅Al 或 Cu

6 — 2　濾器 (Filter)

　　從一厚靶射出的X一光束，未經過濾以前，其光子的能量可能介於零至入射電子的動能，如圖 2—10 中虛線所示者。我們現在將探討，過濾對圖 2—10 之分布的影響。圖 6—1 中A，B曲線爲圖 2—10 中 200 KV 圖形的再製。此種分佈不適合深部治療，因爲低能量光子無法穿入腫瘤，而徒增身體表層的劑量。這種不需要的輻射可經由一適當的濾器除之。利用錫、銅及鋁之質量吸收係數，可將曲線A化成曲線B，C，D及E。

　　當光束被 1 mm 鋁過濾後，其曲線爲B；而當光束被 1 mm 鋁＋$\frac{1}{4}$ n.m 錫過濾後其曲線爲C。我們可以發現在曲線C裡，於 30 KV 至 40 KV 之能量範圍時，能量通量實際上已減至零。但在恰低於錫之K吸收斷裂（29.25 Kev）時却有大量輻射通過濾器。能量高於 29.25 Kev 的光子與錫產生強烈的光電效應。但恰低於此能量時，光子就無足夠的能量以擊出K電子，因此光電吸收很小。同時能量高於 29.25 Kev 之光子亦會與錫產生強烈之光電效應（當然能量愈高作用愈不劇烈），產生光電效應後，K層留下一個空洞，當此空洞被塡滿時，將

放出能量爲25Kev至29Kev的特性輻射。此特性輻射加在曲線C上，即釘狀尖峯所表示者。

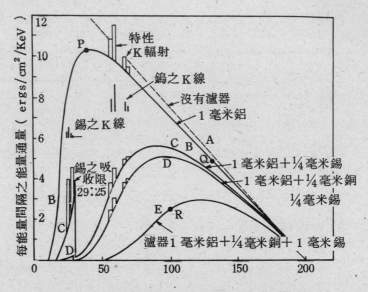

圖6－1　加上各種濾器對X光能譜分佈的影響

　　低於29.25Kev的輻射可用一銅薄片置於錫濾器與病人之間而將其濾掉，此過濾情形示於曲線D。銅能強烈的吸收低於29.25Kev之光子，所以能除去曲線C之大部分釘狀尖峯。此外銅也能強烈地吸收錫之特性輻射。通常還加上一鋁薄片於銅之後，以吸收銅之特性輻射，此種合成濾器稱爲索雷洛斯濾器（Thoraeus filters），必須注意的是它們的排列順序，高原子序物質應最接近X－光管，否則無法阻擋特性輻射。曲線E比曲線D更具穿透力，乃是由1mm 鋁＋$\frac{1}{4}$mm 銅＋1mm 錫過濾而得。

　　從治療的觀點上而言，曲線D及E都是很理想的分佈。若比E更進一步地過濾，將產生一具有較高之HVL的強穿透力射束，但射束的強度却減低了。過濾超過某一點後，將因大量減低射束的強度，使過濾變得無經濟價值。至於D、E曲線欲想得較強的強度即具有較高

的ＨＶＬ，則只要增加Ｘ－光管的管電壓，就能增加Ｘ－光能譜中高能量部分的強度。

　　濾器之適當選擇，乃依Ｘ－光機的電壓而定。一些有用之濾器組合列於表６－１，其排列次序乃由射源向外依序排列。下面將簡單地討論這些濾器。鉛濾器不適用於 200 KV 之Ｘ－光機，因它將很有效地阻擋所有輻射，故實際上設有輻射穿透鉛濾器。同理，錫濾器也不適用於 100 KV 之Ｘ－光機。常用鋁濾器來過濾 100 至 140 KV 之Ｘ－光機所發射的輻射，而產生半值層為 1mm 至 4mm 鋁的射束。銅及鋁合成之濾器常用來過濾 200 KV 之Ｘ－光機所發射的輻射，而產生半值層為 0.5mm 至 1.5mm 銅的射束。在此能量範圍內，由錫、銅、及鋁所組成的索雷洛斯濾器也極有用，其半值層為 4.0mm。在 1 MV 至 2 MV 之範圍時，可使用鉛、錫、銅及鋁之合成濾器。

　　電子加速器及直線加速器會產生極高能量的輻射。其能譜的分佈約為從 1 Mev 至 30 Mev 的連續能譜，此時不能用鉛當濾器。由圖 4－8 可知在 3 Mev 時鉛的吸收係數為最小值。故鉛濾器會衰減低能量及高能量輻射，而使 3 Mev 的輻射透過。另外在 1 Mev 至 30 Mev 的能量範圍，低原子序物質（如：碳）所衰減之低能量輻射略大於高能量輻射，雖然其效率很低，因此在理論上仍可以用低原子序濾器於此能量範圍。但是在實際上，當機器運轉到其尖峯能量為 15 Mev 至 30 Mev 時，通常不用濾器，因低原子序濾器效率太低了，可是射束前方將有一嚴重的「尖峯」，故實際上通常是用由銅，鋁或碳所製成的「補償濾器」作濾器，此種濾器能使能譜的分布沒有多大改變。

　　在同位素遠隔治療機裏，只有當射源所發射之低能量光子混雜於具有穿透性有用的光子時，才使用濾器。至於像鈷－60等，發射兩道能量為 1.17 及 1.13 Mev 之伽瑪射線，就不需要濾器。銫－137 只發射一道能量為 0.662 Mev 之伽瑪射線，也不需要濾器。

　　200 KV 射束經過嚴厲地過濾後，可能與只經過輕微地過濾後的

400 KV 輻射束具有相同的 H V L，雖然後者具有前者所沒有之高能量光子。我們可規定每一輻射之「次H V L」（The second HVL）此乃欲將輻射束強者由 $\frac{1}{2}$ 減至 $\frac{1}{4}$ 所需之濾器的厚度。在上述之例子裡，200KV 輻射束之次H V L 約與首H V L（The first HVL）相同，而對於 400KV 輻射束而言，次H V L 遠比首H V L 爲大，次H V L 之用途並不普遍，因以尖峯仟伏特（KVP）及首H V L 來描述一切狀況已非常充分了。

6－3　半値層的測定

　　X－光束的半值層可由測量一系列不同吸收體對X－光機的影響而得。精確測量半值層之理想裝置如圖 6－2 所示。A 處是濾器放置的位置，B 處是對A的濾器測量其半值層用放置銅片的地方。C 處是放套管腔的地方。套管腔必須置於離 B 之某些距離處，以避免吸收到由銅片所產生的散射輻射，通常是 50 cm 至 60 cm。套管腔每次必須小心的放回原來的地方，且必須恰在射束的中心軸上。若X－光機裝有光源定位器（light localizer）及可連續調整之光闌時，則可調整射束的大小使其在套管腔處的照野爲 5×5cm，以避免來自室內其它物體的散射輻射，且可利用其所發出之光束使套管腔對準中心線。若X－光機沒有光源定位器的裝置，則必須直接用肉眼來對準。測量半值層，通常是對各種不同電壓採用各種不同的適當物質，來測量未加濾器時的半值層，及加上不同厚度的濾器後的半值層。例如在X－光機爲 200 KV 時，則我們可用銅或錫放於A處。若用銅，則可測量未加銅片時的半值層，及加 1mm 銅片的濾器後的半值層及加 2mm 後的半值層，對錫也是如此。用銅當濾器，通常會在銅片後面加一片鋁濾器，以吸收銅所產生的特性輻射。此鋁濾器將會稍微改變X－光束的H V L，如果治療錐體是採用電木（Bakelite）底，則此物質也會改變射束的射質。因此我們在這裏所測的H V L 乃是在治療錐以後之

射束的ＨＶＬ，亦卽用來治療病人的實際射束的ＨＶＬ值。

　　至於測量半值層的技術，並不需要做一個完全過程的吸收實驗，我們可用下述之法就可獲得。設我們現在是要測在Ａ處有１mm 銅濾器ＫＶ及mＡ保持某一定值的半值層。首先我們在Ｂ處未加銅片時，測其暴露率（以Ｒ/min爲單位），然後在Ｂ處加足量的銅片使暴露率降爲比原來的一半多一點；最後再加一些銅片使暴露率比原來的一半少一點，則可用內插法求得ＨＶＬ值。

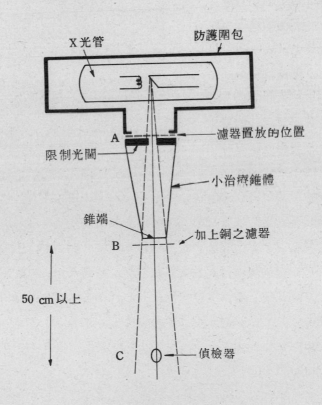

圖 6 － 2　精確測量半值層之理想裝置

圖 6 － 3 爲由 200 KV X
一光機所作之實驗結果。
我們知道衰減曲線於半對
數坐標上應爲一條曲線，
而圖 6 － 3 却不是直線，
此乃因 X 一光機所發射的
輻射並不是單一能量，每
一層物質的作用如同濾器
一樣會逐漸地改變 X 一光
束的射質。當吸收物質非
常厚時，則能量較低部分
幾乎完全被吸收，而穿透
的輻射幾乎爲單一能量，
因此吸收曲線近似於直線

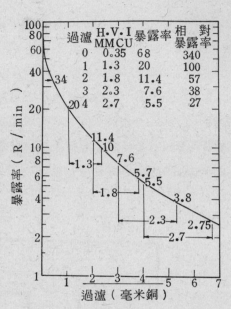

| 過濾 | H．V．I | 暴露率 | 相　對 |
MMCU			暴露率
0	0．35	68	340
1	1.3	20	100
2	1.8	11.4	57
3	2.3	7.6	38
4	2.7	5.5	27

圖 6 － 3　　200KV　X光概機的暴露
與濾器及半值層的關係圖

。圖上顯示未經過濾之 X
一光束的 H V L 爲 0．35mm 銅（ 0．35 mm 銅使暴露率由 68R/min
減至 34 R/min ）。如果利用 1 mm 銅當濾器，則需要 1．3mm 銅才能
使暴露減低一半（由 20R/min 減至 10R/min ）所以 H V L 增爲 1.3mm
銅。H V L 隨著濾器厚度的增加而增加，當濾器爲 4 mm 銅時，HVL
增爲 2.7 mm 銅。濾器之厚度及 H V L 值示於圖 6 － 3 插圖中，每次
過濾相對於以 1 mm 銅過濾的暴露率亦示於圖中。由圖中可以看出機
器操作於 H V L 爲 2.7 mm 銅時，其暴露率僅爲操作 H V L 爲 1.3mm
銅時的 27% 。

　　在某些情況下，由於條件不一樣，所產的 H V L 可能會有極大的
出入。爲了說明此點，利用 250 K V 西門子 X 一光機所得之實驗結果
來說明，其實驗結果示於圖 6 － 4 。一個飛利浦暴露計置於射束之軸
上的 P 點，與射源之距離爲 100 cm 。首先使用小照野，使在偵檢器

所在位置的大小約為 5 × 5 cm，然後將濾器置於 A 處，所得的吸收曲線為 A_1。若將濾器改置 B 處則其曲線為 B_1。很顯然地，這兩條曲線有很大的差異，B_1 的穿透輻射大於 A_1。此種差異乃由於

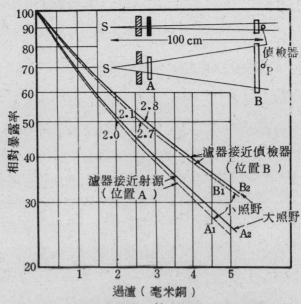

圖 6 — 4　圖可實驗時，射束相同，但因照野之大小及濾器放置不同，而產生不同之 HVL

散射輻射的影響。當濾器置於 A 處時，只有極少數而可忽略之散射輻射由濾器到達偵檢器；而置於 B 處時因與偵檢器非常接近，所以有大量地散射輻射到達偵檢器。這兩種狀況於吸收實驗上分別稱為「最佳幾何排列」及「最壞幾何排列」。在狀況 A 裡所涉及的為總衰減係數，而在狀況 B 裡，所涉及的近似於能量轉移係數。

　　另外若照野為大照野 30 × 30 cm，如圖 6 — 4 插圖中之下圖所示。利用此照野重述前述之實驗，則可得 A_2 及 B_2 的吸收曲線。B_2 的穿透力比 B_1 強，因為此時有更多的散射輻射由濾器到達偵檢器。

　　圖 6 — 4 所得之半值層範圍由 2.0 mm 銅至 2.8 mm 銅（縱座標為 50 時所對應之數值）。正確的半值層應為 2.0 mm 銅，乃是沒有散射輻射到達偵檢器的實驗結果。有些廠商為宣傳起見，因此在「最壞幾何排列」下測量，以宣稱他們的 X — 光機所產生之 X — 射線具有極高的 HVL。最大的 HVL 乃依 X — 光機之尖峯仟伏數而定。對於 280

至290 KV 之機器而言，其所產生之有用射束的 H V L 不大於 3.5mm
銅，但有很多廣告宣稱他們的射束 H V L 為 5 mm 銅。

6－4 等值仟伏特與等值波長

在某些情況，若以等值仟伏特 Ve 及等值波長 λe 來表示 X 射線
之射質會比較方便，Ve 及 λe 皆由半值層導出來。通常放射學上所
用的 X 一射線皆不是均質而是包含許多不同能量，但若能量為 Ve Kev
的單一能量輻射與此 X 一光束具有相同的 H V L 則我們定義此非均質
X 一光束之等值仟伏特為 Ve 。同時利用 λe·Ve＝12.4 可求得等值
波長。

等值仟伏特及 H V L 的關係示於圖 6 — 5 ，下面之例子將用來說
明等值仟伏特的觀念。

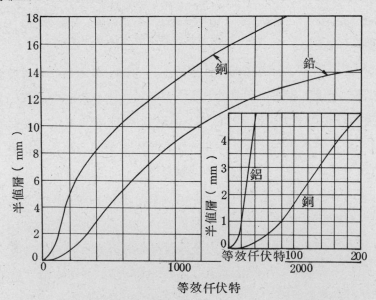

圖 6 － 5　圖示半值層（以 m m 銅表之）及等效仟伏特之關係
，乃利用附錄所列之銅的總衰減係數計算而得。

〔例 1 〕：有一 X 一光束其等值仟伏特為 100 ，試求在銅（密度為

8.93 g/cm³）裡的半值層及等值波長。

〔解〕：光子能量為 100Kev 時，銅的總質量係數為

$$\mu/\rho = 0.462 \ cm^2/g \quad , \quad 由 \ \mu \times HVL = 0.693$$

$$\therefore HVL = \frac{0.693}{\mu} = \frac{0.693}{\mu/\rho \times \rho} = \frac{0.693}{0.462 \times 8.93} = 0.168 \ cm \quad 銅$$

其等值波長 $\lambda e = \dfrac{12.4}{Ve} = \dfrac{12.4}{100} \ Å = 0.124 \ Å$ 。

從例1我們知道，對某一仟伏特（等值仟伏特），我們可由銅的質量係數求出半值層，亦可由另一種物質（如：鉛）的質量係數求出鉛的半值層。圖8－5係以上述的方法，把相對應於30至2000Kev等值仟伏特的半值層劃出而得。插圖為低能量部分之放大圖。很明顯地可由圖中得知半值層為8 mm 銅時相當於 380Kev ，也相當於半值層為2.6mm 鉛，換句話說如果有一 380Kev 之單一能量X—光束，則吾人可測得其半值層為8 mm 銅或2.6mm 鉛。另一方面如果以治療用的非均質X—光束做實驗而測得之HVL為8 mm 銅；若再以同樣之X—光束做實驗所測得之HVL並不恰等於 2.6mm 鉛。雖然測量值可能接近於此值。在鉛裏的測量值乃依X—光束之能譜分布而定。所以事實上在不同物質之半值層並不像圖6－5所示的有一明確地一對一關係。圖8－5乃根據單一能量X光束所得之結果，而實際上則為非均質射束。

低於40Kev（即低於 120KV ）的等值仟伏特能量範圍通常以mm鉛來表示HVL。在40至 400 Kev 能量範圍內，HVL 通常以 mm 銅表之。大於 400 Kev 時，HVL 可用銅或鉛表示,但通常以銅來表示 。

6－5　原始輻射之能譜分布

由X—光機發射出來的原始輻射之分布，可以光子能量為橫軸，

每能量間隔之能量通量爲縱軸來表示如圖8－1所示。亦可用波長爲橫軸，每Å之能量通量爲縱軸來描述如圖6－6所示。以波長來表示原始輻射的分布是較古老的表示法。圖6－6中的A，B，C，D，E曲線分別與圖6－1中對應的曲線表示相同的東西。即相對應曲線下的面積均表示相同的總能量通量。其間的關係式如下：

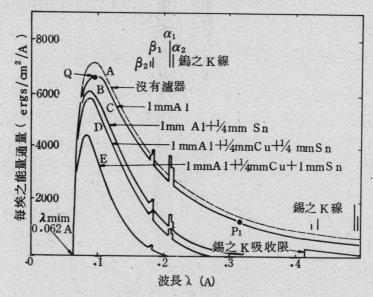

圖6－6　圖8－1之曲線A　B　C　D及E的波長分布。縱座標爲
　　　　ergs/cm²/A，B代表dΨ(λ)/dλ，而橫座標爲波長，單位爲A。

設Ψ表能量通量，若爲能量的函數則以Ψ（E）表之。若爲波長的函數，則以Ψ（λ）表之。由於曲線底下面積均表示相同的總能量通量（因相對應的曲線，表相同的X－光束）所以

$$\int \frac{d\,\Psi\,(E)}{d\,E} \cdot dE = \Psi = \int \frac{d\,\Psi\,(\lambda)}{d\,\lambda} \cdot d\lambda$$

$$\therefore dE \cdot \frac{d\,\Psi\,(E)}{d\,E} = -\frac{d\,\Psi\,(\lambda)}{d\,\lambda} \cdot d\lambda$$

$$\Rightarrow \frac{d\Psi(\lambda)}{d\lambda} = -\frac{d\Psi(E)}{dE} \cdot \frac{dE}{d\lambda} = -\frac{d\Psi(E)}{dE} \cdot \frac{d\left(\frac{12.4}{\lambda}\right)}{d\lambda}$$

$$= \frac{d\Psi(E)}{dE} \cdot \frac{12.4}{\lambda^2} = \frac{d\Psi(E)}{dE} \cdot \frac{E}{\lambda}$$

$$\therefore \quad \frac{d\Psi(\lambda)}{d\lambda} = \frac{d\Psi(E)}{dE} \cdot \frac{E}{\lambda} \qquad (8-1)$$

〔例 2 〕在圖 6 — 6 找一點以對應圖 6 — 1 之 P 點（ 40 Kev 處，10.3 ergs/cm²/Kev ）

（解） $\dfrac{d\Psi(\lambda)}{d\lambda} = \dfrac{d\Psi(E)}{dE} \cdot \dfrac{E}{\lambda} = 10.3 \times \dfrac{40}{\dfrac{12.4}{40}}$

$$= 10.3 \frac{40}{0.31} = 1330 \frac{ergs}{cm^2 \cdot A}$$

故對應 P 點的 P_1 點位於圖 8 — 6 中，0.31 Å 處 1330 ergs/cm² — A 的點。

另外，能量分布亦可以光子數 / cm² /Kev 來表示。根據 ICRU 的記號，光子通量以 ϕ 表示，因 ϕ 是 E 的函數，故記爲 $\phi(E)$，對於相同的能量通量，低能量的光子通量應比高能量的光子通量來得大。

最後有一種叫侖琴分布的表示法，即每單位能量間隔的暴露（ R / Kev ），此種曲線之形狀大致上與能量通量的表示曲線相同。

6 — 6　原始輻射之能譜分布的測量

直到最近（ 1960 年代）才發展出利用實驗方法測定能譜分布。測定原始輻射之能譜分布的實驗方法已由 Greening 及 Jones 研究出來。利用已知厚度之鋁、銅及錫濾器過濾 X 一光所發射之 X 一光束，同時小心地利用空氣壁式的游離腔測出 X 一光束穿過這些物質的百分

比。將所得數據加以分析，及經過適當的數學演算後，Greening 決定出以 R/Kev 表示之原始輻射的能譜形狀。但是因為最近發明了閃爍分光計（ scintillation spectrometer ），所以今日大部分能譜分布都用閃爍分光計測量。這種新儀器可直接測得光子通量分布。

閃爍分光計，概略言之，此種儀器乃由一圓柱形晶體（通常為 5×5 cm² Na I 晶體）附着在光電倍增管（ photomultiper ）之尾端而組成的。當 X—射線或伽瑪射線進入晶體時將引動電子而造成閃光，此道閃光穿過透明晶體到達光電倍增管之靈敏表面而產生光電子。這些光電子經過統極（ dynode ）* 放大幾百萬倍而產生一輸出脈衝，此脈衝與進入晶體之 X—射線的能量成正比。這些脈衝經過脈高分析儀（ pulse height analyzer ）依脈衝的大小，分別落在 100 種或大於 100 種的不同頻道（ Channel ）裏而記錄下來，每一頻道代表一特定之輸入光子能量。每一頻道的計數即為每一特定能量之光子數。*統極又稱為二次發射極。

測量原始輻射之能譜分布的儀器裝置如圖 6—7 之插圖所示。由此所測得三種各具有不同 HVL（分別為 1.0，2.0 及 3.0 mm 銅）之原始輻射的能譜分布亦示於圖 6—8，此種晶體分光計因分解度不夠無法特性光譜之 K 線分開而只顯出一尖峯。特性輻射量是過濾之函數，經過較厚之濾器過濾且 HVL 為 3 mm 銅之 X—光束，其特性輻射非常少。圖 8—8 的曲線可以將射束完全地描出來，而 HVL 只是一個參數而已。兩射束可能具有完全不同之能譜分布，但其 HVL 值卻相同。

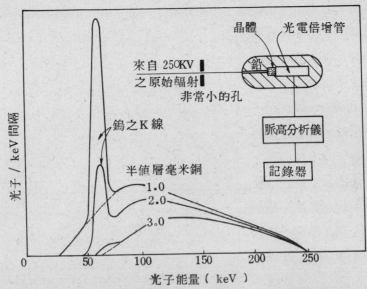

圖 6 — 7　圖示利用閃爍分光計測量西門子 250KV X 光機所發射之
原始輻射能譜，X 光機操作於 15mA，而射束之 HVL 分別
爲 1.0，2.0 及 3.0mm 銅。晶體及光電倍增管所產生
之失眞已校正過（ 34，35 ）插圖顯示此實驗之儀器裝置。

6－7　散射輻射之能譜分布

　　當原始輻射打在散射物質上時，則光束之性質將因散射及衰減而
改變。用來測定輻射在某一深度之能譜分布的方法已經發展出來。克
拉克森（ Clarkson ）及梅諾德（ Mayneurd ）首先研究此問題，他們
是使用双游離腔來測量。一部游離腔以碳爲襯裡，而另一部游離腔則
以銅箔爲之。可分別測得每一游離腔之電流而決定二電流的比值。對
於低能量輻射，因爲銅會發射光電子，所以用銅當襯裡之游離的讀數
遠大於以碳當襯裡之游離腔的讀數。因此電流的比值爲輻射之射質的
函數。游離腔可用已知射質之射束校正之，然後利用此游離腔來測量
假體表層下面之射質的變化情形。Greening 及 Wilson 利用此方法，
測得一組於假體底下不同點處的射質。所用射束其等值仟伏特爲 97

Kev，H V L爲1.6 mm 銅。而照野爲 15×15 cm。其結果繪於圖6－8；圖中將所有具有相同等值任伏特之點連接起來，而產生許多「等射質線」（ isochromats ）

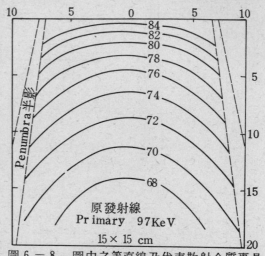

圖 6 － 8　圖中之等直線乃代表散射介質裏具有相同射質的點，射質以等效任伏特表之，原發射線爲 97keV，照野大小爲 15 × 15 cm（摘自葛雷恩及威爾之數據）

雖然原始輻射之射質爲 97Kev，但在表面時，却減至 84Kev，此乃因較弱之散射輻射在原始輻射的裏面。隨着深度的增加，射束逐漸減弱而在深度爲 15 cm 處，等值任伏特由表面之84降至68。此種現象乃由於隨着深度的增加散射所佔的比例，也隨之增加。因爲散射輻射所佔的比例是向射束之邊緣下降，故等射質線呈中凸兩邊下凹，換句話說，在同一深處，邊緣的穿透輻射比中央強。

葛令寧（ Greening ）還藉着引申其測量原始輻射的吸收方法，而能測量散射介質裡面某一點之射束的射質。他將游離腔包上不同物質之薄層，而測量壁厚變化之反應。同時利用昆拜（ Quimby ）等人所測量之游離腔電流的數據，由此而決定出水假體（ phantom ）內某些點之能譜。

另外有些人研究出利用閃爍分光計來測量散射介質裡面之輻射的射質。此實驗的裝置如圖6－9所示。晶體及光電倍增管與一條尾端閉封之微細的中空管子連接，同時將此中空管子插入水假體裏。沿着管子方向之散射輻射被導入中空管子裏，不會受到衰減的到達晶體。將光電倍增管置放在不同之 θ 角，即可決定出每一方向之散射輻的能

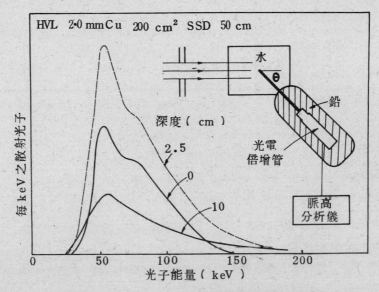

圖 6 - 9　三個不同深度之散射輻射的能譜分布（34）
。插圖顯示此實驗之儀器裝置。

譜。最後將所有角度相加則可得此點之總散射輻射。如果將中空管子
之尾端移至水假體中的其他點，則可決定出這些點的散射輻射。

　　利用此法所得之一些結果示於圖 6 － 9 及表 6 － 2 。圖 6 － 9 顯
示 H V L 為 2 mmCu 之原始輻射在深度為 0 ， 2.5 及 10 cm 的能譜分
布。這些曲線均顯示約 60 Kev 時，有大量來自鎢之 K 輻射。因晶體
及光電倍增管產生失真，故無法分解出各別的 K 線。由圖 6 － 9 還可
看出散射輻射起初隨着深度之增加而增加，然後又降下來。但散射輻
射的能譜分布形狀並沒有隨着深度而產生很大的變化。總能譜分布乃
是將圖 6 － 9 之散射輻射加上該深度之原始輻射。

　　在深度為 10 cm 時，能譜分布隨照野大小之變化情形列於表 6 －
2 。第一行為光子之能量間隔，由 20 － 30 Kev 延伸至 250 － 260 Kev
。第二行為第一行所示能量間隔時之原始光子數。這些數目都已歸一

表6-2 初發射線在 10 cm 的深度時所造成的光譜分佈。此時的半值層為 1.25 mm 的銅。將表中所列的值乘以 10^8 即可求出在空氣中 100 倫琴的照射時每 cm² 的光子數。第一行所列者乃為此種光子間隔中的光子數。S 及 T 分別代表每一塊面積的散射光譜及全部光譜。第二行所列者為零面積時的初發光譜。

Photon Fluence Φ		HVL 1.25 mm Cu					Depth 10.0 cm			
			×10⁸ photons/cm² for 100R in air							

Area(cm²)	0	25		50		100		200		400	
Energy(kev)	P	S	T	S	T	S	T	S	T	S	T
10 - 20								7	7	13	13
20 - 30	10	51	61	84	94	131	141	241	251	318	328
30 - 40	49	387	435	587	635	899	948	1348	1397	1624	1673
40 - 50	128	652	779	957	1085	1386	1514	1925	2052	2218	2346
50 - 60	302	712	1014	1003	1306	1375	1678	1758	2060	2036	2339
60 - 70	256	481	737	661	918	886	1142	1097	1354	1315	1571
70 - 80	159	328	487	457	616	624	784	777	937	931	1091
80 - 90	133	262	395	358	490	476	609	590	723	701	833
90 - 100	130	207	337	284	414	367	497	450	580	535	665
100 - 110	127	175	302	231	359	299	427	357	484	424	551
110 - 120	123	146	269	192	315	242	365	281	404	343	466
120 - 130	115	116	231	145	261	184	300	214	330	248	363
130 - 140	107	91	198	113	220	142	249	169	276	195	303
140 - 150	99	74	173	94	193	112	211	129	228	156	255
150 - 160	90	61	150	74	163	86	175	94	183	121	210
160 - 170	81	49	130	58	138	70	150	73	154	94	175
170 - 180	72	38	110	45	117	55	127	57	129	68	139
180 - 190	62	29	91	33	94	40	101	40	102	51	113
190 - 200	53	22	75	25	78	29	82	26	79	34	87
200 - 210	44	16	60	17	61	18	62	17	61	23	67
210 - 220	35	8	43	9	44	11	46	9	44	14	48
220 - 230	28	6	33	5	33	5	33	4	31	8	36
230 - 240	21	3	23	2	23	3	23	1	22	3	23
240 - 250	13		14		13		13		13	1	14
250 - 260	6		6		6		6		7		6
260 - 270									1		
Total	2242	3915	6156	5436	7678	7441	9682	9667	11909	11474	13715

化（ normalized ）成，在假體表面的「空氣中之暴露爲 100 侖琴」的數目。再次兩行是照野爲 25cm² 時所產生之散射能譜（S）及總能譜（T）。總能譜（T）爲原始輻射加上散射輻射。例如在 30～40 Kev 時，原始光子數爲 49×10⁸/cm² 而散射光子數爲 387×10⁸/cm²，因此總光子數爲 435×10⁸/cm²。列於表之其餘部分是照野爲 50，100，200，及 400 cm² 時的散射光子數（S）及總光子數（T）。這些數據可利用圖 8—10 所示之裝置及前述之方法而得。晶體及光電倍增管所產生之各種失眞已利用 IBM 計算機校正過。

　　還有許多其他類似表 6—2 之表格可用來描述在假體中不同點之射束的射質。表 6—3 即以 HVL 來表示散射介質裏的射質。此表顯示 HVL 爲 2.2 mm 銅之原始輻射其射質隨深度及照野大小之變化情形。第二行爲在第一行所示之深度時，原始輻射（照野爲零）之射質。由表可以看出在表面時 HVL 爲 2.26mm 銅，但是因爲水之過濾作用，因此 HVL 隨着深度之增加而增加，在深度爲 15 cm 處時增加至 2.9mm 銅。第三行及第四行是照野爲 25 cm² 時之散射輻射（S）的 HVL 及總輻射（T）的 HVL。散射輻射在表面時，由於已經全部囘射（ back-sccater ），所以在表面上散射顯得非常微弱（0.63 mm 銅）隨深度之增加，散射輻射變得愈來愈硬，超過 5 cm 以後又漸漸變軟了。總輻射（T）則隨深度之增加而減弱，當照野變得很大時（ 400 cm² ）。散射輻射（S）也隨深度之增加而減弱。同時因爲在深度爲 15 cm 時，散射輻射佔大部分，所以在大照野時，於 15 cm 處之總輻射束變爲非常弱（ 0.66 ）。很明顯地此表乃說明射束隨着照野之增大及深度之增加而逐漸軟化的情形。

　　由水平線可看出射束之射質隨照野之大小而變化的情形。在表面上，對於照野非常小的射束而言其射質爲 2.26 mm 銅。隨着照野之增大而減小。在非常大之射束（照野爲 400 cm²）時降至 1.54mm 銅。於 15 cm 深處,射束隨照野之增加而軟化之現象尤其顯著（由 2.9 mm

銅降至 0.66 mm 銅）。

了解散射介質內某一點之輻射的射質是非常重要的，因爲侖琴與雷得之轉換，乃依射束之射質而定。這也就是說將暴露轉換成劑量之轉換因素 f 。在散射介質內的每一點，均稍微不同。在大部分的情況下，f 之變化不大而可使用平均值。

表 6 — 3　　一半值層爲 2.2 mm 銅的初發射線在散射體內所造成的半值層變化，P 爲初發射線的半值層，S 爲散射線的半值層，T 爲全部射線的半值層本表之值由本章書目 (34) 而得。

Depth	0 cm²	25 cm²		50 cm²		100 cm²		200 cm²		400 cm²	
cm	P	S	T	S	T	S	T	S	T	S	T
0	2.26	0.63	1.89	0.62	1.80	0.61	1.70	0.60	1.62	0.58	1.54
2.5	2.39	0.92	1.72	0.82	1.55	0.75	1.41	0.65	1.23	0.61	1.15
5.0	2.53	0.96	1.70	0.83	1.48	0.68	1.21	0.62	1.08	0.60	1.00
10.0	2.67	0.91	1.54	0.81	1.29	0.68	1.06	0.60	0.88	0.57	0.80
15.0	2.90	0.82	1.48	0.76	1.20	0.66	0.98	0.59	0.81	0.51	0.66

第七章　吸收劑量的度量

7－1　劑量增建與電子平衡

當一射束通過吸收介質時，它與介質的作用依兩步驟進行：(1)間接游離粒子（光子）所攜帶能量轉變爲高速電子的動能(2)直接游離粒子（電子）被減速而將其能量傳給介質。國際輻射單位與度量委員會（ICRU），介紹一個稱爲克馬（kerma）的量，以描述介質中的動能釋放，即步驟(1)。設一射束通過一面積△a，能量爲 hν 的光子有△N個，則馬克K以每克爾格爲單位，以下式表之：

$$K = \frac{\triangle N}{\triangle a} \times h\nu \times \frac{\mu k}{\rho} \qquad (7－1)$$

「克馬」表示從光子傳遞給電子的動能。接著這些能量轉移到介質時，則以劑量表示。克馬在生物學上，沒有很大實際價值，它主要是用來分明能量給與的步驟。

假設步驟(1)是一個 1 Mev 的光子，引發一個 0.5 Mev 的康普頓電子運動。它當然會擾亂發生作用的原子，而造成某些損害，但 0.5 Mev 的電子在減速的過程中，會使 15,000 個原子或分子游離（∵產生一離子對所需的能量爲 33.7ev，（在空氣中）所以 0.5 Mev 的電子會產生 0.5 × 10⁶/ 33.7 ≃ 15,000 個，離子在組織中的數目將與

此數同數量級）。因此由步驟⑵所造成的損害比步驟⑴高 15,000 倍。從生物學的觀點來看發生步驟⑵的空間區域是很重要的。

　　因着被引發出來的電子，有射程（25 Mev 的電子在水中射程為 6 厘米），故傳給介質本身的劑量並不是表面最大，乃是在表面下某一深度劑量達最大而後劑量才隨深度而減少。從表面至劑量最大處的區域稱為「劑量增建區」（bulding up region）而超過此區域的部分則稱為「電子平衡區」。現假設被光束所游離的電子運動方向與光前進的方向夾一小角度，且所有電子的徑跡皆沿此方向運動，而移動的距離即射程為 R，如圖 7 － 1 所示。當一束高能光束撞擊介質會引發電子，設其射程 R 為 4 個方格，且運動方向只有一個方向—與入射光夾一小角度，又設光子沒有衰減，在每方格內游離 100 個電子，因為在 A 格內有 100 個電子徑跡，在 B 格內亦 100 個電子徑跡，C，D，E，F……各方格內都有 100 個

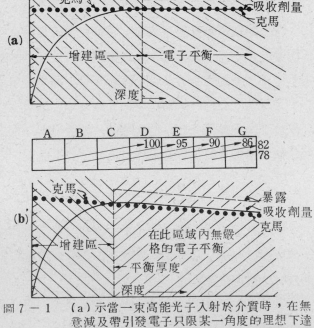

圖 7 － 1　（a）示當一束高能光子入射於介質時，在無衰減及帶引發電子只限某一角度的理想下達電子平衡的圖（b）示在（a）中，當考慮到光子會衰減時，較接近事實時，無嚴格的電子平衡圖。

電子徑跡。在A格內的100個徑跡在B、C、D格內還存在，E格內就消失了，因此A格內只有A的100個徑跡，B格除了A的100個徑跡外，還有B格內本身產生的100徑跡，故B格內共有200徑跡；同理C格內有300個徑跡，D格內有400個徑跡，E格內亦有400個徑跡，以後每方格均爲400徑跡而成定數。故D格內達最大值，從表面至D格稱爲劑量增建區，E格以後稱爲電子平衡區。在電子平衡區內，引發的電子數等於被停止的電子數。圖中的水平點線表示克馬的值不隨深度改變。克馬的單位爲能量／質量。因此可以將它繪在劑量相同的尺度上。超過增建區後，克馬應與吸收劑量相等，故點線與實線重合。

　　圖7—1(b)所示爲光子有衰減的情形，其他情形與圖7—1(a)同。在這圖裏我們假設每兩方格之間的距離（即A與B，B與C之間）對輻射束引起5％的指數衰減。因此各方格內所引發的電子數，依次序分別爲100,95,90,86,82,78。在D方格中，有A部分的100個電子徑跡，B部分的95徑跡，C部分的90個徑跡，及D部分的86個徑跡，因位於表面下的方格內，產生的徑跡愈來愈少，因此平衡厚度（或最大值）要比射程R小一點。超過最大值後，吸收劑量曲線呈指數下降，在圖7—1(b)中雖然存在一個平衡位置，但是真正的電子平衡是無法建立的，因爲在整個介質中沒有任何一個地方所引發的運動電子數與停止的電子數相同。在這種情形下，克馬曲線會隨深度而呈指數下降。在超過增建區一段距離後，克馬曲線與劑量曲線平行。

　　在圖7—1中，均有暴露劑量曲線作參考。因單位不同，故與其相對的高低位置無關，只是用來表明其隨深度的改變與吸收劑量相類似而已。

　　圖7—1所繪的是極度簡化的概要圖。因游離電子的能譜，包括從零到最大值的所有能量，更進一層的，這些電子是以許多不同的方向射出去。所以實際上所考慮的是一個平均射程，它是無法被正確地

描述出來。爲了說明這一點，表7－1列出了一些計算數據，第二行
是由第一行所列的光子能量，所計算出來的在空氣中所引發的運動電
子平均能量。光子能量由 0.1 到 2 Mev範圍內電子的平均動能爲 hv·
$\frac{\sigma_k}{\sigma}$。在 2 到 100 Mev 之間，電子的平均動能，首先計算康普頓電子
與成對電子的相對數目（參考表 4－4），然後各別計算其平均動能
，而後依其正確比例相加，便可得平均能量。第 3 行列出電子在空氣
中的射程以克／厘米² 表示。其值取自 I C R U。射程隨能量增加而增

表 7 － 1　　　電子在空氣中平均射程距離內的原始輻射衰減

(1)	(2)	(3)	(4)	(5)
光 子 能 量 （百萬電子伏）	平均電子能量 （百萬電子伏）	具有第二行所列的能量 之電子在空氣中的射程 （ 克/平方厘米）	空氣中總衰 減係數（平 方厘米／克）	射程R內的 衰減百分比
0.1	0.014	0.0005	0.151	.007
0.2	0.043	0.0038	0.123	.05
0.5	0.17	0.040	0.0868	.35
1.0	0.44	0.17	0.0635	1.1
2	1.05	0.53	0.0445	2.3
3	1.70	1.07	0.0357	3.1
5	3.02	1.70	0.0274	4.5
10	5.91	3.30	0.0202	6.5
20	11.4	6.20	0.0166	10
50	26.7	13.8	0.0157	20
100	51.6	25.0	0.0164	34

加。3 Mev 時，其射程爲 1.07 克／厘米² ＝ 1.07 克／厘米² ×1／
0.001293 厘米³／克 ＝ 830 厘米。第 4 行列出在空氣中的總吸收係
數以厘米²／克表示。其值在 0.1 到 1.0 Mev 的範圍，迅速下降，
然後下降的速率逐漸減緩，超過 10 Mev 時，幾乎爲一定值。最後一
行列出在平均射程距離時，原始光子的百分衰減率。光子能量在 0.1
到 0.5 Mev 的範圍內百分衰減很小，在高能範圍內百分衰減率很大
。爲了使電子平衡存在，在平均射程 R̄ 的距離內，原始輻射衰減應該

可以忽略才行，此點在光子能量爲 0.1 到 0.5 Mev 範圍時，其情形正吻合。可是當高能光子時，其射程內衰減百分率相當大，就不適合了。故 ICRU 建議，能量超過 3 Mev 時，暴露的單位——侖琴不再適用。

以上所討論的是空氣與介質的界面平衡的達成，同樣的情形適用於任何不同物質的界面。圖 7—2(b)表示骨骼與軟組織

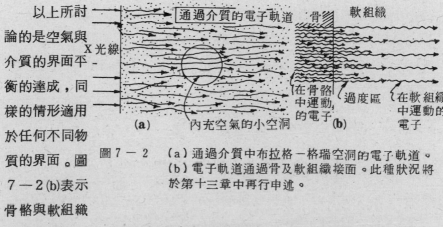

圖 7—2　（a）通過介質中布拉格－格瑞空洞的電子軌道。
（b）電子軌道通過骨及軟組織接面。此種狀況將於第十三章中再行申述。

的界面情形。由於骨骼中每立方厘米體積所引發的游離電子數大於軟組織的電子數，故其界面有過渡區存在。在該區裏劑量部分是由骨骼中產生的電子造成的，而另一部分則由軟組織中產生的電子造成的。過渡區的範圍與電子在介質中的射程有關。

7—2　在空氣中的吸收劑量

由第五章討論到暴露的問題，其單位爲侖琴。每一侖琴定義爲每克空氣中產生 1.610×10^{-12} 離子對的量。因爲空氣分子釋放一個離子對所需的能量，在光子能量 3 Mev 以下範圍內近乎常數，其值約爲 W = 33.7 ev/ion-pair 。故 1 克空氣受 1 侖琴的照射，所吸收的能量爲

$$E = 1.610 \times 10^{12} \frac{離子對}{克空氣} \times 33.7 \frac{ev}{離子對}$$

$$= 54 \times 10^{12} \ \frac{ev}{克空氣} \ = 54 \times 10^{12} \ \frac{ev}{克空氣} \times 1.602$$

$$\times 10^{-12} \frac{爾格}{ev} \ = 86.9 \ \frac{爾格}{克空氣}$$

吸收劑量的單位為雷得（rad），其定義為 100 爾格／克

$\therefore$　1 侖琴（R）＝ 86.9 爾格／克空氣＝ 0.869 雷得（7－2）

故 1 克空氣樣品，受到 x 侖琴的照射，則此空氣樣品的吸收劑量 Dair 為

$$Dair = 0.869 \ \frac{雷得}{侖琴} \cdot x 侖琴$$

$$\therefore Dair = 0.869 \ x 雷得 \qquad （7－3）$$

7－3　利用校正過刻度游離腔的測量來決定 3 Mev 以下介質的吸收劑量

接着我們來看在空氣中一小質量 $\triangle m$ 的組織所接受的吸收劑量。如圖 7－3 (a) 所示。$\triangle m$ 的大小，其半徑恰足夠大，使其中心點 P 可達到電子平衡。其半徑 r_{eq} 的下標 eq 表示電子平衡。因着小質量 $\triangle$

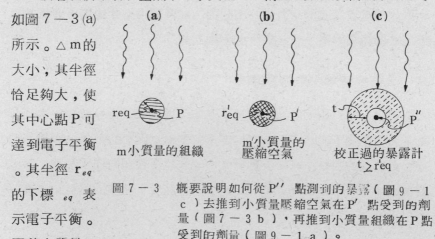

m 小質量的組織　　m′ 小質量的壓縮空氣　　校正過的暴露計 $t \geq r_{eq}$

圖 7－3　概要說明如何從 P″ 點測到的暴露（圖 9－1 c）去推到小質量壓縮空氣在 P′ 點受到的劑量（圖 7－3 b），再推到小質量組織在 P 點受到的劑量（圖 9－1 a）。

m 會使輻射線衰減。故我們可先考慮用密度為 1 克／厘米³ 的壓縮空氣來取代之。如圖 7－3 (b) 所示，用一個很近似的幾何形狀，質量為

△ m′ 的壓縮空氣取代軟組織質量△ m，其中心點 P′ 在 P 點上，壓縮空氣的大小應正好夠達電子平衡的厚度，對任何軟組織而言，質量 △ m 與△ m′ 都很相近，因此 $r'_{eq} \simeq r_{eq}$ ，以下我們都假設它們相等。首先我們先用校正過，腔壁對所用輻射足夠產生電子平衡的游離腔，測出 P′ 的暴露，設其讀數為 R ，則點 P′ 的暴露 X ＝ R C 侖琴。因着壓縮空氣質量內有衰減，故其吸收劑量 D 為：

$$D_{壓縮空氣} = 0.869 \cdot X \cdot A_{eq} \qquad （7-4）$$

因對於一個固定光子通量（或某能量範圍內）而言，能量吸收與質量吸收係數成正比，故△ m 中心點 P 的吸收劑量為：

$$D_{med} = [\, 0.869 \times \frac{(\mu_{en}/\rho)_{med}}{(\mu_{en}/\rho)_{air}} \,] \cdot X \cdot A_{eq}$$

$$= f_{med} \cdot X \cdot A_{eq} \qquad （7-5）$$

其中 $\quad f_{med} = 0.869 \cdot \frac{(\mu_{en}/\rho)_{med}}{(\mu_{en}/\rho)_{air}} \qquad （7-6）$

（ 7-4 ）（ 7-5 ）式中的 A_{eq} 是一個略小於 1.00 的因數。它表

表 7 - 2　　典型的輻射和單位密度組織近似物質的平衡厚度 r_{eq} 以及相對應的輻射穿透平衡厚度之分率 A_{eq}

輻射型式	光子平均能量（百萬電子伏）	電子平均射程 $(r_{eq})_{mean}$	電子最大射程 $(r_{eq})_{max}$	A_{eq} 值		
				基於 $(r_{eq})_{mean}$	基於 $(r_{eq})_{max}$	基於建議值
(1)	(2)	(3)	(4)	(5)	(6)	(7)
半值層 4.0 毫米銅	0.165	0.002 厘米	0.008 厘米	0.9997	0.999	1.000
銫一三七	0.662	0.07 厘米	0.19 厘米	0.994	0.984	0.99
鈷六十 3百萬伏直線加速器	1.25	0.27 厘米	0.52 厘米	0.985	0.967	0.985

示輻射束穿過厚度 $r'_{eq} \simeq r_{eq}$ 的分率。A_{eq} 的值要看組織達平衡時的厚度而定。表 7－2 列出 r_{eq} 和 A_{eq} 的值。如表 7－1 所示，高能光子其衰減百分比很大，故其穿透應較少，此正與表 7－2 相吻合（即 A_{eq} 較小）。

　　從表 7－2 中的數值可知當輻射能在 400 Kv （等值仟伏特為 133 Kev） 時，即半值層為 4 mm 的銅時，A_{eq} 的建議值為 1.00。但當輻射能增加時，A_{eq} 就減小了。當能量為 25 Mev 時（表 7－2 未列出），A_{eq} 約為 0.9，但此時無法度量暴露劑量，故 A_{eq} 在此時就失去意義了。就大多數的輻射能而言，A_{eq} 接近於 1.00 。例如鈷—60 的 A_{eq} 與 1.00 相差 1.5 % 所以可以用 1.00 作近似值。表 7－2 中所列的 A_{eq} 值，當使用於劑量學上時，相信所引起的誤差不會超過 0.5 % 。

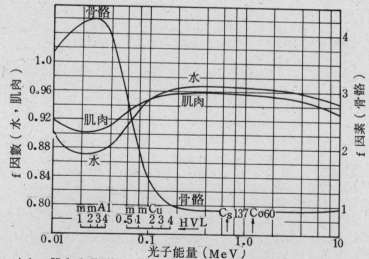

圖 7－4 水、肌肉和骨骼的 f 因數與光子能量之函數關係（數據取自表 A－4），輔表尺表示以鋁和銅為半值層的厚度與圖 8－5 的能量尺度之關係。

　　式 7－6 中的 f_{med} 有時稱為侖琴——雷得轉換因數。它對水、肌肉和骨骼的值列於附錄表 A－4 中。這些介質的組成列於表 A－7 。f 因數也繪於圖 7－4 中。對水和肌肉而言，從 0.01 到 10 Mev 的

整個能量範圍內，f 的值沒有多大的變化。這是可預料的，因空氣與水及肌肉在根本上具有相同的有效原子序和相同的每克電子數（見表 4－4 ）因此具有相同的質量吸收係數。另一方面，骨骼則具有較大的有效原子序。骨骼的 f 值在光子能量從 0.04 到 0.1 Mev 之間急速下降，此乃因在那段能量範圍之後光電吸收不再具有重要性，故 f 值與水或肌肉者不再有懸殊的差別而接近於相同。

當一介質暴露於整個輻射能譜時，則須將圖 7－4 的值對能譜中每一部分的光子所帶的能量通量加起來，才能得到整個能譜的 f 值。當然也可以根據整個輻射的半值層，換算成等值仟伏特，而繪於相對應的光子能量處，即得輔助尺度如圖 7－4 中左下方所示的輔助尺度（銅 4 mm 的半值層約為 400 Kv X—光 所輸出其等值仟伏特為 133 Kev ，約在 0.133 Mev 處）用這個輔助尺度，可以直接得到任何已知半值層的輻射的 $\bar{f}$ 值。由此而得的 $\bar{f}$ 值與 ICRU 所提供的相符合。因為目前鈷—60 使用很廣泛，因此我們把鈷—60 對水、肌肉及骨骼的 f 因數列於表 7—3 。

表 7－3 　　　鈷－60 的 f 因數

水	肌肉	骨骼
0.966	0.957	0.922

（ 7—6 ）式的 D_{med} 可視為在自由空間小質量組織的劑量率，或更簡單地稱之為「自由空間劑量率」。

〔例 1 〕：用一個 victoreen 侖琴計，來校正鈷—60 治療機，我們想決定離開射源 80.5 cm 的自由空間點 P 小質量軟組織的吸收劑量率。對鈷—60 而言 f 軟組織＝0.957 當 victoreen 游離腔加上鈷帽後其中心點在點 P ，經過 65 秒的照射，讀數為 91.2 侖琴。而照射 5 秒的讀數為 6.1 侖琴。標準實驗室對此游離腔用於鈷—60 所提供的校正因素為 1.028 ，假設溫度為 28 ℃ ，壓力為 750 毫米汞柱。

〔解〕：自由空間點 P 的修正暴露率

$$= \frac{91.2 - 6.1}{65 - 5} \times \frac{273.2 + 28}{273.2 + 22} \times \frac{760}{750} \times 1.028 \times 60$$

$$= 90.4 \text{ 侖琴 / 分}$$

P 點小質量組織的劑量率 $D_{med} = f_{med} \cdot X \cdot A_{eq}$

$$= 90.4 \times 0.957 \times 0.985$$

$$= 85.2 \text{ 雷得 / 分}$$

由此例可看出，若對一光子能量的 f 因數的值與 A_{eq} 的值知道，則只要量暴露劑量即可算出吸收劑量。也許有人會問為何選 80.5 cm 而不選 80cm，原因乃是 80 cm 是鈷—60 治療機最常用的操作距離，而鈷—60 的最大劑量發生在散射介質表面下為 0.5 cm 的地方，故取 80.5 cm 作為校正點。

上面討論到自由空間一小質量組織的吸收劑量率，現我們要來討論實際上的目的，即利用校正過刻度的游離腔來決定介質中點 P 的劑量率。如圖 7—5 (a)所示。我們所要求的是介質中點 P 的吸收劑量率。輻射線為 X 或 γ 射線。如圖 7—5 (c)所示，我們將一個經過標準實

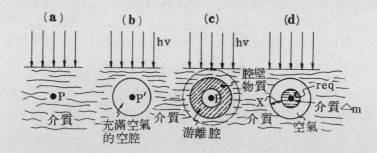

圖 7—5　表示游離腔如何用以測定介質中 P 點的劑量，而游離腔沒有擾亂介質的輻射效應。

驗室校正過刻度的游離腔，其中心放在點 P 處，即(c)中的 P′ 處測得的暴露劑量為 X 侖琴，則

$$D_{\triangle m} = X \cdot \left[\; 0.869 \; \cdot \; \frac{(\mu_{en}/\rho)_{med}}{(\mu_{en}/\rho)_{air}} \; \right] \cdot A_{eq} \qquad （ 7-5a ）$$

代表在點P處有一空腔，在空腔中有一質量△m的小介質的吸收劑量
9－5(a)式中的A_{eq}與7－3式中的A_{eq}很相像，但不完全一樣，因
光子通量在介質中與在自由空間並不完全一樣。另外在圖7－5(d)中
我們可看出在介質與小質量△m之間有一厚爲X的空氣間隙，這間隙
使7－5(a)的$D_{\triangle m}$劑量會被另一個因素A_x所減少。A_x表示穿透這
個厚度X的分率。因此定義一個合成穿透因數$A_c = A_x \cdot A_{eq}$，它代
表半徑爲r_0的整個空腔之修正，該空腔被整個游離腔佔據。故介質中
點P的吸收劑量爲

$$D_{med} = X \cdot \left[\; 0.869 \; \frac{(\mu_{en}/\rho)_{med}}{(\mu_{en}/\rho)_{air}} \; \right] \cdot A_c \qquad （ 7-7 ）$$

或 $\quad D_{med} = X \cdot f_{med} \cdot A_c = RC \cdot f_{med} \cdot A_c \qquad 7-7(a)$

其中R爲劑量計的讀數。C爲標準實驗室對這個劑量計在能量爲 $h\nu$
時所提供的校正因數。A_c與A_{eq} 一樣難求。但對於一般所使用小游
離腔而言，A_c與A_{eq}差異很小。故表7－2所列A_{eq}可以當作 A_c
使用。

7－4 光子能量3Mev以上時介質劑量的決定

以上幾節所談的只能適用於3Mev以下光子能量，因此時侖琴才
被定義。可是(1)3Mev以上的光子(2)在未達電子的增建區內就不能用
暴露劑量來決定吸收劑量了。但在目前治療學裏，直線加速器等高能
機器已被引用來做治療用，對此等高能光子的介質吸收劑量的度量勢
在必行，底下即來探討這方面的事：

7－4、1 布拉格——格雷的空腔理論（Bragg-Gray Cavity theory）

首先我們來介紹布拉格─格雷的空腔理論。如圖 7 ─ 2(a)所示，一光子射束通過固態介質時產生電子徑跡的情形。假設介質中有一個充滿氣體的小空腔（圖 7 ─ 2 (a) 為了便於說明把空腔放大了許多）。在空腔內會產生游離，布拉格─格雷公式表示空腔內產生的游離與介質吸收能量之關係。這觀念首先由布拉格提出（1912）而由格雷將它發揚光大。假設空腔非常小而不影響通過介質的電子數及分布，若空腔內的游離為 J_g 離子對／克空氣。W為產生一離子對所需的能量（以爾格／離子對表示）。則光子射束所給每單位質量的氣體之能量為

$$E_g = J_g \; \frac{離子對}{克} \times \dot{W} \; \frac{爾格}{離子對} \; = \; J_g W \; 爾格／克$$

現我們欲找出在相同的電子通量之下，電子傳給單位質量的氣體的能量 E_g 與傳給單位質量介質的能量 E_{med} 之間的關係。如果介質與氣體具有相同的原子序及每克電子數，則 E_{med}/E_g 比值接近於 1.00。但一般說來此比值不是恰等於 1.00，因此我們用 S_g^{med} 來代表這比值，稱為「質量阻擋本領比」，上標和下標分別表示介質和氣體，稍後我們將述及計算 S_g^{med} 的理論方法，現我們先假設為已知，則

$$E_{med} = S_g^{med} \cdot E_g = S_g^{med} \cdot W_g \cdot J_g \qquad （7-8）$$

此式即為聞名的布拉格─格雷公式。由這公式我們可從介質中小空腔所產生的游離計算出介質的吸收能量 E_{med}。

充滿空氣的布拉格─格雷空腔：

對於充滿空氣的空腔，式 7 ─ 8 可化成更有用的形式。假設空腔體積為 V cm³，在標準狀況下（S.T.P.）充滿空氣（$\rho = 0.001293$ 克／厘米³）經過一定量照射後，收集到 Q_{esu} 電荷，則

$$J_{air} = \frac{Q}{V} \; \frac{esu}{cm^3} = \frac{Q}{V} \; \frac{esu}{cm^3} \times \frac{1}{0.001293 \; g/cm^3}$$

$$= \frac{Q}{V} \times \frac{1}{0.001293} \quad ^{esu}/_g$$

$$W_{air} = 33.7 \ \frac{ev}{i-p} = 33.7 \times 1.6 \times 10^{-19} \times 10^{7} \ \frac{erg}{i-p}$$

$$= \frac{33.7 \times 1.6 \times 10^{-12}}{4.8 \times 10^{-10}} \quad \frac{erg}{esu} = 0.1124 \quad ^{erg}/_{esu}$$

$$\therefore \ E_{med} = S_{air}^{med} \cdot W_g \cdot J_g = S_{air}^{med} \cdot \frac{0.1124}{0.001293} \quad \frac{Q}{V} \quad ^{erg}/_g$$

$$= 86.9 \ S_{air}^{med} \quad \frac{Q}{V} \quad 爾格／克$$

因 1 雷得 = 100 爾格／克

$$\therefore \ D_{med} = 0.869 \cdot S_{air}^{med} \quad \frac{Q}{V} \quad （當 W_{air} = 33.7 \ ev \ 時） \quad （7—9）$$

7—4、2 阻擋本領比值：

本節所講的，是專對布拉格一格雷公式中所要的阻擋本領比 S_{air}^{med}。阻擋本領的單位為 Mev／g/cm² 。一個具有動能 E_k 的電子由於原子序 Z 的原子上之電子所引起的能量損失，可以用貝瑟—布勞（Be-the-Bloch）公式求得，其經過極化修正的公式為

$$質量阻擋本領 S = \frac{dE/dx}{\rho}$$

$$= \frac{2\pi q^4 \ NZ}{\rho \cdot M_0 C^2 \cdot \beta^2 \ (1.6 \times 10^{-6})^2} \left\{ \ln \left[\frac{E_k mc^2 \cdot \beta^2}{I^2(1-\beta^2)} \right] - \beta^2 \right\} \ ^{Mev}/_{g/cm^2}$$

式中 N = 每 cm³ 吸收之原子數目

　　　Z = 吸收物質之電子數

　　　NZ = 每 cm³ 吸收物質的電子數目，空氣在 0℃ 及 76 cm 水銀

柱壓力時等於 3.88×10^{20}

E_k =電子的動能Mev

$\beta = {}^{v}\!/_{c}$ ，β^2 的求得可用 $E_k = M_0 C^2 \left(\dfrac{1}{\sqrt{1-\beta^2}} - 1 \right)$

I =吸收原子之平均游離及激動位能Mev

對空氣 $I = 8.6 \times 10^{-5}$ ，其他物質 $I = 1.35 \times 10^{-5} \cdot Z$

ρ 爲物質的密度

q =電子電荷 $= 4.8 \times 10^{-10}$ esu

〔例 2 〕　對 0.1 Mev 之 β 粒子，石墨的相對質量阻擋本領爲何？已知石墨的密度爲 2.25 克／立方公分，空氣的質量阻擋本領爲 3.67 Mev $\cdot$ cm^2／g

$$NZ = \frac{6.023 \times 10^{23}\text{原子數／克分子} \times 2.25\text{克／立方公分} \times 6 \text{ 電子數／原子}}{1^2 \text{ 克／克分子}}$$

$$= 6.77 \times 10^{23 e^-}/\text{cm}^3$$

$$I = 1.35 \times 10^{-5} \times 6 = 8.1 \times 10^{-5}$$

$$\therefore S = \frac{2\pi \times (4.8 \times 10^{-10})^4 \times 6.77 \times 10^{23}}{2.25 \times 0.51 \times 0.3025 \times (1.6 \times 10^{-6})^2}$$

$$\left\{ \ell n \left[\frac{0.1 \times 0.51 \times 0.3025}{(8.1 \times 10^{-5})^2 \times (1 - 0.3025)} \right] - 0.3025 \right\}$$

$$= 3.85 \, \frac{\text{Mev}}{\text{g／cm}^2}$$

而空氣在 0.1 Mev 的質量阻擋本領爲 $3.67 \, {}^{\text{Mev}}\!/_{\text{g／cm}^2}$

$$\therefore S^{\text{graphite}}_{\text{air}} = \frac{3.85}{3.67} = 1.05$$

由貝瑟—布勞公式計算並對極化效應修正而得的阻擋本領比值並不是眞正布拉格—格雷公式所要的。首先我們考慮圖 7 — 2 (a)的所有電子具有相同的原始能量 E_0 ，在減速過程中，每一電子皆通過 E_0 到 O 之間的每一能量，所以觀察介質時，可發現電子能量從 E_0 到 O 都有。

用於決定阻擋本領的能量應該對應於O到E_0之間某個平均能量，目前爲止，獲得這個平均值的巧妙方法已經發展出好幾種。在此我們將使用國際輻射單位和度量委員會（ICRU）提供的平均值表。附錄表A—5(a)中列出一部分。在那裏所列的是單能電子對於一些元素與空氣的相對阻擋本領比值。

低原子序物質每克的阻擋本領比高原子序爲質爲高，其理由有二：第一，低原子序物質每克含的電子數目較多；第二，所有低原子序物質的電子皆可視爲自由電子，皆可參與阻擋步驟，而高原子序物質的電子則有一些被束縛太緊以致無法參與阻擋步驟。表A—5(a)所列的是相對於空氣的值，有效原子序比空氣小的物質其阻擋本領比值將大於1；若原子序大於空氣則阻擋本領比值小於1。至於和空氣類似的物質如碳、氮、氧等，其阻擋本領比值則很接近1.0；鋁的阻擋本領比值爲0.88。

有一個更大的複雜性必須加以考慮，我們曉得單能光子經康普頓碰撞所引發的電子，其能量從O到E_{max}之間都有。因此對於單能光子的阻擋本領，必須依其所引動的電子能譜，分別取自表A—5(a)的值，而後取其平均值，所得的結果列於表A—5(b)。例如：我們可以看出1.5 Mev光子在鋁中產生一個電子能譜，分別取自表A—5(a)的各個能量的阻擋本領比值，而後平均之，其平均阻擋本領比值 $\bar{S}$ = 0.883，這對應於0.7 Mev 的單能電子，亦即約爲光子能量的一半。三個γ—放射體 ^{198}Au、^{137}Cs、^{60}Co 的平均阻擋本領比值可由表A—6查得。

〔例3〕 以鈷—60 γ—射線 照射一塊碳，碳塊內部有一個體積爲0.5 cm³ 的空腔，把它當做離子腔處理。假設空氣在標準狀況下，試計算此離子腔收集 10 靜電單位的電荷時，碳所受到劑量。

〔解〕 鈷—60 的γ—射線 S_{air}^{carbon} 爲1.002（表A—6）

則由γ—5式.

$$D_{med} = 0.869 \times S_{air}^{med} \times \frac{Q}{V}$$

$$\therefore D_{carbon} = 0.869 \times 1.002 \times \frac{10}{0.5} = 17.4 \text{ 雷得}$$

7 — 4 、3 　 利用布拉格—格雷理論來決定介質內部點 P 的劑量

　　圖 7 — 5 表示一種吸收物質（例如水）被光子束照射的情形。現我們希望用布拉格—格雷理論來決定對於 3 Mev 以上光子在介質內點 P 的劑量（亦可適用於 3Mev 以下 ）。從圖 7 — 5 (b) 我們看到該點（現在叫 P′ 點）被一個充氣的小空腔包圍着，若我們可以決定輻射線在空氣空腔中產生的游離數，及空腔的體積，則我們可以利用 7 — 5 式計算介質中 P 點的劑量。然而因我們不能造出像這樣具有已知特性的空腔，也不能測出游離數。所以若把一個實用游離腔（ pratical io-nization ）（不是指經標準實驗室校準過的游離腔，且通常此種實用游離腔的腔壁係由純物質如：碳所造成）置入介質中，使其中心點在 P 點上（現在稱為 P″ 點 ），設游離腔壁厚，足以在能量 hν 時達到電子平衡，且設輻射產生的游離數為 Q，而游離腔內空腔體積為 V，則由 7 — 5 式得游離腔壁的劑量為

$$D_{wall} = 0.869 \times \frac{Q}{V} \times S_{air}^{wall} \qquad （7—5a）$$

若製成腔壁的物質與吸收介質中點 P 的劑量為

$$D_{med} = D_{wall} \cdot \frac{(\mu_{en}/\rho)_{med}}{(\mu_{en}/\rho)_{wall}}$$

$$= 0.869 \frac{Q}{V} \left[S_{air}^{wall} \frac{(\mu_{en}/\rho)_{med}}{(\mu_{en}/\rho)_{wall}} \right] \qquad （7—6）$$

要用這式計算劑量，須各別測量 Q 和 V，且要求出質量阻擋本領比，$(\mu_{en}/\rho)_{med}$ 和 $(\mu_{en}/\rho)_{wall}$。（ 7 — 6 ）式適用於任何能量，但

若 Q 和 V 的精確值未知，則該式無法運用。欲求 $\dfrac{Q}{V}$，首先我們用實用游離腔來量 Co－60 的劑量與一般校準過的游離腔（如：波得溫－法莫累積劑量計）所量的來比較，則

$$\frac{Q}{V} \times 0.869 \left[S_{air}^{wall} \frac{(\mu_{en}/\rho)_{med}}{(\mu_{en}/\rho)_{wall}} \right]$$

$$= R \times \left[C \times 0.869 \frac{(\mu_{en}/\rho)_{med}}{(\mu_{en}/\rho)_{air}} \times Ac \right]^{Co}$$

$$\therefore \frac{Q}{V} = \frac{R \cdot \left[C \cdot f_{med} \cdot Ac \right]^{Co}}{\left[0.869 \cdot S_{air}^{wall} \frac{(\mu_{en}/\rho)_{med}}{(\mu_{en}/\rho)_{wall}} \right]_{Co}}$$

$$= \frac{R \cdot \left[C \cdot 0.869 \frac{(\mu_{en}/\rho)_m}{(\mu_{en}/\rho)_{air}} \cdot Ac \right]^{Co}}{\left[0.869 \cdot S_{air}^{wall} \frac{(\mu_{en}/\rho)_m}{(\mu_{en}/\rho)_{wall}} \right]_{Co}} \qquad （7－7）$$

由（7－7）式知收集的 Q 正比於讀數 R，其正比係數則由各種不同的輻射參數所決定。這些輻射參數是對鈷－60 算出來的即括弧內的各值。

接着我們來看當 $h\upsilon' > 3$ MeV 時，則由式（7－6）

$$D'_{med} = 0.869 \times \frac{Q'}{V} \left[S_{air}^{wall} \cdot \frac{(\mu_{en}/\rho)_{med}}{(\mu_{en}/\rho)_{wall}} \right]^{h\upsilon'} \qquad （7－6(a)）$$

這公式涉及腔壁的輻射參數，在此必須稍加說明的：因 $h\upsilon'$ 大於 Co－60 者，故電子可以從比圖 7－5(c)所示的虛線圓圈還大的距離進入空腔內，因此，此時眞正的腔壁是環形介質加上腔壁物質，故「有效腔壁」包含了兩種物質。而我們沒有精確的方法可以處理這種複合腔壁，但由於大多數進入空腔的電子都來自空腔鄰近的物質，因此我們可以假設整個複合壁的物質就是原來的腔壁物質，此爲近似值，尤其當腔壁和介質幾乎以相同方式吸收輻射時更是一個很好的近似方法

。

式 7—6 (a)因 $\dfrac{Q'}{V}$ 尚未知，故還不能用。但由（7—7）式知 Q 與 R 成正比，因此若用量鈷—60 的儀器來量得讀數 R'，亦應正比 於 Q'，把（7—7）式的 $\dfrac{Q'}{V}$ 值代入 7—6 (a)得

$$D'_{med} = 0.869 \times \frac{Q'}{V} \left[S^{wall}_{air} \frac{(\mu_{en}/\rho)_{med}}{(\mu_{en}/\rho)_{wall}} \right] h\upsilon'$$

$$= 0.869 \times \left[S^{wall}_{air} \frac{(\mu_{en}/\rho)_{med}}{(\mu_{en}/\rho)_{wall}} \right] h\upsilon'$$

$$\frac{R' \left[C \times 0.869 \times \dfrac{(\mu_{en}/\rho)_{med}}{(\mu_{en}/\rho)_{air}} \cdot Ac \right]^{C_o}}{\left[0.869 \times S^{wall}_{air} \dfrac{(\mu_{en}/\rho)_{med}}{(\mu_{en}/\rho)_{wall}} \right]^{C_o}}$$

$$\therefore D'_{med} = R' \left[C \cdot f_{med} \cdot Ac \right]^{C_o}$$

$$\frac{\left[S^{wall}_{air} \dfrac{(\mu_{en}/\rho)_{med}}{(\mu_{en}/\rho)_{wall}} \right]^{h\upsilon'}}{\left[S^{wall}_{air} \dfrac{(\mu_{en}/\rho)_{med}}{(\mu_{en}/\rho)_{wall}} \right]^{C_o}} \qquad (7—8)$$

7—8 式中的 C 為校準過，量鈷—60 的劑量計在鈷—60 能量時的修正因子。f_{med} 亦為在鈷—60 的能量時，介質與空氣的質量能量吸收係數的比乘上 0.869 而得的值。Ac 亦採用鈷—60 的 A_{eq} 值作為近似值。至於後面的平均質量阻擋本領比及質量能量吸收係數的比值的資料，必須做許多假設，多方的努力以求得實驗數值後，與 R' × C^{C_o} 相乘，就是吸收劑量了（以雷得表示）。R'後面的因數在許多文獻裏被廣泛地討論到，並以 C_λ 表示之：

$$C_\lambda = \frac{\left[f_{med} \cdot Ac \right]^{C_0} \left[S_{air}^{wall} \dfrac{(\mu_{en}/\rho)_{med}}{(\mu_{en}/\rho)_{wall}} \right] h\upsilon'}{\left[S_{air}^{wall} \cdot \dfrac{(\mu_{en}/\rho)_{med}}{(\mu_{en}/\rho)_{wall}} \right]^{C_0}}$$

$$\simeq \frac{\left[f_{med} \cdot Ac \right]^{C_0} \left[S_{air}^{water} \right] h\upsilon'}{\left[S_{air}^{water} \right]^{C_0}} \qquad (7-8a)$$

上式後面的近似項的介質爲水且離子腔壁與水相似時可以引用。對於介質爲水的 C_λ 值列於表 7 — 4 ，它們是波得溫—法莫游離腔與卡計和化學劑量比較而得到。我們建議這些因子可用來校正電子加速器和直線加速器。所以對於高能量 3 Mev 以上光子的吸收劑量，乃是用校準過（尤其對 $^{60}C_0$ 的參考能量校準過）的游離腔，測得劑量讀數 R′ ，乘上此參考能量的校正因子，再乘上 C_λ ，即

$$D_{med} = R' \cdot C \cdot C_\lambda \text{（雷得）} \qquad (7-8b)$$

C_λ 值 ，若介質爲水，則可引用表 7 — 4 值，若爲其他介質則必須多方努力，用實驗來求得。

〔例 4 〕：一個操作於 20 MeV 的電子加速器要被校正，來做治療用。一個波得溫—法莫劑量計，被放置在一個盛水的假體內，距表面 5 厘米處，在 1.2 分鐘內得到讀數 R′ = 80 ，標準實驗室提供這個離子腔對鈷—60 的校正因數 C = 1.10 ， C_λ = 0.90 假設此時溫度爲 26℃ ，壓力爲 755 mm 汞柱，試決定水中的劑量率。

〔解〕：D_{water}（未修正）$= R' \cdot C \cdot C_\lambda = \dfrac{80 \times 1.10 \times 0.90}{1.2}$

$$= 66.0 \text{ 雷得 / 分}$$

$$D_{water} = \frac{273 + 26}{273 + 22} \times \frac{760}{755} \times 66 = 67.4 \text{ 雷得/分}$$

7─₄、4　電子射束劑量之決定

侖琴不能用作電子射束暴露的單位，因此不能測量暴露。可是對於雷得就沒有這個限制，所以我們可以尋求一種方法以利用游離腔來決定電子射束的劑量。

如果在介質內一個充氣空腔受電子射束照射，則會發生游離現象，且布拉格─格雷公式對電子射束成立，如同它對光子射束所引動的電子成立一樣。設空氣腔的體積為V，收集的電荷為Q，則與光子的情形一樣。由布拉格─格雷公式，可得

$$D_{wall} = 0.869 \cdot [S^{wall}_{air}]_E \cdot \frac{Q}{V} \quad \text{雷得}$$

此處D_{wall}為圖7─5(c)離子腔壁的劑量，質量阻擋本領比值的下標E，表示它是對該點的平均電子能譜E計算而得。介質劑量，對於光子而言用能量吸收係數比就可算出，但對於電子，則用質量阻擋本領比來計算，即

$$D_{med} = D_{wall} [S^{med}_{wall}]_E$$

$$= 0.869 [S^{wall}_{air}]_C \cdot [S^{med}_{wall}]_E \cdot \frac{Q}{V}$$

$$\therefore D_{med} = 0.869 \cdot [S^{med}_{air}]_E \cdot \frac{Q}{V} \quad （7─9）$$

現在的問題是如何決定Q／V的值。我們可用與「高能光子的測定吸收劑量法」相同的方法來解決此困難。即利用在鈷─能量校準過的游離腔所測得的與實用游離腔所測得的做比較可得

$$\frac{Q}{V} = \frac{R \cdot (C \cdot f_{med} \cdot Ac)^{C_o}}{[0.869 \cdot S^{wall}_{air} \frac{(\mu_{en}/\rho)_m}{(\mu_{en}/\rho)_{wall}}]^{C_o}}$$

代入（7─9）式

$$D_{med} = 0.869 [S_{air}^{med}] \cdot \frac{R \cdot (C \cdot f_{med} \cdot Ac)^{C_o}}{[0.869 \cdot S_{air}^{wall} \cdot \frac{(\mu_{en}/\rho)_m}{(\mu_{en}/\rho)_{wall}}]^{C_o}}$$

$$= \frac{R \cdot C \cdot (f_{med} \cdot Ac)^{C_o}}{[0.869 \cdot S_{air}^{wall} \cdot \frac{(\mu_{en}/\rho)_{med}}{(\mu_{en}/\rho)_{wall}}]^{C_o}} \cdot 0.869 \cdot [S_{air}^{med}]_E$$

$$\therefore D_{med} = R. \ C. \ C_F. \qquad\qquad (7-9a)$$

$$C_F = \frac{(f_{med} \cdot Ac)^{C_o}}{[S_{air}^{wall} \frac{(\mu_{en}/\rho)_{med}}{(\mu_{en}/\rho)_{wall}}]^{C_o}} \ [S_{air}^{med}]_E$$

$$\approx [f_{med} \ Ac]^{C_o} \frac{[S_{air}^{water}]_E}{[S_{air}^{water}]^{C_o}} \qquad\qquad (7-9b)$$

上式後面一項近似值在介質爲水且游離腔腔壁爲類水物質時才適用。
（7－9a）式表示暴露於電子中的介質劑量，可由劑量計讀數R乘
以鈷－60 校正因數及對於電子射束的C_F而得。C_F與C_λ類似，其
值均列於表7－4。

表7—4　用來把暴露計讀數 R 轉換成水中劑量的因數。對 X 光束為 $D_{water} = R \cdot C \cdot C_\lambda$，對電子射束則為 $D_{water} = R \cdot C \cdot C_F$ ，其中 C 是對鈷六十的校正因數。（數據取自 Almond〔1〕、Greene & Massey〔18〕以及 HPA〔19〕等。）

輻　　　　射	C_λ（X射線）	電子能量（百萬電子伏）	C_F（電子）
銫一三七	0.95	6	0.93
2百萬伏 X 射線	0.95	9	0.92
鈷六十	0.95	12	0.91
4百萬伏 X 射線	0.94	15	0.90
6百萬伏 X 射線	0.94	18	0.88
10百萬伏 X 射線	0.93	35	0.81
20百萬伏 X 射線	0.90		
35百萬伏 X 射線	0.88		

7—5　吸收劑量的直接測量

7—5．1　卡計測定術（Calorimetry）

介質所吸收的輻射能最後都會以熱能的形式出現。這會使介質的溫度微量的增加。水中一雷得的劑量所引起的溫度上升，可計算如下：

$$1 \text{ rad} = 100 \; \frac{\text{erg}}{\text{g}} = 10^{-5} \quad \text{joule} / \text{g}$$

$$= \frac{10^{-5}}{4.18} \quad \frac{\text{cal}}{\text{g}} = 2.39 \times 10^{-6} \; \text{卡} / \text{克}$$

因 4.18 焦耳＝1卡，且水的比熱為1卡/克－度，因此其溫度會上升 2.39×10^{-6} ℃。雖然這個溫度上升很微小，但對於溫度靈敏的熱計（thermistor）却使其度量成為可能。熱計是由半導體組成，其特性為溫度改變1度時電阻會有約5％的大改變。熱計的體積可大可

小，但是我們這裡所使用的是體積和針頭一般的大小的小型熱計，其電阻約為 10^5 歐姆。因此在上述的例子裏，1雷得所引起的電阻變化為

$$\frac{5}{100} \times 10^5 \, \Omega \,(\text{歐姆}) \times 2.39 \times 10^{-6} = 0.012 \, \Omega \,(\text{歐姆})$$

我們可以利用一個精心設計的「惠斯通」電橋（Wheatstone Bridge）來測量這個電阻改變量。卡計可設計用來測量能量通量或局部吸收的能量。我們把這兩種型式的卡計簡要的描述如下：

能量通量：輻射產生器的輻射輸出的度量可用侖琴／秒或用輻射強度單位如爾格／平方厘米－秒，為單位。輻射強度單位在物理學上使用很廣，在放射學上，尤其當我們涉及高能輻射時，也用這個單位，因為高能輻射不能以侖琴度量。勞夫寧（Laughlin）等人，曾經用如圖 7 — 6(a)所示的儀器測量放射學家所興趣的情況之能量通量。X－光束打在一塊鉛吸收體上，該鉛塊吸收體大到足以把X－光束完全吸收。吸收體與房間之間是絕熱的。絕熱的方法是利用卡計外面的真空和隔熱層。由X－光束輸入的能量會引起溫度上升，其量可用一個嵌在鉛塊內的熱計測得。如圖所示該熱計被接成惠斯通電橋的一支。當電橋達到平衡時，就把輻射機接通，輻射照射會引起熱計溫度上升，而使熱計的電阻改變，導至電橋的不平衡。我們可以測量這個不平衡的大小而決定溫度的增加量，用這種儀器可測量光束中的能通量。

局部能量吸收：從放射學的觀點來看，測量局部能量吸收可能比較有意義。吸收體可用類似人體組織的低原子序物質做成，其體積很小包在封套裏，而封套則放在一個槽罩裏面。封套和槽罩是用相同的物質做成的，它們之間的空間要很小以免影響輻射的分布形態。整個組合就放在一個由相同物質做成的假體內。如圖 7 — 6(b)所示。吸收體加上一個小的加熱線圈，以做為能量校正用。電阻和吸收體質量必須精確度量。先使惠斯通電橋達到平衡，然後使經細心測量過的電流

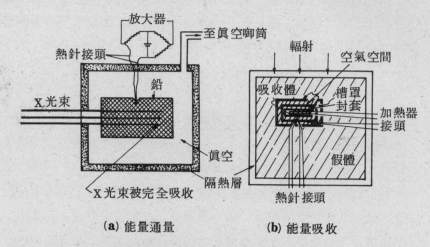

(a) 能量通量   **(b)** 能量吸收

圖 7 - 6   （a）概要圖說明利用卡計測量能通量的方法。
            （b）概要圖說明測量局部能量吸收的方法。

通過加熱圈，這會使電橋產生不平衡，由此可知一個已知的能量所引起的不平衡程度，然後把由吸收輻射能所引起的不平衡與之比較，就可獲得吸收輻射能的多寡。在這設計中的槽罩和封套也包含熱計和小加熱圈，使其溫度可控制，以使與吸收體相同，且使吸收體和周圍物質之間的熱交換減少。在很多情況下，我們可以使用一套真空系統來減少它們之間的熱量交換。

我們可以製造一個可以置入小游離腔的假體以獲得前一節所講的 C_λ 及 C_F 值。游離腔和卡計兩者都在相同的情況受照射，而後比較其反應。

卡計雖然在技術上比實用游離腔難以製造和使用。但比起絕對游離腔則要容易多了。它的另外一個好處就是直接測量所吸收的能量而毋須分別考慮計算W值，阻擋本領、吸收係數、衰減修正因子等等。一個優良的卡計測量絕對準確度應該為2％或更好。而標準實驗室應儘速供給此項標準的資料。

7 - 5 · 2   化學劑量計——福力克劑量計

化學劑量計係利用介質吸收輻射能會產生化學變化的原理製成的。其中最有用的劑量計之一為福力克（Frick）劑量計，它是根據硫酸亞鐵溶液，受輻射照射會氧化成硫酸鐵的原理做成的。產生的鐵離子數可用吸收光度計的方法測出來，因為鐵離子會很強烈地吸收3040 A^0 的紫外線。

G值（G Value）

輻射化學的產量以每吸收 100 eV 能量所產生的產物分子數來表示，這數目稱為G值，假設在過程中把D雷得的劑量給予一個硫酸亞鐵的試樣，而產生濃度為△M（莫耳／升）的鐵離子，則△M與劑量D成正比，其比例因數之決定如下所示：

$$D_{rad} = D \times 100 \text{ 爾格／克} = \frac{D \times 100}{1.602 \times 10^{-12}} \text{ 電子伏／克}$$

$$轉換分子數 = \triangle M \times 6.023 \times 10^{23} \frac{分子}{升}$$

$$= \frac{\triangle M \times 6.023 \times 10^{23}}{\rho \cdot 1000} \frac{分子}{克}$$

$$= \frac{\triangle M \times 6.023 \times 10^{20}}{\rho} \frac{分子}{克}$$

以每100 eV 的分子數表示的 G 值即為此二式的比值：

$$G = \frac{\triangle M \times 6.023 \times 10^{20}}{\rho} (\frac{分子}{克}) \times$$

$$\frac{1.602 \times 10^{-12} \times 100}{D \times 100} \frac{克}{100 \text{ 電子伏}}$$

$$= \frac{\triangle M}{\rho D} (9.65 \times 10^{8}) \frac{分子}{100 \text{ 電子伏}}$$

$$\therefore D = \frac{\triangle M}{\rho \cdot G} \times 9.65 \times 10^{8} \qquad (7-10)$$

若知道$\triangle$M，G值和密度，就可利用此式來計算劑量。0.8N硫酸與10^{-3}M硫酸亞鐵的混合溶液其密度ρ為1.024。

鐵離子數之決定：（Determination of Amount of Ferric Ion produced ）

決定由輻射產生的鐵離子數是藉量受過照射的溶液之光學密度與未受照射的溶液之光學密度相比較而決定，溶液的吸收度A（或光學密度）可以由下式定義：

$$A = \log \frac{I_o}{I_t} \qquad (7-11)$$

上式中I_o表λ射光強度，I_t表穿透該溶液的光強度。如果只有$\frac{1}{10}$的λ射光透過，則吸收度（光學密度）為$\log \frac{10}{1} = 1$。如式中所定義的，吸收是直接與吸收物質的數量成正比。例如，存在的物質增為兩倍，則相當於溶液厚度增為兩倍，其穿透強度會變成$\frac{1}{10} \times \frac{1}{10} = \frac{1}{100}$，而光學密度為$\log \frac{100}{1} = 2$。分光光度計（ spectrophotometer ）是使我們可以直接測量溶液的吸收度Aλ的儀器，其適用範圍很廣，從紫外線（2000 Å）到紅外線（10,000 Å）皆可。

因光學密度與溶液中物質的量成正比，因此可表示為：

$$A\lambda = E\lambda \cdot \ell \cdot M \qquad (7-12)$$

其中ℓ為溶液的路徑長度（以厘米為單位）M為溶液濃度（以莫耳／升為單位）。$E\lambda$是比例常數，稱為克分子消失係數（molar extinction coefficient）。假如已知$E\lambda$值，則溶液濃度可以用下式計算：

$$M = \frac{A\lambda}{E\lambda \cdot \ell}$$

把M代入（7—10）式，則可得吸收劑量

$$D = \frac{\triangle A\lambda}{E\lambda \cdot \ell \cdot \rho \cdot G} \cdot (9.65 \times 10^8)\text{雷得} \qquad (7-13)$$

上式中△Aλ 爲硫酸亞鐵受劑量D照射後其吸收度的變化量。在3040
Å（埃）時，Eλ的準確值爲2196 cm² /mole，而G值就難以精確決
定，因爲它隨輻射線的直線能量轉移（linear energy tranfer LET
）而變。對輻射治療使用的輻射範圍，其值從鈷－六十的15.6 改變
到200KV 輻射的14.5 。硫酸亞鐵劑量計使用法的詳細討論，可參
考國際輻射單位與度量委員會的報告（ICRU Report 10 b ）。

　　硫酸亞鐵劑量計的使用技術（Technical Aspects of the use　of
　　Ferrow sulphate ）

　　使用硫酸亞鐵劑量計時，必須注意一些事項：溶液必須約爲10⁻³
M硫酸亞鐵和0.8N硫酸製成，必須使用蒸餾水來配製溶液。劑量計
僅適用於1000 到50000　雷得的範圍；G值幾乎與溫度無關，而消
失係數却隨溫度而變（0.69 % /℃ ），因此測量吸收的溶液部份之
溫度須加以控制；此種劑量劑的缺點就是不靈敏，因只有在大劑量時
，才有較大的準確性。此種設計的主要好處就是可以測量各種形狀不
規則容器之平均照射劑量，0.8N硫酸溶液加上10⁻³ M硫酸亞鐵結
果每克溶液所含電子數與水非常相近，因此當吸收效應主要來自康普
頓效應時，每克硫酸亞鐵的吸收與每克水的吸收一樣，這對鈷六十是
當然成立，但對於低能X光束則此溶液的光電吸收變得很重要。此時
我們必須知道打在溶液上的輻射光譜分布，因此若用水的劑量代表整
個溶液的劑量時必須做很大的修正，其步驟是很困難的，解決的方法
是在溶液中少用酸，但酸的含量但在G值沒有變化以前，酸含量不能
減至0.1N以下。福力克劑量計對於高能電子及X－射線具有很高的
價值，但對於較低能量的輻射則價值很少。幸運的是較低能量的輻射
可以很簡易地利用游離腔來處理。使用福力克劑量計可得到3％或更
好的絕對精確度。

　　〔例5 〕：要決定鈷－六十射源附近一個不規則形狀容器內水樣
品的平均劑量。其法如下：

將該容器盛滿10^{-8}M的硫酸亞鐵和0.8 N的硫酸（即福力克劑量計）。並使之受暴露，受暴露後，取出一部份試樣放在1個1厘米路徑長的石英管內，然後用分光度計以3050 埃來測量並與未照射的溶液比較，假設測得吸收度爲0.18，則劑量

$$D = \frac{\triangle A\lambda}{E\lambda \cdot \ell \cdot \rho \cdot G} \times （ 9.65 \times 10^8 ）\,rad$$

$$= \frac{0.18 \times 9.65 \times 10^8}{2196 \times 1 \times 1.024 \times 15.6} = 4950 \text{ 雷得}$$

水的劑量亦和此數值相同，因水的每克電子數與福力克溶液相同。

7—5．3　熱發光劑量測定術 Thermoluminescence Dosimetry （ TLD ）

游離腔是利用氣體的輻射效應，硫酸亞鐵劑量計是利用溶液的輻射效應，另外還有利用固態的輻射效應所製成的劑量計——即氟化鋰（ LiF ）熱發光劑量計，此種劑量計，所的固態物質，除了氟化鋰外，硼酸鋰和氟化鈣亦可以用。

氟化鋰的晶體是很規則的，但當其中加入雜質時，晶格結構就有缺陷存在，這些缺陷會在導電帶與共價帶之間的能量間隙（　tnergy

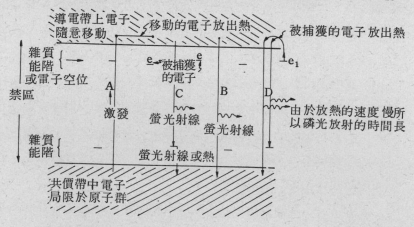

圖 7 — 7　氟化鋰晶體加入雜質後的能階圖。

gap）中形成雜質能階如圖 7 — 7 所示。當氟化鋰晶體受輻射束照射時，氟化鋰晶體中的某些電子會吸收能量而升到較高能階，其中大部分發生螢光而立刻回到基態，只有少數會停留在雜質能階上。接着把氟化鋰加熱，則這些被捕獲的電子會被提升到更高的能階，而後由這些較高能階回復到基態，同時放出光（此即為磷光），放出來光的數量與被捕獲之電子數成正比，而捕獲電子數則與所吸收的輻射能量成正比。

氟化鋰的加熱係以固定之速率加熱之，此時，以時間為自變數，光之輸出為時間函數，所得的曲線，稱為「發光曲線」（glow curve）如圖 7 — 8 (a)所示。圖中不同的尖峯值，相對於不同的捕獲（雜質）能階，整個發光曲線下的面積或其高度皆可用來度量劑量。

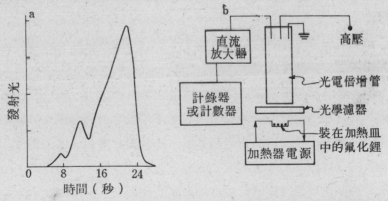

圖 7 — 8　　（a）　氟化鋰的發光曲線，將相對光輸出示為加熱時間的函數
　　　　　　　（b）　概要圖表示從熱發光物質測量光輸出的儀器設備。

用來測量光輸出的儀器組合如圖 7 — 8 (b)所示。受過照射的試樣，很均勻的裝在加熱皿中，用一個光電倍增管把放出來的小量光轉變成電流，該電流再經過放大而度量之。

最常用的熱發光物質是粉末狀的，為了數量方面的量度，粉末的數量必須準確地複製，而且加熱淺盤上的粉末位置也應可以再現，淺

盤表面狀態、淺盤加熱量、放大器統的增益以及其他許多因數都必須細心控制，因此所使用的氟化鋰磷光質必須定期與其他度系統做比較，且每一次所用的氟化鋰也必須做校正，因氟化鋰的反應係依其個別歷史而定。

氟化鋰磷光質的適用範圍很廣——由幾毫雷得到 10^4 雷得在這麼大的範圍內，並不全部具有直線性，乃在幾百雷得之下才有良好的直線性。

氟化鋰的有效原子序（光電範圍）為 8.2，而肌肉則為 7.42，因此氟化鋰的能量吸收與肌肉很相近，故氟化鋰可用來做為生物體內的偵測物質。試樣可以很小，粉末可以融入小型的「特福隆」（Teflon）圓盤，或者製成棒狀以直接插入人體組織或空腔內。熱發光物質經退火之後可再使用，但是如果要求精確結果，則必須慎重處理退火程序。

細心使用粉末物質時，可得到 2％ 至 3％ 的準確度，若將粉末注成固態使用，其準確度也差不多。

雖然使用氟化鋰劑量計所得的精確度和其再現性都與游離腔類似，但我們只在不能使用游離腔的情況下才使用它。例如粉末可以置入膠囊內，而放在體內空腔裏，它可用來測量劑量變化很快的部分，例如鐳針附近或鈷射束的增建區，關於後者，我們舉下例說明之：

〔例6〕　我們要用氟化鋰粉末來偵測鈷－六十增建區的劑量，這個增建曲線如圖 7－1 所示。偵測的方式是將一層薄的氟化鋰粉劑置於假體表面，假體代表病人。再將連續若干層紙或其他低原子序物質置於每一份相同的氟化鋰粉末上面。接受等量的暴露之後，計讀氟化鋰的熱發光量。典型的結果如下表所示。紙的厚度是在天平上測量，單位為 mg/cm^2

紙的層數	厚（mg/cm²）	讀數	最大相對百分劑量
0	0	311	42
5	30	458	61
10	60	488	66
40	240	732	98
80	480	745	100

此表顯示劑量隨著深度而迅速的升高。在此例中，表面的劑量其最大值為 42 ％。而當深度為 480 mg/cm² 或 $\dfrac{480 \quad mg/cm^2}{1\,000 \quad mg/cm^3}$ ＝ 0.5 cm 時，劑量達最大。

7－6 能量通量與暴露的關係

在某些計算中，如積劑量及輻射防護的計算，如果知道射線的能量和暴露劑量 x（以侖琴表示）的關係則非常方便。圖 7－9 表示一射線束，照射在 1 cm² 的面積上，我們希望知道該射線束的能通量（能量／平方厘米）與 P 點暴露的關係。

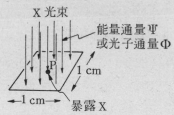

圖 7－9　概圖說明每侖琴能量通量的觀念

設能量通量為 Ψ，則與質量能量吸收係數 μ_{en}/ρ（cm²/g）相乘，可得在 P 點一克空氣所吸收的能量，如下式所示：

$$\Psi \cdot \mu_{en}/\rho \left(\frac{erg}{cm^2} \times \frac{cm^2}{g} \right) \qquad (7-14)$$

我們知道 1 侖琴的暴露相當於 1 克空氣吸收 86.9 爾格的能量，因此在 P 點的暴露為：

$$X = \frac{\Psi \cdot \mu_{en}/\rho}{86.9} \quad \left(\frac{erg}{g} \times \frac{R}{erg/g} \right) \quad (7-15)$$

∴每侖琴的能量通量為

$$\frac{\Psi}{X} = \frac{86.9}{(\mu_{en}/\rho)_{air}} \quad \left(\frac{erg}{cm^2 \cdot R} \right) \quad (7-16)$$

某些光子的每侖琴能通量值列於附錄表A—3，圖示於圖7—10 低能量時，質量能量吸收係數很大，因此「能量通量／侖琴」值很小；在高能量時，質量能量吸收係數很小，因而「能量通量／侖琴」就很大。例如在1 MeV 時，3126 erg/cm² 的能量通量，產生1侖琴，在100 KeV（0.1 MeV ）時為3714 erg/cm²。但在20 KeV時則降至170 erg/cm²。圖7—10 的複雜情形，起自於質量能量吸

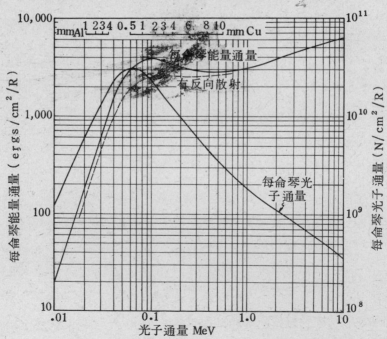

圖7—10　每侖琴能量通量及光子通量，上方的輔助比例刻度代表鋁及銅的半值層。

收係數隨光子能量做複雜變化。質量能量吸收係數在 0.1 MeV 時有極小值，而在 0.5 MeV 時有極大值，因此「能量通量／侖琴」在 0.1 MeV 時有極大值而在 0.5 MeV 時有極小值，如圖 7 — 10 所示。

每侖琴的光子通量（ photon Fluence per Roentgen ）

在某些情形我們感到有興趣的是「光子通量／侖琴」。光子通量與能量通量之間的關係為

$$\phi \cdot h\nu = \Psi$$

由（ 7 — 15 ）我們可得

$$X = \frac{\Psi \cdot \mu_{en}/\rho}{86.9} = \frac{\phi \cdot h\nu \cdot \mu_{en}/\rho}{86.9} \quad \text{侖琴} \quad (7-17)$$

上式光子的能量單位為爾格，如果 $h\nu$ 以 MeV 為單位則（ 7 — 17 ）式可寫成

$$\frac{\phi}{X} = \frac{86.9}{(\mu_{en}/\rho)_{air}} \cdot \frac{1}{1.6 \times 10^{-6} h\nu}$$

$$= \frac{54.3 \times 10^{6}}{(\mu_{en}/\rho)_{air} \cdot h\nu} \cdot \frac{\text{photon}}{\text{cm}^{2} \cdot \text{R}} \quad (7-18)$$

「光子通量／侖琴」在低能量時很小，在 60 KeV 時達極大值，然後隨著能量增加而逐漸下降。由（ 7 — 18 ）式可以看出「光子通量／侖琴」與質量能量吸收係數（ μ_{en}/ρ ）和光子能量（ $h\nu$ ）之乘積成反比。由於（ μ_{en}/ρ ）在 100 KeV 以上差不多是定數，因此 Φ 在 100 KeV 以上便隨能量之增加而下降。在極低能量時，質量能量吸收係數很大，因此雖然光子能量小，但二者乘積却很大，故 Φ 很小。對於能量在 60 KeV 附近的光子，（ μ_{en}/ρ ）與 $h\nu$ 之乘積具有極小值，因而光子通量曲線出現峯值。因「光子／侖琴」與「能量／侖琴」的觀念極有價值，因此把它們的值列於附錄之表 A — 4。

為了把圖 7 — 10 的能量刻度與輻射性質關連在一起，我們附加一個以毫米鋁或毫米銅為單位的半值層刻度。

在圖 7 — 10 中，我們把單位面積想像成在自由空間中，因此不會產生散射，但是若該單位面積是在一散射表面上，則會有散射輻射穿過其中，因着這種反向散射，使得「能量通量 / 侖琴」因而減少。圖 7 — 10 中的虛線曲線表示一個 400 cm² 的照射面之能量通量。

7 — 7　r — 射線源的放射性與暴露劑量率的關係

直至目前為止，我們已討論過 γ — 射線源的放射性，如鈷一六十，或銫一一三七；我們也討論到空氣中一點 P 的暴露率，但若一 γ — 射線源置於空氣中一點，則距離它 1 米處的暴露率為多少呢？這可由下式表之：

$$\dot{X} = \frac{K \cdot S}{\gamma^2} \quad 侖琴 / 時 \qquad (7 — 19)$$

上式中，γ 為待測點距放射源的距離，S 為 γ — 射線源的放射性，K 稱為「特定 γ — 射線常數」（ specific gamma ray constemt ），隨 γ — 射線源的不同而不同，且每一 γ — 射線核種的 K 值各有其特定的值。「特定 γ — 射線常數」在別的書上，有的是以「個」表示。K 有一特別單位為 Rhm，它代表距 1 居里射源 1 米處的暴露率（ 侖琴 / 時 ）。若 γ 以米為單位，S 以居里（ Ci ）為單位，暴露率以侖琴 / 時為單位，則 K 的單位為 R · m² / hr · Ci，即 Rhm。若 γ 以厘米為單位，S 以毫居里（ mCi ）為單位，$\dot{X}$ 以侖琴 / 時為單位，則 K 的單位為 R · cm² / hr · mCi。其值為 R · m² / hr · Ci 的十倍。例如鈷一六十的 K 值為 1.29 R · m² / hr · Ci，若以 R · cm² / hr · mCi 為單位，則 K 值變為 12.9 R · cm² / hr · mCi。

〔例 7 〕　有個醫院買了一個 3000 居里的鈷六十射源，試決定距射源 0.8 米處的暴露率，已知 K = 1.29 R · m² / hr · Ci·

〔解〕　由 $\dot{X} = \frac{K \cdot S}{\gamma^2} = \frac{1.29 \times 3000 \text{ Ci}}{(0.8 \text{米})^2}$

$$= 6060 \text{ 侖琴 / 時} = \frac{6060}{60} = 101 \text{ 侖琴 / 分}$$

〔例 8〕：試求距一個 10 mCi 的鈷六十射源 2 cm 處的暴露率

〔解〕：由 $\dot{X} = \frac{KS}{\gamma^2} = \frac{12.9 \text{ R} \cdot \text{cm}^2 / \text{hr} \cdot \text{mCi} \times 10 \text{mCi}}{(2 \text{ cm})^2}$

$$= 32.2 \text{ R} / \text{hr}$$

特定 γ 一射線常數的計算：

　　上面兩個例子說明了暴露率常數的用法，現在我們要說明如何計算一個特定放射核種的 K 值。

　　首先我們假設同位素的衰變很簡單，每次蛻變只有一個能量爲 hν 的 γ 一射線。則 S 居里的射源會向四面八方每秒發射 S $\times 3.7 \times 10^{10}$ 個光子。這些光子數，會通過 γ 米（$\gamma \times 100$ 厘米）處的球面 $4\pi \cdot$ （100γ）^{2}。故距 S 居里的射源 γ 米處，每小時單位面積（1 cm^2）的光子通量爲

$$\text{S} \times 3.7 \times 10^{10} \times \frac{1}{4\pi (100)^2 \gamma^2} \times 60 \times 60 \quad \frac{\text{光子}}{\text{厘米}^2 \cdot \text{時}}$$

$$= \text{S} \times 1.059 \times 10^9 \times \frac{\text{光子}}{\text{厘米}^2 \cdot \text{時}}$$

此式若乘上 hν，再乘上（μ_{en} / ρ）$_{air}$（cm^2 / g），則變成每小時距 S 居里的射源 γ 米處每克空氣所吸收的能量；我們知道每克空氣吸收86.9 爾格即爲 1 侖琴，因此把所得的積除以 86.9 即爲暴露率，即距 S 居里射源 γ 米處的暴露率爲

$$\dot{X} = \frac{\text{S} \times 1.059 \times 10^9}{\gamma^2} \quad \frac{\text{光子}}{\text{厘米}^2 \cdot \text{小時}} \times \text{h}\nu \frac{\text{爾格}}{\text{光子}} \times$$

$$(\mu_{en} / \rho)_{air} \text{（厘米}^2 / \text{克）} \times \frac{1}{86.9} \left(\frac{1}{\text{爾格 / 克} \cdot \text{侖琴}} \right)$$

$$\therefore \quad \dot{X} \quad = \quad \frac{1.059 \times 10^9}{86.9} \times \frac{S \times h\nu \times (\mu_{en}/\rho)_{air}}{\gamma^2} \quad \frac{侖琴}{小時} \quad (7\text{--}20)$$

若 hν 以 MeV 爲單位，則將上式乘以 1.6×10^{-6} 可得到

$$\dot{X} \quad = \quad \frac{1.059 \times 10^9 \times 1.6 \times 10^{-6}}{86.9} \times \frac{S \times h\nu \times (\mu_{en}/\rho)_{air}}{\gamma^2} \quad \frac{侖琴}{小時}$$

$$\therefore \dot{X} \quad = [19.5 \times h\nu \times (\mu_{en}/\rho)_{air}] \times \frac{S}{\gamma^2} \quad 侖琴 / 小時 \quad （7\text{--}21）$$

上式中的中括弧卽爲我們所要「特定 γ 一射線常數」。由上式可知當 S = 1 居里，γ = 1 米時，卽爲特定 γ 一射線常數，換句話說，「特定 γ 一射線常數」的意義卽距 1 居里射源 1 米處的暴露率。再者，我們可從（7—21）式知 K 與質量能量吸收係數 μ_{en}/ρ 和光子能量 hν 的乘積成正比。K 的值列於附錄表 A—3，並繪於圖 7—11 當能量

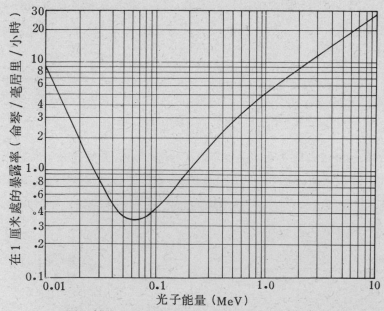

圖 7 — 11　距點射源 1 厘米處的暴露率，侖琴 / 毫居里 / 小時，放射源每
　　　　　一次蛻變均放出一個能量爲 hν 的光子。將縱軸座標除以 10 卽得
　　　　　距射源 1 米處的暴露率，侖琴 / 居里 / 小時。

從 0.01 MeV 開始增加時，因 $(\mu_{en}/\rho)_{air}$ 快速下降，因此 K 值很快下降。在能量約爲 60 KeV（0.06 MeV）時達最小值；超過最小值後，因 $(\mu_{en}/\rho)_{air}$ 與 $h\nu$ 同時增加，因此 K 值隨光子能量 $h\nu$ 而增加。

　　圖 7－11 所示爲每次蛻變只放出一個光子的 K 值，但大部分的同位素其衰變都很複雜，這時必須分別計算各個伽瑪射線的暴露率，然後依其所佔分量加起來而得到總劑量，爲說明這個步驟，我們以鈷六十爲例，它放射兩個伽瑪射線，能量分別爲 1.17 及 1.33 MeV，依圖 7－11 所示，則

　　　　$h\nu = 1.17$ MeV　　$K_1 = 0.613$ 侖琴／小時　每居里在 1 米處

　　　　$h\nu = 1.33$ MeV　　$K_2 = 0.676$ 侖琴／小時　每居里在 1 米處

　　　$\therefore$ 總和 $K = 0.613 \times 100\% + 0.676 \times 100\% = 1.29$

　　　　　　　　　　　　　　　　　侖琴／時　　　每居里在 1 米處

　　附錄表 A－8 列出一些同位素的 K 值（P 值）該表主要是對體內服用的放射種計算出來的，因此 K（P）的值是每毫居里在 1 厘米處的侖琴／時。

　　〔例 9〕：試計算銫一三七的 K 值，並估計距離 4 毫居里射源 20 厘米處的暴露率。

　　〔解〕：從表 A－8 得知銫一三七每一次蛻變有 8 ％爲 0.032 MeV 的伽瑪射線及 86 ％ 的 0.662 MeV 的伽瑪射線，依此可列成下表：

(a)　$h\nu$	分數 f	K（取自圖 7－11）	$f \cdot k$
0.032	0.08	0.078 侖琴・米^2/時・居里	0.0062
0.662	0.86	0.375 侖琴・米^2/時・居里	0.322
			0.328

　　$\therefore$ 銫一三七的 K 值 $= 0.328$　侖琴・米^2／小時・居里

　　此值與附錄 A－8 的值很近．

(b)　$\dot{X} = \dfrac{k \cdot s}{r^2} = \dfrac{0.328 \times 4 \times 10^{-3}（居里）}{（0.2 米）^2} = 0.033$ 侖琴／小時井

第八章　高能及遠隔治療機的簡介

　　1951年第一部鈷六十治療機安裝後，它們已廣泛地爲全世界各醫療單位所採用，且由於設計不斷更新，各種不同型式的機器不斷地出現而成爲現在主要的放射綫治療機。

　　本來產生高能量的粒子機器是用作原子核研究用。由第三章我們知道核力相當大，要破壞原子核需要很大的能量，且核力的起源乃是由於兩個中子或質子，或中子與質子共用一個介子所致，因此爲進一步了解這些核力的情形需要有能夠產生強烈的介子束的機器，目前已有很多此種儀器如表 8—1所示，目前粒子能量已可高達 30,000 MeV。這些機器的圓形軌道直徑高達 $\frac{1}{10}$ 哩，製造及運轉的費用都相當昂貴。這些機器本是爲原子核物理實驗而發明的，有些現在已成爲有價值的放射綫治療儀器，因此本章將介紹這些儀器，表 8—1中，前面四種儀器主要用於原子核的研究，其他的已應用於放射治療裏。

8—1　廻旋加速器

　　當電子經過100KV的電位降時，會獲得 100Kev 的動能，若經過此電位降 100次，則將獲得 10000Kev的動能，此等電子打在薄靶上時，會在穿透方向產生最大能量爲 10000Kev的X—光，廻旋加速器（如圖 8—1 所示）係利用此原理做成，使粒子多次落經一微小的電

表 8—1 高能放射線機

機　名	粒子	加　速　的　方　法
廻旋加速器及同步廻旋加速器	質子protons 氘子deuterons	粒子在環形軌道中以磁場維持它的方向。以變換電場來增加它的能量。主要用於核子物理實驗。
數億電子伏特加速器	質子 電子	粒子在環形軌道中以磁場維持它的方向。軌道周圍有許多共振腔加速粒子。主要用於核子物理實驗。
反應器	中子	鈾分裂以後產生能量。可用於製造同位素。
同步加速器	電子 質子	粒子在環形軌道中以磁場維持它的方向。並用高頻率共振腔來加速。主要用於核子物理。
貝它粒子加速器	電子	粒子在圓形軌道中以變換磁場的方式加速。以逐漸增加磁場的辦法維持它的方向。用於放射治療的有 15—40 Mev 者。
直線加速器	電子	電子被運動狀態的高頻率無線電波以直線的方向加速。 高功率的機種用於放射化學及放射生物。 4—8 Mev 用於放射治療（註：50 MeV 以下者皆適用於放射治療）
靜電產生器	電子 質子 阿發粒子 氘子	利用一條高速運動的絕緣皮帶將帶電粒子從接地電位傳送到高壓端點以維持高壓。當用於核子物理。2—4 Mev 的電子產生器主用於放射治療。
遠距離同位素治療機	伽瑪線	鈷六十或銫一三七

位降，就能得到巨大能量的粒子。

　　圖 8－1 中 A 和 B 爲中空的金屬半圓形盤，其間有一短間隙，A 和 B 稱爲 D 盤，是放在一個大的直流電磁鐵的兩極之間（未示於圖中），二 D 盤連接於一個高頻率（10 百萬週／秒）高電壓（20KV）的振盪器，正離子源是放在高度眞空的二 D 盤中心。若要加速質子則需將小量的氫氣放在 D 盤中央而後由鎢絲產生的電子撞擊而產生正離子或質子。正離子在二 D 盤之間的邊緣時，會受到負極的吸引及正極的排

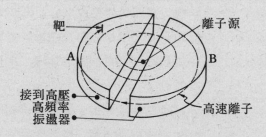

靶　　　　　　　離子源
A　　　　　　B
接到高壓
高頻率　　　　　　　高速離子
振盪器

圖 4－1　迴旋加速器之簡單結構圖。

斥。當正離子被吸引進入負極 D 盤（設爲 A）的裏面時，若沒有磁場將會作等速直線運動，現是在磁場底下因此做圓周運動，其向心作用力大小爲 $F = q \times V \times B = m \cdot \dfrac{V^2}{R}$，作等速圓周運動，其半徑 $R = \dfrac{mV}{qB}$，當正離子正好出現在兩 D 盤之間，A 的邊緣時，振盪器剛好轉過來使 A 成爲正極，B 成爲負極，因此正離子又再度被速，等到進入 B 盤內後，因着磁場的關係，以更快的等速作圓周運動（當然圓周半徑比剛剛在 A 盤內大，因 $R = \dfrac{m}{qB} V$）。當正離子出現在兩 D 盤之間，B 之邊緣時，振盪器剛好轉過來使 A 變爲負極，B 變爲正極，正離子又再度被加速，如此繼續下去，每當正離子經過兩 D 盤之間時，就被加速，而在 A 或 B 內時，則作圓周等速運動，且其速愈來愈大，半徑也愈來愈大，但在 A 內或 B 內，所經過的時間却一定 $\left(t = \dfrac{1}{2} \dfrac{2\pi R}{V} = \dfrac{\pi \cdot \dfrac{mV}{qB}}{V} = \dfrac{\pi m}{qB}\right.$，與 R、V 無關）。只與正離子的 m／q 及磁場大小有關，只要 m/q

及 B 一定，我們就可選出振盪器的週期就可完成。但其速有一定的限制，因根據愛因斯坦的理論，粒子速度加快時，其質量會變大，因而其在二 D 盤內的時間就會愈來愈長（ $t = \frac{\pi}{qB} m$ ），因而當其出現在兩 D 盤之間時，不再是被加速了，反而被減速了。此現象對電子而言，更快達到（100KeV 時，其質量已是靜止質量的 1.196 倍）。故廻旋加速器出來的粒子，其速有其極限。想要除去此種因素有二法，一種是用有梯度的磁場，愈往外面磁場愈大，其增大的梯度與粒子質量增大的梯度相同即可；另一法為用同步廻旋加速器（ Synchrocyclotron ），使振盪器的頻率愈來愈慢與粒子質量的增加速率同步。在加利福尼亞大學的廻旋加速器（其磁極的直徑為 184 吋）就是依此原理而工作，且能產生 200MeV 的氘（deuterons）。此部機器粒子每次經過間隙時，獲得 3000 eV 的能量，因此約需 70,000 次的廻繞，才能達此能量。

當從廻旋加速器出來的高速 α 粒子撞擊鈹（Beryllium）靶時會產生強的中子束。在 1938 年史動（stone）開始用中子束來治療癌，但因長期的中子照射對病人有不良影響，因此在以後的 15 年間就停止用來治療病人了。但在此期間許多在研究中子對生物的影響，同時由於臨床的實驗使我們增加了許多有關中子對組織的影響，因此有許多的研究機構正朝這方向進展。

由廻旋加速器產生能量在 100MeV 左右的質子或氘，也可以用在治療上。另外在廻旋加速器內產生的負 π 介子（ π^- messon ）也可能有利於放射綫治療。

由以上可知廻旋加速器在用所產生的放射綫來治療腫瘤上，其價值是有限的，但對於產生放射性元素以作診斷或示踪劑的研究却是有特別的價值。由廻旋加速所產生的同位素為 β^+ 發射體，而原子爐所產生的同位素則為 β^- 發射體。另外廻旋加速器能夠產生短半衰期的同位素，在診斷程序上非常有用。

8－2　電子加速器

　　電子加速器是用來加速電子用的機器，從這機器所移出來的高速電子可用作電子束或用作藉着撞擊薄鎢極來產生X－射線。當電子加速器被用來產生X－射線時，這機器就成了高能X－光機。電子加速器運轉在13～40 MeV的範圍時，已被證實對治療癌是有用的。第一座電子加速器是由D. W. Kerst.在依利諾利斯大學所發展成的，爲一座2 MeV的機器。自從那時候開始，許多不同型式的電子加速器（能量可高達300 MeV）陸續被建立起來。電子加速器運轉的基本原理如圖8—2所示。

　　將抽成眞空油炸圈餅狀瓷包封器放在一個交流電磁鐵之特殊形狀的兩極之間，（圖8—2(a)),這磁鐵被一每秒180週的交流電所激發。電子是由熱鎢絲產生經注射器射入油炸圈餅瓷裏。射入電子受磁場影響彎向圓形軌道，且慢慢向內旋轉直到平衡軌道r_0爲止（圖8—2(b)）。當電子繞此圓周運轉時，仍是不斷的被加速。由圖8—2(c)，可知，當一密閉綫圈的磁通量改變時，沿着綫圈會有電場產生，這可由置於此綫圈的伏特計讀出其大小。在圖8—2(c)裏的銅綫若沒有阻力的話，電子將會在此綫圈內被加速。同理在電子加速器內，電子在平衡軌道，因着眞空故毫無阻力的受磁通量變化所產生的電場E所加速。爲了使電子保持在平衡軌道上，軌道上的磁場與軌道所圍的磁通量必須滿足某某種條件，否則電子將會脫離平衡軌道。若在軌道上的磁場高過適當的值時，電子將會旋向內。反之，若軌道磁場降低，則電子將會向外旋去。

　　電子被加速，只利用到交流電磁場的$\frac{1}{4}$週，如圖8—2(d)所示。當磁場由0開始增加時，電子被射入。電子被射入的瞬間還未達到平衡，因而電被向內旋至平衡軌道r_0。同時當磁場向C點增加時，電子獲得能量，當磁場達到C點時，電子達到最大能量，此時若電子仍留

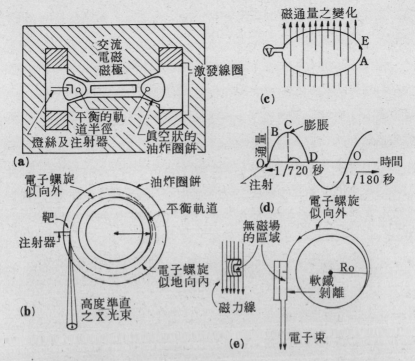

圖 8 — 2　圖示電子加速器之結構及操作。（ a ）顯示 A C 電磁、磁極、
油炸圈餅及注射器的截面圖。（ b ）說明電子在油炸圈餅內部
的路徑及產生 X 光的方法。（ c ）說明由於磁通量的改變而產
生電場。（ d ）說明電子加速器操作的週期並顯示注入及膨脹
的時間。（ e ）說明 " 電子剝離 " 如何作用以產生電子束，在
" 剝離 " 中央垂直方向取一截面，圖上顯示出此截面的磁力線。

在平衡軌道上，則將會被減速而靜止於 D 。但如果在磁場達到 C 時，

突然降低軌道磁場，此時電子將會被旋出去而打到注射器的背面而產

生 X － 光。

　　如果想要一較低的 X － 光束，則電子必須在未達到最高能量如 B

點時，就要旋出去。磁場的其他的次 $\frac{3}{4}$ 週對電子加速器沒有作用，直

達到 0 點時，又開始作用，此時電子又被射入而後又被加速，最後到

達 C 點時電子旋出去打到靶產生 X－光，因此電子加速器是每 $\frac{1}{180}$ 秒一個脈波，脈波持續的時間約 10^{-8} 秒。

電子加速器產生 X－光的效率很高因此不須冷却，因幾乎所有的能量都轉變成 X－光。X－光是高度的向前瞄準（collimated），（參看第二章），當能量愈高時，此種效應愈顯著，且使在治療上有用的最大能量有了一個實際上的限制爲了使 X 光均勻分佈在一適當的區域，就必須不是藉著補償濾器（compensating filter）來減低軸向強度，就是使治療距離變得很大。因這些原因，電子加速器最適合的治療能量範圍在20到50MeV之間。圖8－3爲安大略癌症中心（Ontario Cancer Institute）的25MeV醫用電子加速器。

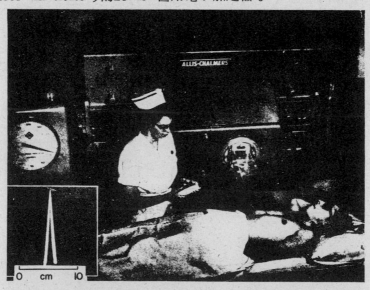

圖 8 － 3　安裝於安大略癌症中心之 Allis Chalmers 25Mev 電子加速器。左邊的插圖爲圓錐狀的鋁補償濾器。

電子加速器也可用作電子治療儀器，如圖8－2(e)所示，電子可藉一個巧妙的「剝離」裝置從油炸圈餅移開。電子剝離器是由一個由

薄片組成的軟鐵槽，置於與平衡軌道相切而剛剛好在平衡軌道外的位置。磁力綫在軟鐵處，被軟鐵導引經過軟鐵而使槽中央地方變成無磁場地帶。當電子膨脹進入這範圍時，不再被磁場作用，而以直綫穿過直到穿過油炸圈餅狀的一個薄窗而出現在電子加速器以外。電子的穿透力比X光弱，且其在組織內散射時，其分佈與X光分佈不同。電子在組織內所引起的劑量，在它們所行走射程範圍內其劑量接近常數，過了射程範圍，就沒有劑量了。

8-3 范氏加速器

為原子核物理而設計的范氏加速器能達到10百萬伏特的高壓，為了成為治療用X光源的范氏加速器，通常在2MV的電壓下運轉。機器的原理如圖8-4所示：

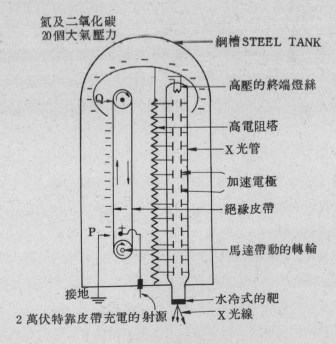

氮及二氧化碳
20個大氣壓力

綱槽STEEL TANK

高壓的終端燈絲

高電阻塔

X光管

加速電極

絕緣皮帶

馬達帶動的轉輪

Q

P

接地

水冷式的靶

X光線

2萬伏特靠皮帶充電的射源

圖8-4 范氏靜電產生器

在這機器槽的底部，由於極高的電場從地把負電荷帶到尖點 P，再利用一個輔助 2 萬伏特的電壓，將聚集在尖點 P 的許多負電荷吸引噴撒在移動的皮帶上，而後被帶到頂端，在頂端的滑輪處這些負電荷被收集器 Q 移到 Q 所連接的加速器的球帽上。如此繼續不斷的把負電荷帶到加速器的圓帽上直至其電位低於接地電位約 2 百萬伏特。X 光管是平行的擺在皮帶的一邊。X 光管的構造爲在頂端有絲極，接着有數目極多的等距離間隔的加速電極，在底部水冷却的靶。這些加速電極是連接在一連的高電阻適當的位置，這些一系列的高電阻，把頂端低負電位與底部的接地電位連接起來，使電位均匀的由底部電位降至頂端低負電位。這樣的裝置就可避免因高電壓而導至的電量放電，並且有助於焦聚電子束使其打在靶上，由第二章知高能的電子打在薄靶上，其產生的 X－光方向爲穿透方向。

　　整個加速器被密閉在鋼槽，且充滿了氮和二氧化碳的混合氣體，其壓力爲20大氣壓力。氣體於此壓力下具有絕緣的性質，可以代替數噸重的變壓器絕緣油。最近所製造的范氏加速器體積已大爲縮小，一部 2MeV 之加速器其直徑約爲 2 呎，高約爲 5 呎。范氏加速器現在已很少用在治療上，而代之以更方便的鈷六十治療機及高能直綫加速器。

8－4　直線加速器

　　在1950年至1960年爲了原子核物理、放射綫治療及放射化學的研究而不斷地在發展直綫加速器，第一部用於放射治療的直綫加速器首先由英國發明成功。同時爲了放射化學的研究，發明了高電流脈衝式直綫加速器，用這種機器可在比 1 微秒還少的時間內可產生非常高濃度的過渡放射核種，也可用這機器來研究這些短半衰期樣品的作用。直綫加速器運轉的基本原理如圖 8－5 所示：

　　在直綫加速器裏是利用電源器、調制器及功率管產生一無綫電波（ 高頻率(S)帶爲 3000 百萬週／秒，低頻率(L)帶爲 1300 百萬週／秒

）然後藉着Ｒ－Ｆ導波管輸入加速器導波管，加速管裝有一系列的夾縫（diagraph），這些夾縫及其間隔是依序的增加如圖８－５(b)所示，當波經過此加速管其速會增加，在波速最小的頂端注入電子，然後電子騎在波速逐漸增大的波浪頂上被帶着往前，如同衝浪板上的人騎在海浪頂端往前衝一樣。藉着強力的Ｒ－Ｆ產生器（極超短波用電子管）電子在管內只要２米長就可獲得６MeV的能量。對醫學的應用上，電子可以打在靶上產生Ｘ光或可以從管內抽出直接用於治療。

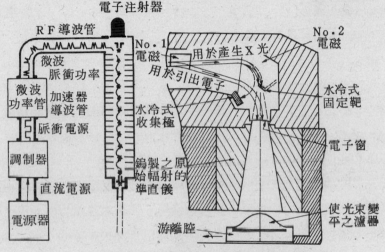

圖８－５　圖示直線加速器。左邊為電源器及導波管，而右邊為典型機器的頭部。

《加速器》

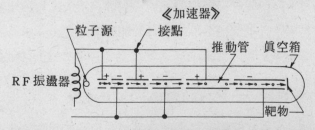

圖８－５（ｂ）　直線加速器。當粒子的速度增加時，兩個加速夾縫間分開的大小，即所加電場每半循環時粒子所走的路徑，也隨著增加。在每一瞬時，每鄰近的電極都帶有相反的電位它們是每半循環反轉一次。

圖8—5的右邊圖示用於Varian機器上的裝置，在治療上可以更換的使用X光或電子束。如果使用No.2 的電磁，電子就被彎去打到一薄的水冷式靶而產生一束被向下方收集的X光，這些X光經過使光束變平的濾器後射出。這濾器對X光束中央部分的衰減比光束的旁邊部分更厲害，因此在光束的有用範圍部分，產生一「平坦」的X光束。如果要使用電子，則可使用No.1 ，使電子偏向而穿過薄窗而照射到病人。以上兩種情況都可藉準直儀(Collimator)來控制X光束或電子束的大小（在圖上未示出來）。直線加速器可以產生在1米處暴露率爲200到300 R／分的強烈射束。

圖8—6示出一部6 MeV的閥式（Varian）直線加速器。大部分的直線加速器通常是裝在移動起動機上，使其轉動的射軸可以穿過病人的腫瘤。一旦調整好，我們可藉控制盤使這機器轉動，這樣腫瘤就會很快的經由許多入口被照射。因爲暴露率很高，所以治療時間很短，若想很有效率地利用直線加速器，則必須迅速的定位。

凡是用過直線加速器的人，最關心加速器的性能。因着直線加速器比鈷六十系統複雜，所以還未普遍地使用。直線加速器的構造比電子加速器可能較簡單，但所產生的能量却比電子加速器低（一個是 6MeV，另一個是 30MeV），因此很多人覺得與其安裝直線加速器不如裝能產生高能量的電子加速器。由電子加速器而來的高能量束會產生更適合於治療的X光束及有足夠能量來治療深部腫瘤的電子束。由於直線加速器只能產生6 MeV 的電子束，因此就限制了它在治療上的用處。

8—5　同位素機器——鈷—60與銫—137治療機

1951年以前，所有同位素機器都製造爲鐳錠用，即所謂遠隔鐳錠治療機（Teleradium）。同位素機器通常所裝的鐳錠約 4 克到10克，那時鐳錠的價格每毫克20元美金，故10克鐳值 2 千元美金，價格昂貴。到了1951年，當兩個強烈的鈷六十放射源在加拿大成功地用於遠隔

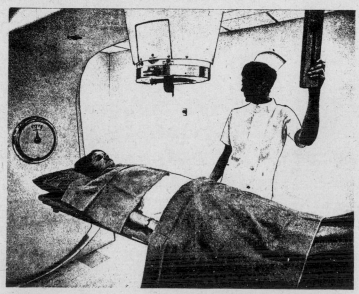

圖 8 — 6　圖示安裝於安大略治療研究基金會之漢彌頓診所
的 6 MeV Varian 直線加速器。

治療機後所有的情況就改觀了。這些放射源是在 Chalk River 的 NRX
重水反應器製造的。每一放射源 5 cm³ 的體積（重約40克），其放射
性約為1000 Ci ，即其放射比度約為250居里／克。鐳錠要達 1000
Ci 的放射性，則需 60 倍的質量，即需1500 克的鐳才具有1000 Ci
的放射性，在這麼大的鐳錠，前層的鐳錠會對後層鐳錠的放射性有屏
蔽作用，即形成自我吸收。因此除了價格昂貴外，其效果亦差，從此
以後在遠隔治療方面，鈷六十就取代了鐳錠。

　　同位素機器除了為鈷─60用外，亦為銫─137用，銫─137所發
射之 γ─ 射綫能量比鈷─60小，故在遠隔治療無法與鈷─60競爭，但
在短距離（10～15 Cm)的治療（即頭頸治療）及對於放射生物的小動
物（如：小鼠）的研究却很有用。因為對於頭頸治療，小的深度劑量
是很有用的。故目前一般都使用鈷─60做遠隔治療，銫─137 則作短
距離治療。

射源裝置（Source arrangement）

大部分的同位素機器都包含有一個充鉛的鋼容器，在此鋼容器中央放有放射源，且有一種裝置能把射源帶到頭部開口相對的位置，使有用的射束發射出來。爲了使不同機器及不同廠家所製造的射源可以彼此互換，因此美國及加拿大的鈷－60製造廠商同意製造一標準射源囊（standard source capsule）。標準射源囊如圖8－9所示。圖左爲射源囊的整體照片，圖右爲射源囊的截面圖。在容器外帽的射源末端有兩個洞，使射源能藉螺絲鎖到治療機上。放射性原料是放在內層不銹鋼囊裏，同時焊接起來。然後此不銹鋼囊再放在外面更大的鋼囊裏，再焊接起來。由於以往用鉛墊襯所密閉的標準囊會漏出來，故需要雙重的焊接。爲了盛裝不同量的放射性物質，所以將重金屬緩衝物填進其餘沒有用到的空間。另外，爲了裝進各種不同直徑的放射性原料，鎢套可以擺進內層不銹鋼囊裏，這些鎢套，有各種不同的內徑，但却都有相同的外徑，以使各種不同直徑的放射性原料都能固定的裝在內囊裏。密度爲17克／厘米^{3}的鎢合金重金屬放在放射源、緩衝物、和套筒最外面的三邊上。這是用來衰減除了放射源末端方向以外任何方

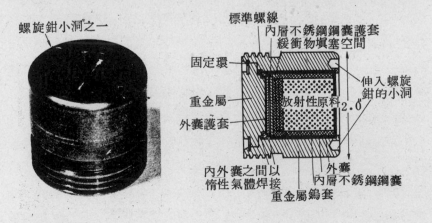

圖 8－9　標準射源囊

向的 γ －射綫。在放射源末端，則只有兩層薄的不銹鋼囊把放射源密閉起來，由此可發射有用射柱的 γ 射綫，圖8－9中左邊的相片只要從中間橫切，而後向右轉90°，卽可得右邊的截面圖。

　　有幾種方法可移動射源使有用射柱能從機器發射出來。其中有一個最簡單的裝置，如圖8－10(a)所示。射源是裝在一重金屬輪子上，這輪子可以轉180°，把射源從關（off）的位置帶到開（on）的位置上。另外一種裝置如圖8－10(b)所示，這種裝置，是讓水銀流進射源的正下方，如圖所示，因水銀的密度爲 13.6 克／厘米^3，比同厚度的鉛（密度爲11.3克／厘米^3）有更好的防護。在圖8－10(c)裏，射源是裝在一個水平滑動的重金屬栓上，可以把射源從關（off）的位置帶到開（on）的位置上。在圖8－10(d)裏，射源是擺在球形的中心，射綫是被一組後來才移動過來的重金屬鉗所切斷。所有這些機器，都裝置

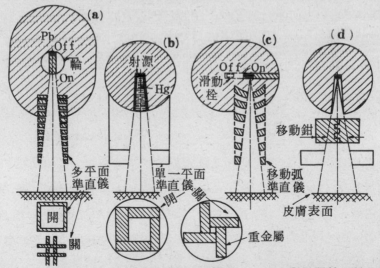

圖 8 － 10　圖示四種不同型式之同位素機器。（ a ）利用迴轉的輪子使射源由“ off ”移至“ on”的位置，同時有一多面式之準直儀以控制射線束的大小。（ b ）水銀式開關器且具有單一平面的準直儀。（ c ）利用滑動栓使射源由“ off”移至“ on”的位置，其準直儀爲移動弧所組成。（ d ）利用移動金屬鉗使射源關閉，且具單一平面的準直儀。

成，當電源關掉時，射源能自動回到關（off）的位置，這是必須的，因為這些機器的運轉時無聲無息。同時必須採取各種預防措施，以保證當機器不愼在開（on）時，人員不會接近機器。

就射源的裝置觀點而言，圖8—10的四種裝置沒什麼差別，但對於加在機器上的射束控制裝置（準直儀），則各種不同的射源裝置會自動地選擇適合它們的射束控制裝置。製造廠商通常會先製造一種極易安裝的鉛塡充物鋼容器的射源裝置，然後再製造射束控制裝置。結果射線束常會有大小足以減低射束用處的半影及電子污染產生。因此在設計上，準直儀（collimator）必須先考慮然後才考慮較少決定性的機器的設計。

射束控制（Beam control）

爲了實用，準直儀必須設計成從 4×4 cm 到 20×20 cm 的所有矩形照野都可以有。若可能的話，也可設計成對不規則照野或圓形照野都可選擇的準直儀最好。這不是一項簡單的工作。關於半影及電子污染問題的說明如圖8—11所示。

半影（Penumbra）

圖8—11 示出射源光闌（diaphragm） 和病人的兩種可能安排方式。在(a)中，光闌是擺在靠近射源的地方，在(b)光闌則靠近病人的皮膚。從射源中央，經過光闌的邊緣到最大電子增建區的連線稱爲「標稱照野大小」（nominal field size），（ 電子的最大增建區，對 400 KV 以下，是在表面，對銫－137，則在 1.5mm 處，對鈷－60則 0.5 cm 處，對22 MeV 射線則在 5.0 cm 處）。標稱照野大小，在兩種安排裏，大小一樣。若射源是點射源，則在皮膚上的劑量（ 圖 8 — 11 左邊 ），由O到P的劑量相同，超過P則劑量爲零。但對有一定大小的射源而言，則皮膚表面的劑量在Q點是 100%，P點則降至50%，R點則降到零（ 因在 P 點處只能看到射源的一半，在 R 則看不到射源） 。當光闌接近皮膚如(b)所示，半影比在(a)中小得很多。從圖8—11左

邊的幾何上看，由相似三角形，我們很容易可以得到在皮膚半影的大小為

$$Ps = \frac{S(F-C)}{C} \qquad （在皮膚處） \qquad （8-1）$$

式中F為射源到皮膚的距離，C為射源到光闌的距離，S為射源的大小。為了使半影變小，可以使射源變小或拉長距離C，或二者同時都有。

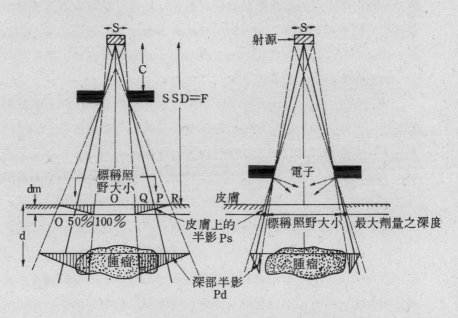

圖8－11　圖示由於射源之有限尺寸而產生半影，同時由於光闌的電子污染而產生皮膚劑量。

在圖8—11(b)中，距離C已經變成很大了，因此半影也相對應的比較小。

另外更重要的量，就是在腫瘤處的半影。設腫瘤所在的深度為 d，則腫瘤處的半影很容易就可得到，其值為

$$P_d = \frac{S(F+d-c)}{C} \qquad (\text{在深處 } d)$$

這裏的半影比皮膚上的半影大，因此必須從臨床上來考慮，因我們的興趣是在治療腫瘤而非皮膚。圖(a)與(b)中的腫瘤大小一樣。從圖中我們馬上可看出(a)中的腫瘤邊緣是在半影中，因此所接受的射綫就太少了。而在(b)中，腫瘤是整個被強烈的射束所照射。這意思是說，若用大的半影的射束，要來適當的治療腫瘤，就必須增大標稱照野大小，因此一個更多更大的射束直接向病人照射，結果，在腫瘤附近的健康組織會受到不必要的傷害。半影是無法完全消除的，但必須盡一切的努力來減少它。圖8—11(a)中的所劃的是一個極端的例子，但有些鈷六十機器確實有很大的半影。

我們可用小射源，來部分消除半影。但是當射源變小時，其放射性變小，因此其輸出的放射綫也跟着變小。這點可用增加鈷-60的放射比度來部分克服。目前的放射性比度已可達到200居里/克。射源大小的範圍其直徑是從 1.5 cm 到 2.5 cm，端視這系統的射源至皮膚的距離而定。

電子污染（Electron Contamination）

鈷-60射束，在臨床上有一重要的優點，即當一高能 X 光或 γ - 射綫進入病人身上時，皮膚表面的劑量小，而其最大劑量却發生在皮膚下面的某一深度。但這優點可能會被從光闌或治療錐的散射電子所破壞（如圖 8 — 11(b) 所示）。實驗證實若光闌系統直接放在皮膚上，則電子污染特別厲害。但若光闌或治療錐與皮膚之間有15到20 cm 之距，則這些散射電子將會被空氣所阻止或散射掉。這因子使得光闌與皮膚之間之距有一個低限。在某些情況，不容許有這麼大的空間存在，此時就必須用電子濾器放在光闌與皮膚之間來得部分的解決。這濾器必須由中等原子序（如錫 tin）的物質做成。

準直儀（collimators）

現考慮放在與皮膚距15到20cm的準直儀的設計。最簡單的可能的裝置是由一連串可互換的光闌所組成，這些光闌可以附在機器上。這些光闌是由3吋到4吋厚的鉛板組成，因此非常重以致很難被舉起。為了克服這個，有一個巧妙的裝置已被發展出來，這裝置是由四片重金屬在一平面裏移動所組成，其設計如圖8—10(b)所示。這4片金屬彼此互相滑動，以產生從4×4 cm（圖中右邊所示為截面圖），到20×20 cm（圖中左邊所示）的所有的矩形和方形照野。不幸的，這種裝置很大且笨重，且直徑幾乎與機器頭一樣的大，可能會干涉到射向病人的射線。為了克服這個，多重平面的準直儀已被發展出來如圖8—10(a)所示。經由許多可移動鉛棒其邊緣連線剛好在射源邊界線上的安排，可達收集的效果。這組鉛棒的位置如圖8—10(a)所示，決定照野一邊的大小，另外又插入一組在前面那組鉛棒之間作平面上垂直移動的鉛棒，則可決定照野另一邊的大小。靠近射源的大鉛片削掉大部分的射束，而末端窄的鉛片則僅藉着削掉半影使射束變尖銳。準直儀的大小不能比最大照野20×20 cm大。又圖8—12示出用此種準直儀機器的照片。有一點必須注意的，就是這種多平面準直儀佔滿了射源與皮膚間的空間，因此不能夠裝在圖8—10(b)或圖8—10(d)的機器上，因這些空間已被開關控制所佔有。

圖8—10(c)示出有一些相類似的準直儀。在這裏的移動片是以射源為中心之球的一段。這種類型的準直儀通常是用在轉動機器上如圖8—13所示。

鈷六十機

圖8—12示出一種安裝於多侖多，安大略癌症中心之Picker懸樑式鈷-60機，此種懸樑式機器的射束方向很有彈性，因此病人可在機器下面任一點移動。

圖8—13，示出在安大略癌症中心所發展的一種轉動鈷-60治療機。這機器包含一個X光管，此X光管的焦點，剛好在射源稍後的位

置上。用這 X 光管，技術員可以得到位置底片，以確定腫瘤是否在射束中心。取得位置底片，確定腫瘤確實在射束中心後，就開動鈷 − 60 治療機，此機器會把射源帶到準直儀的軸上，正好在 X 光管靶的正前方。

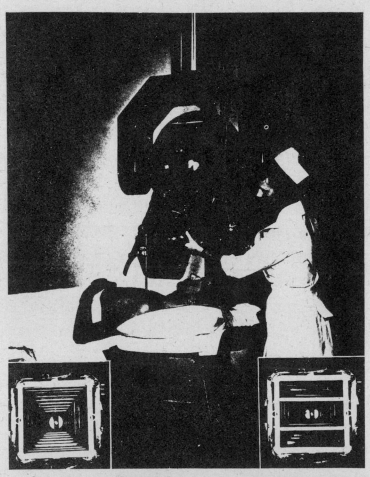

圖 8 − 12　圖示安裝於多侖多，安大略癌症中心之 Picker 懸樑式鈷六十機。此機器利用如圖 4 − 10 a 所示的多面式準直儀。左邊插圖之照野為 20 × 20 cm，而右邊插圖則是修正後的準直儀，可產生 6 × 20 cm 之照野。

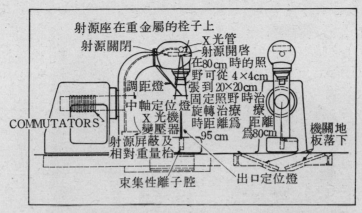

射源座在重金屬的栓子上
射源關閉　　　　X光管
　　　　　　　　射源開啓
　　　　　　　　在80cm時的照
　　　　　　　　野可從 4×4cm
　　調距燈　　　張到 20×20cm
中軸定位燈　　固定照野時治
　X光機　　　旋轉治療
　變壓器　　　時距離爲　　距離
COMMUTATORS　　　95 cm　　爲80cm　　機關地
射源屏蔽及　　　　　　　　　　　板落下
相對重量枙
　　　　束集性離子腔　　　　出口定位燈

圖 8 — 13 溫大略癌病研究院所裝設的旋轉型鈷六十
治療機簡圖

　　這機器可以對一軸旋轉，此軸距射源92 cm。在機器底下的地板
有樞紐機關設計如圖8—13所示。當治療機的頭旋轉 360°到底下時，
地板會自動落下25公分，如圖右所示。當相對重量枙（平衡物）（co-
unterweight）轉到底下（治療機的頭在上方）時，地板又恢復原來
的水平位置。有了此種樞紐機關設計後，治療機的轉軸可設計放在比
地板高100公分的地方，若沒有這種人造活動地板的設計，則轉軸勢
必要在高出地板 125 公分處。

　　在相對重量枙裏，固定放一個對準穿透射線的游離腔，此游離腔
可用來測量病人的放射線照相的厚度。因此可對病人的體腔空氣和骨
骼效應，作腫瘤劑量的修正。

　　在大的放射治療部門諸如：安大略癌症中心，通常有六部 ^{60}Co治
療機在工作。因爲在大部門，^{60}Co 治療機每隔六年換一次射源，因此
就有過剩的「衰變一半」的射源存在。爲了有效利用這些「衰變一半
」的射源，可將兩個「衰變一半」射源裝在特殊設計如圖8—14所示
的有兩個頭的∪形治療機上。這樣的治療機有兩個相對的照野，這種
相對的照野在許多類型的放射治療是有用的，尤其對於子宮頸癌的治

療更有用。這種治療機的準直儀是由移動的弧形鉛棒所組成。

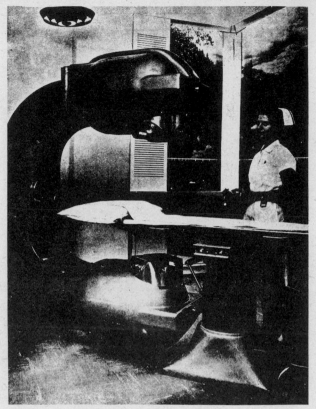

圖 8 － 14　溫大略癌病研究院之雙頭式鈷六十治療機

銫137治療機（ ^{137}Cs ）

在1955～1960年期間，許多銫－137 治療機被發展出來，但在遠隔治療上，銫－137 無法與鈷－60相競爭。因射源至皮膚的距離大於 50 cm 時，銫－137 就無法做成足夠的放射性。因銫－137 在50 cm 的治療效果遠較ＳＳＤ（射源至皮膚之距）為80 cm 的鈷－60差。銫－137 無法做成更大的放射性乃基因於基本的物理原理，且此種原因無法由設計來克服。這些基本的物理原理，我們可藉計算純銫－137

的放射性比度得知。

〔例1〕 試計算純的銫－137的放射性比度。（半衰期為33年）

（解）：1 mole 的銫 137 克

則 1 克銫有 $\dfrac{6.023 \times 10^{23}}{137}$ 個銫原子（放射性原子）

放射性 $A = n \cdot \lambda = \dfrac{6.023 \times 10^{23}}{137} \times \dfrac{0.693}{T_h} = \dfrac{6.023 \times 10^{23}}{137}$

$\times \dfrac{0.693}{33 \times 365 \times 24 \times 60 \times 60} = 2.93 \times 10^{12}$ 衰變／秒

$= \dfrac{2.93 \times 10^{12}}{3.7 \times 10^{10}}$ Ci $= 79$ Ci

∴放射性比度 $= 79$ Ci／g．

因銫－137 是由核分裂碎片而來，故可用化學方法得到純的樣品，其放射比度為79居里／克。但基於實際上的原因，射源幾乎都為銫化塩類，故其放射比度降得更低，約為50居里／克，相對的鈷－60很容易就可達到200居里／克的放射性比度。

我們再從每次蛻變所釋放的能量來看，由第三章我們知道每次的蛻變，鈷－60有兩道 γ－射綫（1.17 與 1.33，平均為 1.25MeV），而銫－137 則只有一道 0.662 MeV 的 γ－射綫，約為鈷－60平均能量的一半，因此每次的蛻變我們從銫－137 所得到的輻射約為從鈷－60所得到的 $\frac{1}{4}$；再加上鈷－60的放射性比度約為銫－137 的 4 倍。因此從銫－137所獲得的暴露約為從鈷－60所獲得的 $\frac{1}{16}$。因着這些理由，銫－137 無注使用於大於35 cm 至 50 cm 的射源至皮膚之距離的治療。

銫－137 的真實價值可由臨床上評估出來。在安大略癌症中心所作的研究裏是將銫－137 與鈷－60並排的擺在一起，結果發現銫－137 在35 cm 以後就沒什麼作用，而鈷－60却一再的滿足我們所需要的效果。銫治療機，在設計時，就設計成在必要時可用 250KV 的 X－光機

來代替。因 250KV 的輻射分佈會比銫－137 好些。因此，事實上，
250KV的 X－光機是被鈷－60所取代，而不是被銫－137所取代。

頭頸治療機：

在某些情況下，對於頭和頸部的治療，需要一種能產生穿透性輻
射但却形成小深度劑量（small depth dose）的儀器。因銫－137 治
療機具有此等性質，因此銫－137 對頭頸的治療是一部很理想的機器
（射源至皮膚之距爲15cm）。在安大略癌症治療中心所發展的，設計
用來距15cm 的治療用治療機示於圖 8－15，用重金屬代替鉛，治療
機的大小，可以做成直徑爲20 cm 既小且緊密的頭。整個的頭及繫鐵
（yoke）安裝在一個通用的軸承上，使頭可以很快地向任意方向移動
4公分且轉至任意角度。當射束正確地直接射向腫瘤時，頭部可用一
磁鎖固定住。頭足夠小，因此很容易操縱且很理想地適合於治療頭部
和頸部的腫瘤。

在這樣短治療距離裏，無法裝上一可連續變化的光闌系統（即治
療錐），因此此治療機就提供一系列可互相更換的治療錐，這些治療
錐有各種大小不同的尺寸，最大尺寸爲10 公分的圓。因銫比鐳能產生
更高出很多的劑量率，因此其治療時間就比鐳短，故銫治療機已成爲
遠隔鐳治療機的取代品了。另外，用銫治療時，因其頭部小，且是短
距離，故在防護病人不受到不必要的照射上是比使用鈷、鐳時，容易
得多。銫的 γ 射綫，（0.662MeV），在組織裏的穿透力與鈷或鐳的 γ
－射綫幾乎相同，但在鉛裏，銫的 γ－射綫就比鈷或鐳的衰減快得多
了。故在這方面的治療，銫確實是一個理想的射源。

銫－137 放射生物學用機器（[137]Cs Radiobiology Units）

安大略癌症治療中心所發展的銫－137 照射器，對於小動物（如
：小鼠）的放射生物的研究很理想。這種照射器是在一個鉛做的架構
裏將兩個銫－137 射源分開50公分安裝着，在兩射源中間，有一密閉
的塑膠櫃。要照射的動物就是放在此櫃中。先在鉛架構外將小鼠裝在

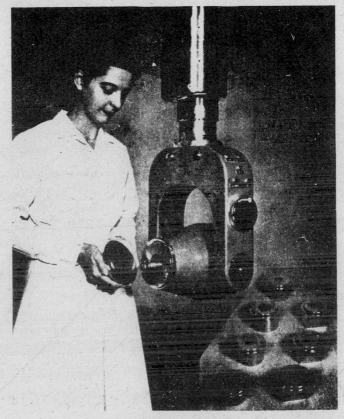

圖 8－15　溫大略癌病研究院之頭頸部銫治療機。
　　　　　右下角所顯示者爲一組光線限制錐。

櫃中，然後使此櫃滑進鉛架構裏兩射源中間的地方照射，這照射器會
在櫃中任何地方產生均勻的照射，其暴露率爲 100 到 200 R /mim。在
這種類型的應用上，銫－137 是比鈷－60好，因所需的屏蔽比較少，
且半衰期也比較長（爲鈷－60的六倍），同時短治療距離的兩射源可
產生適當的劑量率。

　　用於治療上高能機器的評估：

　(1)射束必須聚集好，以減少半影且避免健康組織遭受不必要的照射。

(2)射源至皮膚的距離必須大到（80cm 以上 ）能產生高百分比的深度劑量。

(3)治療機的輸出必須足夠大，以使在合理的時間內在80公分處能夠做治療的工作。

(4)必須避免電子污染，以免皮膚受到傷害。

(5)鈷－60治療機在80公分處的治療效果與 2MeV X 光在 100 公分的治療效果相當。二者都是被接受用作治療的主要工具。同位素機之所以被愛用，乃因經過小心校正過後，可以很準確的照着預先決定的期望工作，直至需要換新的射源爲止。雖然鈷－60 每天衰變 1 ％，銫－137 每年衰變 2 ％，但這種衰變是可容忍的（可把衰變計算在輸出暴露內）因此在計算劑量時不會產生誤差。另一方面 X 光機的輸出常會產生無法預期的變動。因此在放射治療部門都以既簡單又可靠的鈷－60治療機當做主要的治療機器。

(6)銫－137 在頭及頸的治療機裏是有用的。它也可做爲照射小動物的射源，但不能取代鈷－60做爲高壓機器。

(7)直線加速器在治療範圍爲 4 ～ 6 MeV 時是有用的輻射源。其所產生的輻射分佈較鈷－60稍爲好一點，但構造複雜且需要經過優良訓練的技術人員和物理學家才能維護。因此不如鈷－60那樣的普遍被接受。

(8)電子加速器在20到40MeV的範圍內，對電子或 X 光放射治療是一種實用工具。電子加速器的構造不會比直線加速器複雜很多，且能產生比直線加速器更有用的輻射，因此與其安裝直線加速器不如安裝電子加速器。又大於25～40MeV的能量，在治療上沒有什麼益處。

附錄 A

表 A—1

物 理 常 數

C	光速	2.998×10^8 公尺／秒
h	蒲郎克常數	6.625×10^{-34} 焦耳秒
N	亞佛加德羅常數	6.023×10^{23} 分子／莫耳
e	電子的電荷	4.803×10^{-10} 靜電單位 $= 1.602 \times 10^{-19}$ 庫侖
eV	電子伏特	1.602×10^{-19} 焦耳 $= 1.602 \times 10^{-12}$ 爾格
MeV	百萬電子伏特	1.602×10^{-13} 焦耳 $= 1.602 \times 10^{-7}$ 爾格
	電子的質量	9.109×10^{-31} 公斤 $= 0.5110$ 百萬電子伏特
	質子的質量	1.6724×10^{-27} 公斤 $= 938.2$ 百萬電子伏特
	中子的質量	1.6747×10^{-27} 公斤 $= 939.5$ 百萬電子伏特
amu	原子質量單位	931.14 百萬電子伏特

1 居里（C_t）$= 3,700 \times 10^{10}$ 衰變／秒　　　　1 年 $= 5.260 \times 10^5$ 分 $= 3.156 \times 10^7$ 秒

1 毫居里（mC_t）$= 3,700 \times 10^7$ 衰變／秒　　　　1 天 $= 1.44 \times 10^3$ 分 $= 8.64 \times 10^4$ 秒

1 微居里（μC_t）$= 3,700 \times 10^4$ 衰變／秒

W空氣 $= 33.7$ 電子伏特／離子對 $= 54.0 \times 10^{-12}$ 爾格／離子對 $= 0.1124$ 爾格／靜電單位

1 靜電單位（esu）$= 2.082 \times 10^9$ 離子對 $= 3.336 \times 10^{-10}$ 庫侖

1 庫侖 $= 6.242 \times 10^{18}$ 離子對

$$1 \text{侖琴（R）} = \frac{1 \text{靜電單位}}{\text{立方厘米空氣（常溫常壓）}} = \frac{1 \text{靜電單位}}{0.001293 \text{克空氣}} = 773.4 \frac{\text{靜電單位}}{\text{克空氣}}$$

$$= \frac{2.58 \times 10^{-4} \text{庫侖}}{\text{公斤　空氣}} = 2.082 \times 10^9 \frac{\text{離子對}}{\text{立方厘米　空氣（常溫常壓）}}$$

$$= 1.610 \times 10^{12} \frac{\text{離子對}}{\text{克空氣}} = 86.9 \frac{\text{爾格}}{\text{克空氣}} = 8.69 \times 10^{-3} \frac{\text{焦耳}}{\text{公斤　空氣}}$$

$$= 0.869 \text{雷得（在空氣中）}$$

1 雷得 $= 100$ 爾格／克 $= 10^{-2}$ 焦耳／公斤 $= 6.24 \times 10^7$ 百萬電子伏特／克

表 A — 2

指數及 2 的次方

x	e^{-x}	2^{+x}	x	e^{-x}	2^{+x}
0.00	1.000	1.000	1.1	0.333	2.144
0.01	0.990	1.007	1.2	0.301	2.297
0.02	0.980	1.014	1.3	0.272	2.462
0.03	0.970	1.021	1.4	0.247	2.639
0.04	0.961	1.028	1.5	0.223	2.828
0.05	0.951	1.036	1.6	0.202	3.031
0.06	0.942	1.042	1.7	0.183	3.249
0.07	0.932	1.050	1.8	0.165	3.482
0.08	0.923	1.057	1.9	0.150	3.732
0.09	0.914	1.064	2.0	0.135	4.000
0.10	0.905	1.072	2.1	0.1224	4.287
0.15	0.861	1.109	2.2	0.1108	4.595
0.20	0.819	1.149	2.3	0.1002	4.925
0.25	0.779	1.189	2.4	0.0907	5.278
0.30	0.741	1.231	2.5	0.0820	5.657
0.35	0.705	1.275	2.6	0.0743	6.063
0.40	0.670	1.320	2.8	0.0608	6.964
0.45	0.638	1.366	3.0	0.0498	8.000
0.50	0.607	1.414	3.2	0.0408	9.190
0.55	0.577	1.464	3.32	0.0362	10.00
0.60	0.549	1.516	3.4	0.0334	10.56
0.65	0.522	1.569	3.6	0.0273	12.13
0.693	0.500	1.618	3.8	0.0224	13.93
0.70	0.497	1.624	4.0	0.0183	16.00
0.75	0.472	1.682	5.0	0.00673	32
0.80	0.449	1.741	6.0	0.00248	64
0.85	0.427	1.802	7.0	0.000912	128
0.90	0.407	1.866	8.0	0.000335	256
0.95	0.387	1.932	9.0	0.000123	512
1.00	0.368	2.000	10.0	0.000045	1024

表A—3

空氣中的質量吸收係數

（沒有相干散射的衰減係數為 μ'/ρ，具有相干散射的衰減係數為 μ/ρ，能量轉移係數為 μ_k/ρ，能量吸收係數為 μ_{en}/ρ）。

每侖琴的能量通量，每侖琴的光子通量，及每毫居里的暴露與光子能量的函數關係

光子能量 （MeV）	空氣的質量係數（平方厘米/克） 衰減 $\left(\dfrac{\mu'}{\rho}\right)$	$\left(\dfrac{\mu}{\rho}\right)$	能量轉移 $\left(\dfrac{\mu_k}{\rho}\right)$	能量吸收 $\left(\dfrac{\mu_{en}}{\rho}\right)$	每侖琴的能量通量 ergs/cm²/R	每侖琴的光子通量 photons/cm²/R	T—暴露率常數（在1厘米處）R/hr/mC
.010	4.82	5.04	4.61	4.61	18.8	11.8×10^8	9.00
.015	1.45	1.56	1.27	1.27	68.4	28.5	3.72
.02	.691	.758	.511	.511	170	53.1	2.00
.03	.318	.350	.148	.148	587	122	.866
.04	.229	.248	.0668	.0668	1301	203	.521
.05	.196	.206	.0406	.0406	2140	267	.396
.06	.179	.187	.0305	.0305	2849	297	.357
.08	.162	.167	.0243	.0243	3576	279	.379
.10	.151	.155	.0234	.0234	3714	232	.457
.15	.134	.136	.0250	.0250	3476	145	.732
.2	.123	.124	.0268	.0268	3243	101	1.05
.3	.106	.107	.0287	.0287	3028	63.1	1.68
.4	.0954	.0954	.0295	.0295	2946	46.0	2.30
.5		.0868	.0298	.0296	2936	36.7	2.89
.6		.0804	.0296	.0295	2946	30.7	3.45
^{137}Cs .661		.0772	.0294	.0294	2956	27.9	
.80		.0706	.0289	.0289	3007	23.5	4.51
1.0		.0635	.0280	.0278	3126	19.5	5.43
^{60}Co 1.25		.0572	.0268	.0266	3267	16.3	
1.5		.0517	.0256	.0254	3421	14.3	7.44
2		.0444	.0236	.0234	3714	11.6	9.13
3		.0358	.0207	.0205	4239	8.83	12.0
4		.0308	.0189	.0186	4672	7.30	14.5
5		.0276	.0178	.0174	4994	6.24	17.0
6		.0252	.0168	.0164	5299	5.52	19.2
8		.0223	.0157	.0152	5717	4.47	23.7
10		.0204	.0151	.0145	5993	3.75	28.3
(1)	(2)	(3)	(4)	(5)	(6)		(7)

$$\text{每侖琴的能量通量} = \frac{86.9}{(\mu_{en}/\rho)_{air}} \cdot \frac{\text{ergs}}{\text{cm}^2\,R} \qquad 13\text{—}3\text{式}$$

$$\text{每侖琴的光子通量} = \frac{86.9}{(\mu_{en}/\rho)_{air}} \cdot \frac{1}{1.6 \times 10^{-6}} \cdot \frac{1}{h\nu(\text{單位為MeV})} \frac{\text{photons}}{\text{cm}^2\,R} \qquad 13\text{—}5\text{式}$$

$$T = \frac{3.700 \times 10^7 \times 3600 \times (\mu_{en}/\rho)_{air}}{4\pi} \cdot \frac{h\nu(\text{單位為MeV})}{86.9} \times 1.6 \times 10^{-6}\ \frac{R\ \text{cm}^2}{\text{hr} \cdot mC} \qquad 13\text{—}6\text{式}$$

$W_{air} = 33.7$ 電子伏特/離子對。

*乃根據每毫居里每秒所放射的伽馬光子數為 3.700×10^7 而計算出來的結果。

欲計算 ^{137}Cs 及 ^{60}Co 之數據時，吾人亦需要二者的衰變圖。

表A— 4

質量能量吸收係數（ cm² / gm ）及將侖琴轉換成雷得的 f 因數

光子能量（MeV）	質量能量係數						$f = 0.869 \dfrac{(\mu_{en}/\rho)_{med}}{(\mu_{en}/\rho)_{air}}$		
	空氣	水	H₂SO₄ .8N	聚苯乙烯	密質骨	肌肉（橫紋肌）	水對空氣	密質骨對空氣	肌肉對空氣
.01	4.61	4.79	5.36	1.82	19.2	4.87	.903	3.62	.918
.015	1.27	1.28	1.45	.495	5.84	1.32	.876	4.00	.907
.02	.511	.512	.585	.193	2.46	.533	.871	4.18	.903
.03	.148	.149	.169	.0562	.720	.154	.874	4.23	.904
.04	.0668	.0677	.0761	.0300	.304	.0701	.883	3.95	.912
.05	.0406	.0418	.0460	.0236	.161	.0431	.895	3.45	.922
.06	.0305	.0320	.0344	.0218	.0998	.0328	.912	2.84	.933
.08	.0243	.0262	.0271	.0217	.0537	.0264	.937	1.92	.944
.10	.0234	.0256	.0260	.0231	.0387	.0256	.950	1.44	.951
.15	.0250	.0277	.0277	.0263	.0305	.0275	.961	1.06	.955
.2	.0268	.0297	.0296	.0286	.0301	.0294	.964	.976	.957
.3	.0287	.0319	.0319	.0309	.0310	.0317	.966	.939	.958
.4	.0295	.0328	.0327	.0318	.0315	.0325	.967	.931	.959
.5	.0296	.0330	.0330	.0321	.0317	.0328	.968	.927	.959
.6	.0295	.0329	.0328	.0318	.0314	.0325	.968	.924	.959
¹³⁷Cs .662	.0294	.0327	.0326	.0316	.0312	.0323	.968	.923	.958
.8	.0289	.0321	.0320	.0310	.0306	.0318	.968	.922	.958
1.0	.0278	.0309	.0308	.0300	.0295	.0306	.967	.922	.957
⁶⁰Co 1.25	.0266	.0295	.0294	.0286	.0281	.0291	.966	.922	.957
1.5	.0254	.0282	.0281	.0275	.0270	.0280	.966	.923	.956
2	.0234	.0260	.0259	.0252	.0249	.0257	.965	.925	.954
3	.0205	.0227	.0227	.0219	.0219	.0225	.962	.928	.951
4	.0186	.0206	.0206	.0198	.0200	.0204	.958	.933	.948
5	.0174	.0191	.0191	.0182	.0187	.0189	.956	.938	.945
6	.0164	.0180	.0180	.0171	.0178	.0178	.954	.943	.943
8	.0152	.0166	.0166	.0155	.0167	.0164	.949	.955	.937
10	.0145	.0157	.0157	.0145	.0159	.0155	.945	.956	.929
(1)	(2)	(3)	(4)	(5)	(6)	(7)	(8)	(9)	(10)

表A－5

相對於空氣的平均質量阻擋本領比值 $\overline{S}_{air}^{m}$，經過極化修正，（a）電子平衡能譜是由起初爲單能電子所引起的，（b）電子平衡能譜是由單能量伽馬射線所產生的康普吞電子所引起的。

（取自 ICRU 手冊 85〔8〕）

電子的初始能量	H 飽和	H 未飽和	C 飽和	C 未飽和	N 胺基硝酸基	N 環	-O-	O＝	石墨	Al
（a）分子鍵結之元素及組織										
.1 MeV	2.52	2.59	1.016	1.021	.976	1.018	.978	.994	1.014	.859
.2	2.52	2.59	1.015	1.019	.978	1.016	.979	.995	1.013	.870
.3	2.48	2.55	1.014	1.018	.979	1.016	.981	.995	1.011	.876
.4	2.46	2.53	1.014	1.018	.980	1.015	.981	.996	1.009	.879
.5	2.44	2.51	1.013	1.017	.980	1.015	.982	.996	1.007	.881
.6	2.44	2.50	1.012	1.016	.980	1.013	.981	.995	1.005	.882
.7	2.42	2.48	1.010	1.013	.978	1.011	.980	.993	1.003	.883
.8	2.40	2.46	1.009	1.012	.978	1.010	.979	.992	1.001	.884
1.0	2.39	2.44	1.004	1.008	.975	1.005	.977	.988	.998	.885
1.2	2.37	2.42	1.001	1.004	.973	1.002	.974	.985	.995	.885
1.5	2.35	2.39	.995	.998	.967	.996	.969	.980		
（b）對伽馬射線所引動之電子的阻擋本領										
.15 MeV	2.73	2.85	1.020	1.027	.970	1.022	.972	.992	1.017	.835
.25	2.62	2.72	1.017	1.022	.974	1.019	.976	.994	1.015	.853
.4	2.55	2.63	1.016	1.020	.977	1.017	.978	.995	1.013	.866
.6	2.50	2.57	1.014	1.018	.979	1.016	.980	.995	1.011	.874
1.0	2.44	2.50	1.008	1.012	.977	1.009	.978	.991	1.005	.881
1.5	2.39	2.45	1.001	1.005	.972	1.003	.973	.985	.999	.883
2.0	2.36	2.42	.994	.997	.996	.995	.967	.978		
2.5	2.32	2.37	.987	.990	.960	.988	.962	.973		

表 A — 6

相對於空氣的平均質量阻擋本領比值 $\bar{S}_{air}^{m}$ ，經過極化修正，電子平衡能譜是由單能量伽馬射線在合成物質裡所引動的康普吞電子而產生的。

（取自 ICRU 手冊 85〔8〕）

伽馬射線發射體	輻射的能量	聚乙烯	水	組織（肌肉）	聚苯乙烯	璐賽	石墨
^{198}Au	.41 MeV	1.233	1.149	1.149	1.139	1.124	1.013
^{137}Cs	.67 MeV	1.225	1.145	1.145	1.133	1.120	1.010
^{60}Co	1.25 MeV	1.209	1.135	1.133	1.120	1.109	1.002

表 A — 7

空氣，肌肉及骨骼之組成

（取自 ICRU ，手冊 85〔8〕）

元素	H	C	N	O	Na	Mg	P	S	K	Ca	A
空氣	—	—	75.5	23.2	—	—	—	—	—	—	1.3
脂肪	11.2	57.3	1.1	30.3			.06				
肌肉（橫紋肌）	10.2	12.3	3.5	72.9	.08	.02	.2	.5	.3	.007	—
密質骨（大腿骨）	6.4	27.8	2.7	41.0	—	.2	7.0	.2	—	14.7	—

表 A－8

診斷及治療程序所常用的同位素之數據

核種	衰變的類型	半衰期 y一年 d一天 h一小時	每次衰變的局部吸收量 E_β（MeV）	包含螢光性輻射的光子能量 E_γ（MeV）	每次衰變的光子數（包含螢光性輻射）f_i	每次衰變的總能量 E_i（MeV）	微居里 公斤·審得／小時·審得	Γ，暴露率常數 侖琴·平方厘米／小時·毫居里	半值層厚鉛（cm）
${}^{3}_{1}\text{H}$	β⁻	12.26 y	.0055	—	—	.0055	—	—	—
${}^{11}_{6}\text{C}$	β⁺	20 m	.390	.511	2	1.412	.691	5.91	0.4
${}^{14}_{6}\text{C}$	β⁻	5760 y	.0504	—	—	.0504	—	—	—
${}^{18}_{9}\text{F}$	β⁺	110 m	.248	.511	1.94	1.240	143	5.73	0.4
${}^{22}_{11}\text{Na}$	β⁺	2.6 y	.193	.511 1.28	1.81 1.0	2.400	.006	11.91	1.0
${}^{24}_{11}\text{Na}$	β⁻	15 h	.555	1.37 2.75	1.0 1.0	4.68	4.64	18.2	1.5
${}^{28}_{12}\text{Mg}\text{-}{}^{28}_{13}\text{Al}$	β⁻	21.4 h	.139	.032 .40 .95 1.35 1.78	.96 .30 .30 .70 1.0	4.55	3.34	16.2	1.3
${}^{32}_{15}\text{P}$	β⁻	14.3 d	.698	—	—	.698	1.36	—	—
${}^{35}_{16}\text{S}$	β⁻	87.2 d	.049	—	—	.049	3.19	—	—
${}^{41}_{18}\text{A}$	β⁻	110 m	.468	1.29	.99	1.75	102	6.55	1.1
${}^{42}_{19}\text{K}$	β⁻	12.4 h	1.45	.32 1.52	.001 .18	1.73	15.2	1.35	1.2
${}^{45}_{20}\text{Ca}$	β⁻	165 d	.076	—	—	.076	1.06	—	—
${}^{47}_{20}\text{Ca}\text{-}{}^{47}_{21}\text{Sc}$	β⁻	4.7 d	.508	.16 .50 .81 1.31	.70 .06 .06 .76	1.69	1.70	6.07	1.1

(1)	(2)	(3)	(4)	(5)	(6)	(7)	(8)	(9)	(10)
$^{51}_{24}$Cr	EC	27.8 d	.005	.323	.09	.034	14.3	.164	0.2
^{52}Fe~$^{52}_{25}$Mn ($^{52}_{26}$Fe)	β^+	8.3 h	1.36⁻	.165 / .511 / 1.43	1.0 / 3.14 / 1.0	4.56	8.6	17.2	1.2
$^{55}_{26}$Fe	EC	2.7 y	.0059	—	—	.0059	2.33	—	—
$^{59}_{26}$Fe	β^-	45 d	.117	.14 / .19 / .34 / 1.10 / 1.29	.008 / .024 / .003 / .57 / .43	1.306	.23	6.20	1.1
$^{57}_{27}$Co	EC	270 d	.021	.014 / .122 / .136 / .700	.08 / .89 / .09 / .002	.144	.35	.93	0.3
$^{58}_{27}$Co	β^+,EC	71 d	.086	.511 / .810 / 1.62	.30 / 1.01 / .005	1.013	.19	5.52	0.7
$^{60}_{27}$Co	β^-	5.26 y	.093	1.17 / 1.33	1.0 / 1.0	2.59	.003	12.9	1.2
$^{65}_{28}$Ni	β^-	2.6 h	.672	.37 / 1.11 / 1.49	.05 / .13 / .18	1.10	113	2.19	1.2
$^{64}_{29}$Cu	β^-,β^+,EC	12.84 h	.127	.511 / 1.34	.38 / .006	.330	76.9	1.16	0.4
$^{67}_{29}$Cu	β^-	61 h	.147	.09 / .18 / .30	.24 / .44 / .005	.251	21.3	.52	0.7
$^{69}_{30}$Zn	β^+,EC	245 d	.010	.511 / 1.11	.034 / .49	.572	.10	2.98	1.0

* β^-—負貝他電子；β^+—正貝他電子；電子捕獲—EC；同質異態遷移—IT。

* —螢光性X射線，ν—伽馬射線。

表A—8（續）

診斷及治療程序所常用的同位素之數據

核種	衰變的類型	半衰期 y—一年 d—一天 h—一小時	每次衰變的局部能量吸收 E_β (MeV)	包含螢光性輻射的光子能量 E_χ (MeV)	每次衰變的光子數（包含螢光性輻射）f_i	每次衰變的總能量 E_τ (MeV)	處方索引 廠居里 公斤－竉得	Γ,暴露率常數 倫琴·平方厘米 小時－竉居里	半值層鉛 (cm)
$^{69}_{31}$Ga	β^+,EC	68 m	.721	.511 1.08	1.74 .59	1.65	174	5.37	0.4
$^{74}_{33}$As	β^-,β^+,EC	18 d	.257	.510 .596 .635 .12 .14	.60 .15 .15 .55	1.01	.75	4.33	0.6
$^{75}_{34}$Se	EC	121 d	.018	.27 .28 .40 and others	.56 .23 .13	.388	.29	1.98	0.2
$^{82}_{35}$Br	β^-	35.4 h	.136	.55 .62 .70 .78 .83 1.04 1.32 1.48	.65 .42 .28 .83 .23 .29 .28 .17	2.71	3.4	14.2	1.2
$^{86}_{37}$Rb	β^-	18.7 d	.660	1.08	.085	.751	.97	.49	1.0
$^{85}_{38}$Sr	EC	65 d	.004	.013x .513	.68 1.0	.526	.40	2.96(x) 3.35(γ)	0.4
$^{87m}_{38}$Sr	IT	2.8 h	.083	.014x .388	.16 .78	.388	300	.69(x) 1.74(γ)	0.3
$^{90}_{38}$Sr-$^{90}_{39}$Y	β^-	28 y	1.10	—	—	1.10	.001	—	—

(1)	(2)	(3)	(4)	(5)	(6)	(7)	(8)	(9)	(10)
$^{99m}_{43}$Tc	IT	6 h	.014	{.018x, .14	.08, .90	.142	382	.18(x), .60(γ)	0.03
$^{113m}_{49}$In	IT	1.7 h	.111	{.024x, .39	.25, .70	.39	491	.32(x), 1.57(γ)	.03
$^{123}_{53}$I	EC	13 h	.026	{.027x, .160	1.0, .84	.188	134	.97(x), .66(γ)	0.04
$^{125}_{53}$I	EC	60 d	.014	{.027x, .035	1.66, .07	.063	3.6	1.66	0.00
$^{131}_{53}$I	β⁻	8.04 d	.190	.030x, .080, .280, .364, .64, .72	.06, .02, .06, .79, .09, .03	.576	2.93	2.23	0.3
$^{132}_{53}$I	β⁻	2.3 h	.506	Many from .38-1.39		2.64	53.7	12.0	0.7
$^{137}_{55}$Cs	β⁻	30 y	.226	{.032x, .662	.08, .86	.80	.002	3.32	0.6
$^{198}_{79}$Au	β⁻	2.7 d	.326	{.071x, .412, .68, 1.09	.04, .96, .01, .002	.732	6.86	2.34	0.3
$^{197}_{80}$Hg	EC	65 h	.015	{.069x, .077, .190	1.71, .19, .005	.149	33.6	.68	0.04
$^{203}_{80}$Hg	β⁻	47 d	.096	{.073x, .279	.175, .815	.336	.86	1.33	0.2
Radium and de-cay products	α, β, γ	1620 y		many from 0.18 to 2.2				8.25	1.4
(1)	(2)	(3)	(4)	(5)	(6)	(7)	(8)	(9)	(10)

＊β⁻—負貝他粒子；β⁺—正貝他粒子；電子捕獲—EC；同質異態遷移—IT。

＊X—螢光性X射線，γ—伽馬射線。

表A－9

吸 收 係 數

σ 一康普吞散射；σ_k 一康普吞能量轉移；σ_{coh} 一相干散射；τ 一光電效應；π^n 一由原子核所引起的成對發生；π^e 一由電子所引起的成對發生（三項）μ/ρ 一總質量能量吸收係數；μ'/ρ 一未包含相干散射的總質量能量吸收係數；μ_{en}/ρ 一質量能量吸收係數。

光子能量 (MeV)	氫 Z=1, 5.997×10²³ 原子/克, 5.997×10²³ 電子/克						碳 Z=6, ρ=2.25克/立方厘米（石墨）, 0.5016×10²³ 原子/克, 3.010×10²³ 電子/克					
	σ	σ_k	τ	μ'/ρ	μ/ρ	μ_{en}/ρ	σ	σ_{coh}	τ	μ'/ρ	μ/ρ	μ_{en}/ρ
	×10⁻²⁴ 平方厘米/原子			平方厘米/克			×10⁻²⁴ 平方厘米/原子			平方厘米/克		
.01	.6404	.0077	.0046	.385	.385	.00986	3.84	3.04	39.3	2.16	2.32	1.97
.015	.6289	.0138	.0011	.376	.376	.0110	3.77	1.53	10.6	.721	.797	.536
.02	.6179	.0196		.369	.369	.0135	3.71	.93	4.01	.387	.434	.208
.03	.5974	.0295		.357	.357	.0185	3.58	.46	.999	.230	.253	.0594
.04	.5786	.0380		.346	.346	.0231	3.47	.24	.379	.193	.205	.0306
.05	.5614*	.0451		.335	.335	.0271	3.37	.13	.193	.179	.185	.0233
.06	.5455	.0509		.326	.326	.0306	3.27	.09	.115	.170	.174	.0211
.08	.5172	.0610		.309	.309	.0362	3.10	.08	.045	.158	.162	.0205
.10	.4927	.0685		.294	.294	.0406	2.96	.06	.022	.150	.152	.0215
.15	.4436	.0812			.265	.0481	2.66	.03	.006	.134	.135	.0245
.2	.4064	.0886			.243	.0525	2.44	.02	.002	.122	.123	.0265
.3	.3534	.0958			.211	.0569	2.12	.01	.0006	.106	.107	.0287
.4	.3166	.0982			.189	.0586	1.900		.0003		.0953	.0295
.5	.2891	.0986			.179	.0593	1.735		.0001		.0870	.0297
.6	.2675	.0984			.160	.0587	1.605				.0805	.0295
.8	.2349	.0959			.140	.0574	1.410				.0707	.0288
1.0	.2112	.0929			.126	.0555	1.267				.0635	.0279
			三項 π^e	成對 π^n					三項 π^e	成對 π^n		
1.5	.1716	.0849		.00004	.103	.0507	1.029			.002	.0517	.0255
2	.1463	.0777		.00018	.0875	.0464	.878			.006	.0443	.0234
3	.1151	.0664	.00004	.00051	.0691	.0398	.690		.0002	.018	.0356	.0204
4	.09596	.0582	.0002	.00083	.0581	.0352	.577		.0010	.030	.0305	.0185
5	.08285	.0519	.0003	.00111	.0505	.0317	.498		.0019	.040	.0271	.0171
6	.07322	.0471	.0005	.00137	.0450	.0290	.441		.0030	.049	.0247	.0161
8	.05988	.0399	.0008	.00179	.0375	.0252	.360		.0051	.064	.0216	.0147
10	.05098	.03487	.0012	.00213	.0325	.0225	.307		.0070	.076	.0196	.0138
15	.03771	.02679	.0018	.0028	.0253		.226		.011	.099		.0169
20	.03025	.02201	.0023	.0033	.0214		.1814		.014	.116		.0156
30	.02199	.01643	.0031	.0040	.0174		.1319		.019	.140		.0146
40	.01746	.01327	.0037	.0045	.0153		.1048		.022	.157		.0142
50	.01456	.01121	.0041	.0048	.0140		.0874		.025	.170		.0142
60	.01254	.00973	.0045	.0051	.0132		.0752		.027	.180		.0142
80	.00988	.00776	.0051	.0056	.0123		.0593		.030	.195		.0143
100	.00820	.00651	.0056	.0059	.0118		.0492		.033	.207		.0145
(1)	(2)	(3)	(4)	(5)	(6)	(7)	(8)	(9)	(10)	(11)	(12)	(13)

表A—10

吸 收 係 數

σ 一康普吞散射；σ_{coh} 一合調散射；τ 一光電效應；π^n 由原子核所產生的成對發生（三項發生）；μ'/ρ 一未包含相干散射的總質量能量吸收係數；μ_{en}/ρ 一質量能量吸收係數。

光子能量 (MeV)	氮 Z = 7 0.4301×10^{23} 原子/克 3.011×10^{23} 電子/克						氧 Z = 8 0.3765×10^{23} 原子/克 3.012×10^{23} 電子/克					
	σ	σ_{coh}	τ	μ'/ρ	μ/ρ	μ_{en}/ρ	σ	σ_{coh}	τ	μ'/ρ	μ/ρ	μ_{en}/ρ
	$\times 10^{-24}$ cm^2/atom			cm^2/gm			$\times 10^{-24}$ cm^2/atom			cm^2/gm		
.01	4.48	4.48	78.6	3.57	3.77	3.38	5.12	6.38	143	5.57	5.82	5.39
.015	4.40	2.32	21.0	1.09	1.19	.908	5.03	3.25	38.1	1.62	1.75	1.44
.02	4.33	1.40	8.26	.541	.602	.362	4.94	2.01	15.1	.754	.830	.575
.03	4.18	.66	2.23	.276	.304	.105	4.78	.99	4.13	.335	.373	.165
.04	4.05	.40	.878	.212	.229	.0493	4.63	.56	1.64	.236	.257	.0733
.05	3.93	.21	.425	.187	.196	.0319	4.49	.31	.800	.199	.211	.0437
.06	3.82	.16	.238	.174	.181	.0256	4.36	.24	.448	.181	.190	.0322
.08	3.62	.11	.0940	.160	.164	.0223	4.14	.16	.178	.163	.168	.0249
.10	3.45	.09	.0454	.150	.154	.0224	3.94	.12	.0854	.152	.156	.0237
.15	3.10	.04	.0122	.134	.136	.0247	3.55	.06	.0232	.134	.137	.0251
.2	2.85	.02	.0048	.123	.124	.0267	3.25	.04	.00930	.123	.124	.0268
.3	2.47	.01	.0014	.106	.107	.0287	2.83	.01	.00265	.107	.107	.0288
.4	2.22		.0006		.0953	.0295	2.53	.01	.0013		.0955	.0295
.5	2.02		.0003		.0870	.0296	2.31		.00061		.0871	.0297
.6	1.872		.0002		.0805	.0295	2.14		.00038		.0805	.0296
.8	1.645				.0707	.0289	1.88		.00019		.0707	.0289
1.0	1.478				.0636	.0279	1.69				.0636	.0278
		三項 π^e	成對 π^n					三項 π^e	成對 π^n			
1.5	1.201		.0021		.0517	.0255	1.372		.0028		.0518	.0254
2	1.024		.0088		.0444	.0234	1.171		.0115		.0445	.0234
3	.806	.0003	.0251		.0357	.0205	.921	.0003	.0327		.0359	.0206
4	.673	.001	.0406		.0308	.0186	.770	.001	.0531		.0310	.0188
5	.582	.002	.0544		.0274	.0173	.665	.003	.0711		.0278	.0175
6	.514	.004	.0667		.0251	.0163	.587	.004	.0871		.0255	.0166
8	.420	.006	.0874		.0221	.0151	.480	.007	.114		.0226	.0155
10	.358	.008	.104		.0202	.0143	.409	.009	.135		.0209	.0148
15	.264	.012	.134			.0176	.302	.014	.175			.0185
20	.212	.016	.158			.0166	.242	.018	.206			.0175
30	.1539	.022	.190		.1057	.0155	.1759	.025	.248			.0169
40	.1222	.026	.213			.0155	.1397	.029	.278			.0168
50	.1019	.029	.231			.0156	.1165	.033	.300			.0169
60	.0878	.031	.244			.0156	.1003	.036	.317			.0171
80	.0692	.036	.264			.0159	.0790	.041	.344			.0175
100	.0574	.039	.280			.0162	.0656	.044	.364			.0178
(1)	(2)	(3)	(4)	(5)	(6)	(7)	(8)	(9)	(10)	(11)	(12)	(13)

表A—11

σ—康普吞散射；σ_{coh}—合調散射；τ—光電效應；π^n—由原子核所引起的成對發生；π^e—由電子所引起的成對發生（三項發生）；μ/ρ—總質量能量吸收係數；μ'/ρ—總質量能量吸收係數（未包含相干散射）；μ°_{en}/ρ—質量能量吸收係數。

光子能量(MeV)	鋁 Z=13 ρ=2.70克/立方厘米 2.903×10²³電子/克 0.2233×10²³原子/克						鈣 Z=20 ρ=1.55克/立方厘米 0.1503×10²³原子/克 3.006×10²³電子/克					
	σ	σ_{coh}	τ	μ'/ρ	μ/ρ	μ'_{en}/ρ	σ	σ_{coh}	τ	μ'/ρ	μ/ρ	μ_{en}/ρ
	$\times10^{-24}$ 平方厘米/原子			平方厘米/克			$\times10^{-24}$ 平方厘米/原子			平方厘米/克		
.01	8.33	20.68	1147	25.8	26.2	25.5	12.8	56.2	6350	95.6	96.5	91.6
.015	8.18	10.82	335	7.66	7.90	7.47	12.6	31.42	1956	29.6	30.1	28.6
.02	8.03	6.97	137	3.24	3.39	3.06	12.4	20.64	827	12.6	12.9	12.2
.03	7.77	3.74	38.5	1.03	1.12	.868	12.0	11.06	242	3.82	3.98	3.60
.04	7.52	2.29	15.5	.514	.565	.357	11.6	6.04	99.8	1.67	1.78	1.50
.05	7.30	1.51	7.65	.334	.367	.184	11.2	4.58	50.3	.924	.994	.764
.06	7.09	1.00	4.33	.255	.277	.111	10.9	3.38	28.7	.595	.646	.444
.08	6.72	.54	1.73	.189	.201	.0562	10.3	1.96	11.9	.334	.363	.196
.10	6.40	.38	.845	.162	.170	.0386	9.85	1.24	5.89	.237	.255	.109
.15	5.77	.19	.233	.134	.138	.0285	8.87	.61	1.70	.159	.168	.0497
.2	5.28	.10	.0963	.120	.122	.0276	8.13	.34	.709	.133	.138	.0371
.3	4.59	.04	.0276	.103	.104	.0282	7.07	.16	.210	.109	.112	.0318
.4	4.12	.02	.0119	.0922	.0926	.0287	6.33	.09	.0919	.0965	.0980	.0309
.5	3.76	.02	.0064	.0840	.0844	.0286	5.78	.06	.0498	.0876	.0886	.0304
.6	3.48	.01	.0040	.0778	.0779	.0286	5.35	.03	.0313	.0809	.0813	.0299
.8	3.05		.0020		.0682	.0277	4.70	.02	.0159	.0709	.0712	.0289
1.0	2.75		.0013		.0613	.0269	4.22	.02	.0099	.0636	.0639	.0278
		三項 π^e		成對 π^n				三項 π^e		成對 π^n		
1.5	2.23		.0006	.007	.0500	.0245	3.43		.0046	.0186	.0519	.0254
2	1.902		.0004	.031	.0431	.0226	2.93		.0029	.0736	.0452	.0236
3	1.496	.0005	.0002	.087	.0353	.0202	2.30	.0008	.0016	.206	.0377	.0214
4	1.251	.002		.140	.0311	.0188	1.924	.003	.0011	.332	.0340	.0205
5	1.080	.004		.187	.0284	.0179	1.662	.006	.0008	.442	.0317	.0200
6	.954	.006		.229	.0266	.0172	1.468	.010	.0006	.540	.0304	.0198
8	.781	.011		.300	.0244	.0168	1.201	.017	.0005	.703	.0289	.0198
10	.665	.015		.351	.0232	.0165	1.023	.023	.0004	.830	.0284	.0201
15	.490	.023		.460		.0217	.755	.036		1.08		.0281
20	.393	.030		.539		.0215	.605	.046		1.26		.0287
30	.286	.040		.647		.0217	.440	.060		1.51		.0302
40	.227	.048		.726		.0224	.349	.07		1.69		.0317
50	.1893	.053		.782		.0229	.291	.08		1.82		.0329
60	.1630	.058		.828		.0234	.251	.09		1.93		.0341
80	.1284	.066		.896		.0243	.198	.10		2.09		.0357
100	.1065	.072		.944		.0251	.164	.11		2.19		.0370
(1)	(2)	(3)	(4)	(5)	(6)	(7)	(8)	(9)	(10)	(11)	(12)	(13)

282

表A—12

吸 收 係 數

σ一康普吞散射；σ_{coh}一合調散射；τ一光電效應；π^n 由原子核所引起的成對發生；π^o一由電子所引起的成對發生(三項發生)；μ/ρ一總質量吸收係數；μ'/ρ一總質量吸收係數(未包含相干散射)；μ_{en}/ρ一質量能量吸收係數。

光子能量 (MeV)	銅 Z=29 ρ=8.93 克/立方厘米 0.9482×10²² 原子/克 2.750×10²³ 電子/克						錫 Z=50 ρ=5.75–7.29 克/立方厘米 0.5076×10²² 原子/克 2.538×10²³ 電子/克					
	σ	σ_{coh}	τ	μ'/ρ	μ/ρ	μ_{en}/ρ	σ	σ_{coh}	τ	μ'/ρ	μ/ρ	μ_{en}/ρ
	×10⁻²⁴ 平方厘米/原子			平方厘米/克			×10⁻²⁴ 平方厘米/原子			平方厘米/克		
.01	18.6	131.4	23500	222.9	224.2	160	32.0	490	27400	139.1	141.6	136.4
.015	18.2	77.8	7720	73.3	74.1	59.4	31.4	300	8700	44.3	45.8	43.6
.020	17.9	52.1	3460	33.0	33.7	28.2	30.9	205	3940	20.2	21.2	19.81
.02919	Kedge for Tin						29.96	118	1352	7.01	7.61	6.82
.02919							29.96	118	8802	44.8	45.4	16.69
.03	17.3	28.7	1105	10.6	10.9	9.50	29.87	113	8157	41.6	42.1	16.17
.04	16.8	18.2	480	4.71	4.88	4.24	28.93	73	3598	18.4	18.77	9.96
.05	16.3	11.7	247	2.50	2.61	2.22	28.07	51	1931	9.94	10.20	6.24
.06	15.8	8.17	145	1.52	1.60	1.32	27.28	37.7	1185	6.15	6.34	4.19
.08	15.0	5.21	60.8	.718	.768	.573	25.86	23.2	556	2.95	3.07	2.18
.10	14.3	3.61	30.8	.427	.462	.302	24.63	15.4	299	1.64	1.72	1.250
.15	12.86	1.64	9.04	.208	.223	.106	22.18	7.4	95.4	.597	.634	.442
.2	11.79	1.01	3.80	.148	.157	.0597	20.32	4.3	41.0	.321	.333	.209
.3	10.25	.45	1.15	.108	.112	.0370	17.67	2.02	12.81	.155	.1649	.0843
.4	9.18	.25	.512	.0919	.0942	.0318	15.83	1.16	5.93	.110		.0530
.5	8.38	.15	.281	.0821	.0835	.0298	14.46	.74	3.50	.0912	.0948	.0416
.6	7.76	.10	.177	.0752	.0762	.0286	13.37	.42	2.20	.0790	.0811	.0353
.8	6.81	.05	.091	.0654	.0659	.0271	11.75	.25	1.15	.0655	.0667	.0294
1.0	6.12	.04	.056	.0586	.0590	.0258	10.56	.14	.690	.0571	.0578	.0264
		三項 π^o	成對 π^n					三項 π^o	成對 π^n			
1.5	4.97		.026	.04	.0479	.0233	8.58		.313	.15	.0462	.0226
2	4.24		.016	.16	.0419	.0217	7.32		.193	.51	.0410	.0210
3	3.34	.001	.009	.44	.0359	.0202	5.75	.002	.105	1.35	.0366	.0205
4	2.79	.005	.006	.70	.0332	.0200	4.81	.008	.069	2.12	.0355	.0212
5	2.41	.009	.005	.93	.0318	.0200	4.15	.016	.052	2.76	.0353	.0221
6	2.13	.014	.004	1.13	.0310	.0202	3.67	.025	.040	3.31	.0357	.0230
8	1.74	.025	.003	1.46	.0307	.0209	3.003	.043	.028	4.22	.0370	.0245
10	1.48	.034	.002	1.72	.0310	.0215	2.558	.058	.022	4.98	.0387	.0258
15	1.094	.052		2.23	.0320		1.886	.09		6.39	.0425	
20	.877	.07		2.60	.0336		1.512	.11		7.40	.0458	
30	.638	.09		3.12	.0365		1.100	.15		8.91	.0516	
40	.506	.11		3.48	.0388		.873	.18		9.89	.0556	
50	.422	.12		3.75	.0407		.728	.21		10.6	.0586	
60	.364	.13		3.97	.0423		.627	.22		11.2	.0612	
80	.286	.15		4.27	.0446		.494	.25		12.1	.0652	
100	.238	.16		4.49	.0463		.410	.28		12.7	.0680	
(1)	(2)	(3)	(4)	(5)	(6)	(7)	(8)	(9)	(10)	(11)	(12)	(13)

表A—13

(a) σ—康普吞散射；σ_{coh} 一相干散射；τ一光電效應；π''一由原子核所引起的成對發生；$\pi°$ 一由電子所引起的成對發生（三項）；μ/ρ一總質量吸收係數；μ'/ρ 一未包含相干散射的總質量吸收係數；μ_{en}/ρ質量能量吸收。

　　鉛 Z = 82　ρ = 11.34 克/立方厘米

　　　　0.2908 × 10^{22} 原子/克

　　　　2.384 × 10^{23} 電子/克

(b)不包含相干的質量衰減係數（μ'/ρ），單位為平方厘米/克。

　　水—3.32 × 10^{23}電子/克

　　　　ρ = 1.00 克/立方厘米

　　肌肉—3.34×10^{23}電子/克

　　　　ρ = 1.00 克/立方厘米

　　骨骼—3.20×10^{23}電子/克

　　　　ρ = 1.85 克/立方厘米

光子能量 (MeV) ×	σ	σ_{coh}	τ	μ'/ρ	μ/ρ	μ_{en}/ρ
10^{24} 平方厘米/克				平方厘米/克		
.01	52.51	1540	45400	132.2	136.6	130.7
L$_{III}$ { .01304	51.92	1160	22900	66.7	70.1	66.0
.01304	51.92	1160	55800	162.4	165.7	128.8
L$_{II}$ { .01520	51.53	980	37500	109.2	112.0	89.6
.01520	51.53	980	49000	142.6	145.4	113.0
L$_I$ { .01585	51.41	930	43500	126.6	129.3	101.6
.01585	51.41	930	53800	156.6	159.2	123.0
.02	50.67	695	28650	83.5	85.5	69.1
.03	48.99	401	9550	27.9	29.1	24.6
.04	47.45	260	4440	13.1	13.8	11.78
.05	46.04	184	2421	7.17	7.71	6.54
.06	44.74	136	1493	4.47	4.87	4.08
.08	42.41	85.5	686	2.12	2.37	1.908
K { .08800	41.56	71.0	629	1.66	1.865	1.481
.08800	41.56	71.0	2399	7.10	7.30	2.47
.10	40.40	57.0	1892	5.62	5.79	2.28
.15	36.37	27.9	647	1.99	2.07	1.154
.2	33.33	15.6	300	.969	1.014	.629
.3	28.98	7.1	103	.385	.406	.259
.4	25.96	4.1	50.0	.221	.233	.1432
.5	23.71	2.6	29.2	.154	.1614	.0951
.6	21.93	1.85	19.2	.1196	.1249	.0710
.8	19.26	1.03	10.2	.0856	.0886	.0481
1.0	17.32	.63	6.39	.0689	.0708	.0377
				成對		
1.5	14.07	.29	2.89	.56	.0518	.0271
2	12.00	三項	1.77	1.69	.0455	.0240
3	9.44	.003	.914	3.90	.0417	.0234
4	7.89	.013	.589	5.74	.0415	.0245
5	6.81	.027	.434	7.30	.0424	.0259
6	6.02	.041	.336	8.60	.0436	.0272
8	4.92	.070	.231	10.8	.0467	.0294
10	4.19	.096	.178	12.6	.0496	.0310
15	3.09	.15	.120	15.7	.0554	
20	2.48	.19	.089	18.3	.0612	
30	1.803	.25	.056	21.9	.0698	
40	1.432	.30	.041	24.4	.0761	
50	1.194	.34	.033	26.2	.0807	
60	1.028	.37	.027	27.7	.0847	
80	.810	.42	.023	29.8	.0903	
100	.672	.46	.015	31.3	.0944	
(1)	(2)	(3)	(4)	(5)	(6)	(7)

光子能量 (MeV)	水	肌肉	密質骨
.01	4.99	5.09	20.0
.015	1.48	1.53	6.15
.02	.711	.730	2.68
.03	.337	.342	.907
.04	.248	.249	.478
.05	.214	.214	.326
.06	.197	.196	.258
.08	.179	.178	.200
.10	.168	.167	.175
.15	.149	.147	.146
.20	.136	.135	.132
.30	.119	.117	.113
.4	.106	.105	.101
.5	.0966	.0958	.0924
.6	.0894	.0886	.0855
.8	.0785	.0778	.0750
1.0	.0706	.0699	.0674
1.5	.0575	.0570	.0549
2.0	.0493	.0489	.0472
3.0	.0396	.0392	.0382
4	.0340	.0337	.0331
5	.0303	.0300	.0297
6	.0277	.0274	.0274
8	.0243	.0240	.0244
10	.0221	.0219	.0226
15	.0193		
20	.0180		
30	.0169		
40	.0166		
50	.0166		
60	.0167		
80	.0169		
100	.0171		
(8)	(9)	(10)	(11)

附錄 B

同位數週期表

週期＼族	I A	II A	III B	IV B	V B	VI B	VII B	VIII			I B	II B	III A	IV A	V A	VI A	VII A	VIII A
I	1 H 1.00797																	2 He 4.0026
II	3 Li 6.939	4 Be 9.0122											5 B 10.811	6 C 12.0115	7 N 14.0067	8 O 15.9994	9 F 18.9984	10 Ne 20.183
III	11 Na 22.9898	12 Mg 24.312											13 Al 26.9815	14 Si 28.086	15 P 30.9738	16 S 32.064	17 Cl 35.453	18 Ar 39.948
IV	19 K 39.102	20 Ca 40.08	21 Sc 44.956	22 Ti 47.90	23 V 50.942	24 Cr 51.996	25 Mn 54.938	26 Fe 55.847	27 Co 58.9332	28 Ni 58.71	29 Cu 63.54	30 Zn 65.37	31 Ga 69.72	32 Ge 72.59	33 As 74.9216	34 Se 78.96	35 Br 79.909	36 Kr 83.80
V	37 Rb 85.47	38 Sr 87.62	39 Y 88.905	40 Zr 91.22	41 Nb 92.906	42 Mo 95.94	43 Tc 99	44 Ru 101.07	45 Rh 102.905	46 Pd 106.4	47 Ag 107.870	48 Cd 112.40	49 In 114.82	50 Sn 118.69	51 Sb 121.75	52 Te 127.60	53 I 126.9044	54 Xe 131.30
VI	55 Cs 132.905	56 Ba 137.34	57-71 鑭系元素	72 Hf 178.49	73 Ta 180.948	74 W 183.85	75 Re 186.2	76 Os 190.2	77 Ir 192.2	78 Pt 195.09	79 Au 196.967	80 Hg 200.59	81 Tl 204.37	82 Pb 207.19	83 Bi 208.980	84 Po 210	85 At 210	86 Rn 222
VII	87 Fr 223	88 Ra 226	89-103 錒系元素	104 ? (260)	105 ? (260)													

57 La 138.91	58 Ce 140.12	59 Pr 140.907	60 Nd 144.24	61 Pm 147	62 Sm 150.35	63 Eu 151.96	64 Gd 157.25	65 Tb 158.924	66 Dy 162.50	67 Ho 164.930	68 Er 167.26	69 Tm 168.934	70 Yb 173.04	71 Lu 174.97	
89 Ac 227	90 Th 232.038	91 Pa 231	92 U 238.03	93 Np 237	94 Pu 242	95 Am 243	96 Cm 248	97 Bk 247	98 Cf 249	99 Es 254	100 Fm 253	101 Md 256	102 No 254	103 Lw 257	

放射物理學

中華民國六十九年八月初版
中華民國七十五年八月三版

定價新臺幣貳佰伍拾元

編印者：元培醫專編輯委員

發行者：元　培　醫　專

總經銷：三　民　書　局

台北市重慶南路一段六十一號

郵撥：〇〇〇九九九八一五號